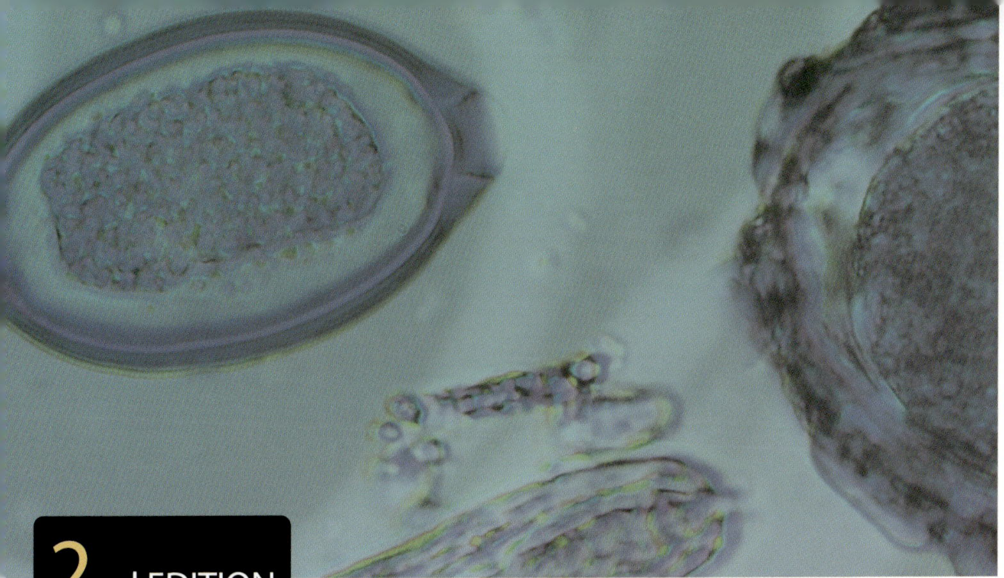

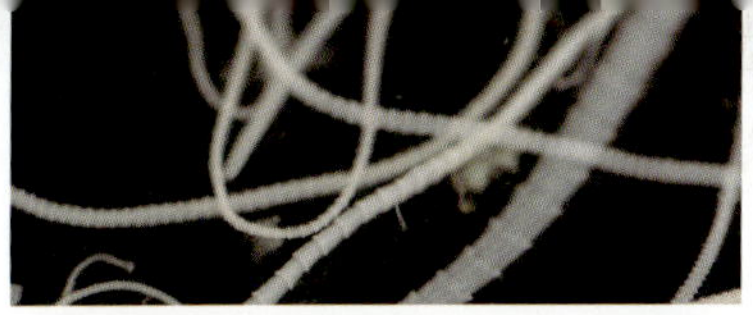

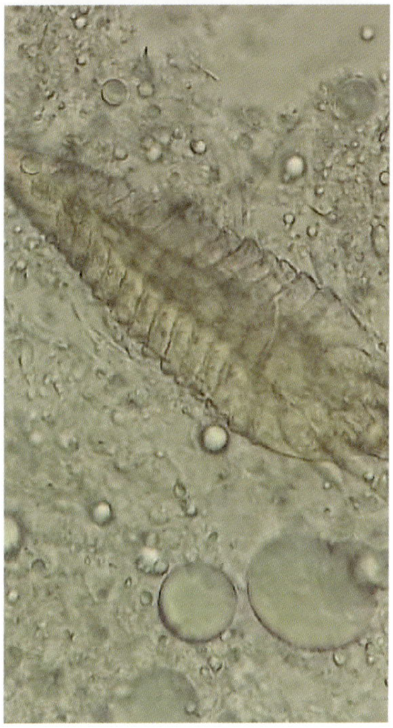

2nd EDITION

MEDICAL PARASITOLOGY

권필승 · 김동찬 · 류재기 · 박미영 · 박창은 · 박훈희
심인숙 · 육근돌 · 이현주 · 장유지 · 정선도 · 조혜현

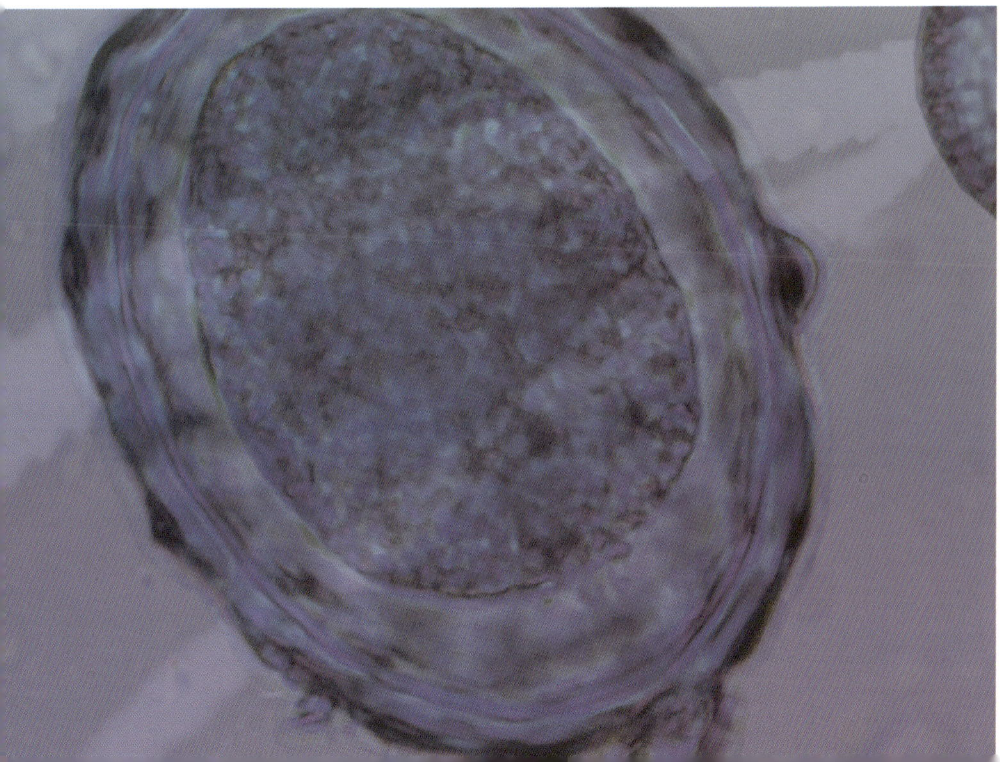

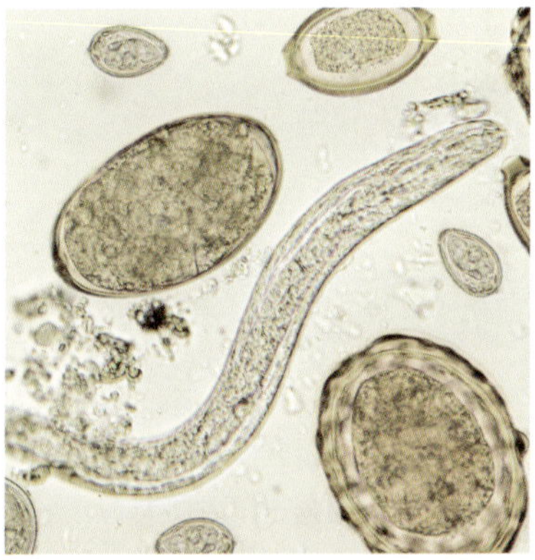

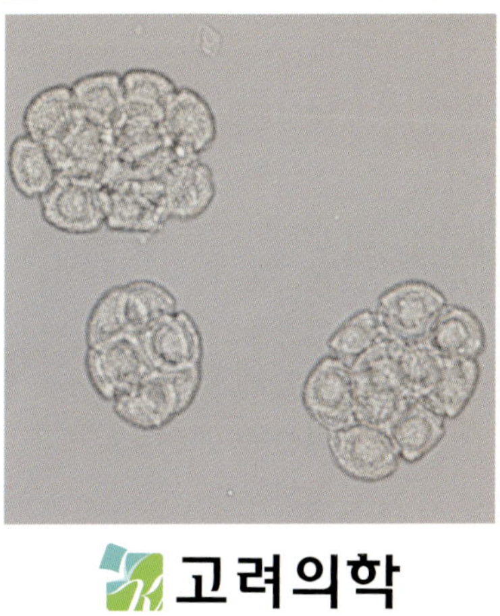

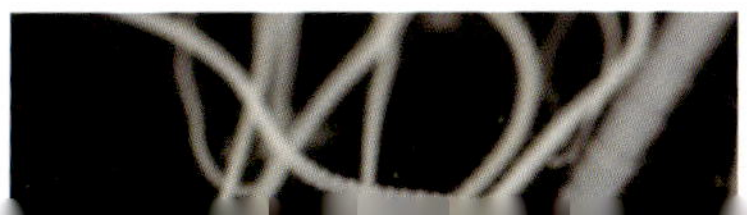

고려의학

집필진

권필승(원광보건대학교)
김동찬(송호대학교)
류재기(김천대학교)
박미영(수원과학대학교)
박창은(남서울대학교)
박훈희(안산대학교)
심인숙(동남보건대학교)
육근돌(대전보건대학교)
이현주(원광보건대학교)
장유지(호남대학교)
정선도(신한대학교)
조혜현(대전과학기술대학교)

머리말

기생충학은 의학, 수의학, 임상병리학, 생물학 등 다양한 분야에서 중요한 의미가 있는 학문이다. 특히 기생충 검사는 전국의 종합병원 진단검사의학과와 보건소 등에서 일반적으로 실시되는 중요한 검사항목으로 임상병리학을 전공하는 학생들은 필수로 학습해야 하는 과목이기도 하다.

그동안 많은 선배 교수님들이 기생충학을 연구하여 독립된 영역으로 정립시켰으며, 다수의 훌륭한 교재들도 출간되어 후학들의 학문탐구에 많은 도움을 주고 있다. 그러나 보건계의 임상병리학을 공부하는 학생들이 제한된 짧은 시간에 방대한 의학 분야의 기초학문을 모두 공부하기에는 어려움이 있었다. 이에 대학에서 기생충학을 강의하시거나 기생충검사 경험이 있으신 교수님들이 모여 기생충과 관련한 다양한 자료를 수집하여 이해하기 쉬운 책으로 출간하게 되었다.

이 책의 특징은 임상병리학을 공부하는 학생들에게 꼭 필요한 인체기생충을 중점으로 기술하였고, 기생충검사실에서 관찰되는 기생충 관련 사진들을 첨가하여 이해를 쉽게 하였으며, 국가고시 준비의 효율성을 위해 단원 뒷장에 핵심 요약정리와 함께 중요한 사진을 'Pick up'으로 요약하였다. 또한 기생충의 이론 부분과 함께 임상 검사실에서 이루어지는 모든 검사에 관한 내용도 자세하게 설명되어 학교와 임상 현장 모든 영역에서 유용성이 매우 높은 교재이다.

끝으로 본서를 출판해 주신 고려의학 김영환 대표님, 이창용 상무님 등 편집부 직원들에게 깊은 감사를 드리며, 이 책이 학업에 정진하는 학생들과 보건의료 분야에 근무하는 선생님들께 교과서 혹은 지침서로서 역할을 할 수 있다면 큰 보람이 되겠다.

2024. 2.

저자 일동

CONTENTS

Part 1 기생충학

Part 2 원충류

chapter 02 흡충류(Trematode) / 141

chapter 03 조충류(Cestodes) / 181

Part 4 기생충학 실습

chapter 04 기생충학 실습 / 213

Part 1

기생충학

용어정리

기생충학(Parasitology)
기생충(parasite)
내부기생충
외부기생충(절지동물)
기생생활(parasitism)
공서생활(symbiosis)
종숙주(final host)
중간숙주(intermediate host)
보유숙주(reservoir host)
매개체(vector)
편형동물(Platyhelminthes)
선형동물(Nematoda)
결절(tubercle)
즉시형알레르기

Chapter 01

기생충학 총론

I 기생충학의 정의 및 범위

학습목표	1) 기생충학의 정의와 기생충의 분류를 설명한다.(B)

기생충학(Parasitology)이란 기생충(Parasite)과 숙주(host)와의 관계를 연구하는 의과학이며 생명과학이다. 기생충(parasite)이란 para(곁에, beside)와 sitos(먹는 것, to eat)의 복합어로, 독립적으로 생명을 유지할 수 없어 반드시 다른 종류의 생물체(숙주, host)에 의존하여야만 생명을 유지하는 것을 말한다. 기생충 중에서 특히 사람에게 기생하는 것을 인체기생충(human parasite)이라 하며, 내부기생충과 외부기생충으로 분류된다.

이 책에는 내부기생충만을 다루게 되고 아래와 같이 분류할 수 있다. 즉 원충류는 근족충류(Rhizopoda), 편모충류(Mastigophora), 포자충류(Sporozoa), 섬모충류(Ciliata)로 분류되고 연충류(Helminthes)는 선형동물과 편형동물로 분류하고, 다시 선형동물은 선충류(Nematoda), 편형동물은 흡충류(Trematoda)와 조충류(Cestoda)로 분류한다(표 1-1).

표 1-1. 기생충의 분류

내부기생충: 숙주의 체내에서 기생	원충류 – 근족충류 – 편모충류 – 포자충류 – 섬모충류
	연충류 – 선형동물 – 선충류 – 편형동물 – 흡충류 – 조충류
외부기생충(절지동물): 숙주의 체표면에서 기생	

II 기생충의 생활양식과 명명법

학습목표	1) 기생생활을 정의한다.(A) 2) 용어를 간략하게 정의한다.(B) (1) 기거생활 (2) 공서생활 (3) 숙주(종숙주, 중간숙주) (4) 보유숙주 (5) 매개체 3) 국제동물학 명명법에 따라 기생충의 학명을 바르게 서술한다. (A)

1. 기생충의 생활양식

기생이란 자연계에서 어떤 생물이 다른 생물의 체표면이나 체내에서 영양분을 섭취하고 있는 상태를 말하며, 이런 생활현상을 기생생활(parasitism)이라고 한다.

이런 생활현상에 의해 숙주에서 질병이 일어났을 때 이것을 기생충질환(parasitic disease)이라 한다.

기생충과 숙주와는 다양한 생활양식이 있는데 공서생활(symbiosis)이란 기생충이 숙주에 붙어서 살지만 피해가 없는 생활방식으로서 공생생활(mutualism)과 기거생활(comensalism)이 있다. 공생생활은 서로 이익을 교환하는 생활방법이고, 기거생활이란 특별한 이익이나 피해가 없이 기거의 편이만 제공받는 생활방법을 말한다.

이소기생(heterotopic parasitism)은 정상기생 부위가 아닌 다른 조직이나 장기에 기생하는 것이고, 전이(metastasis)는 혈류나 림프류를 따라 수동적으로 다른 부위에 이동하여 병변을 일으키는 것이고, 이행(migration)은 성장이나 발육 없이 유충상태로 조직 장기를 배회하고 다니는 것을 말한다.

기생충이 다른 기생충에 붙어서 기생하는 것을 중기생(hyperparasitism)이라 하고 여러 종류의 기생충이 동시에 기생하는 것을 다기생(polyparasitism)이라 한다.

2. 숙주의 분류

기생충의 생활사에서 성충이 기거하고 유성생식이 이루어지는 숙주를 종숙주(final host)라 하고, 어린 유충이 기거하고 무성생식이 이루어지는 숙주를 중간숙주(intermediate host)라고 한다. 중간숙주는 기생충에 따라 2개의 중간숙주를 거치는 경우가 있는데 최초의 중간숙주를 제1중간숙주, 그 다음의 중간숙주를 제2중간숙주라 한다. 보유숙주(reservoir host)는 동물과 사람이 같은 기생충에 감염되었을 때의 동물을, 매개체(vector)는 기생충을 다른 숙주에게 옮기는 것(물, 바람, 곤충 등)을 말한다.

3. 기생충의 명명법

기생충의 분류도 다른 동물의 분류와 마찬가지로 문(phylum), 강(class), 목(order), 과(family), 속(genus), 종(species)의 순서로 분류되고 비슷한 종(변종)은 "아(sub)"를 붙여 재분류한다. 기생충의 학명(scientific name)은 국제동물학 명명법에 따라 2 명명법(binominal nomenclature)을 적용한다.

학명(scientific name)은 속명(Genus name), 종명(species name), 발견자나 명명자, 발표 연도순서로 표시하는데, 속명의 첫 자는 대문자, 종명의 첫 자는 소문자를 쓰고 이탤릭체로 쓰며 명명자의 이름은 인쇄체로 쓰고 반점을 한 뒤 발표한 연도를 기록한다. 질환명에는 속명(Genus name)의 어근에 −iasis나 −osis를 첨가한다. 즉, 회충증은 ascariasis로 표시한다. 그리고 속명(common name)은 그 나라 말을 사용한 이름을 말한다(표 1-2).

표 1-2. 학명의 표기법

학명(scientific name)	*Ascaris lumbricoides* Linnaeus, 1758 속명 종명 명명자, 명명년도 이 탤 릭 체 인 쇄 체
속명(common name)	회충, round worm

III 기생충과 숙주의 상호 관계

학습목표	1) 기생충의 감염경로를 약술한다.(B)

기생충과 숙주는 종류에 따라 특이한 상호 관계가 있는데 숙주 특이성(host-specificity)과 병원성(pathogenicity)에 따라 좌우되며, 기생충 감염은 기후조건, 식생활 습성, 경제, 문화 등에 의해 영향을 받는다.

기생충의 감염경로는 다음과 같이 나누어진다.

① 경구감염(oral infection): 유충 등이 입을 통하여 침입하는 것(회충, 편충, 요충, 무구조충, 폐흡충, 간흡충 등)

② 경피감염(cutaneous infection): 자충이나 유충이 피부를 뚫고 침입하는 것(구충, 주혈흡충, 분선충 등)

③ 접촉감염(contact infection): 감염자와 직접 접촉함에 따라 감염되는 것(질편모충, 구강편모충, 잇몸아메바 등)

④ 접종감염(inoculation): 매개곤충의 흡혈 시에 감염되는 것(열원충, 파동편모충 등)

⑤ 태반감염(placental infection): 태반을 통해서 태아에게 감염되는 것(톡소포자충, 열원충 등)

IV 기생충 감염의 영향과 면역

학습목표	1) 기생충 감염의 특성을 설명한다.(B)

1. 기생충 감염의 영향

기생충병은 기생충의 종류, 기생수, 기생부위 등에 따라 다르지만 크게 나누어 보면 물리적, 자극적, 화학적 영향 등이다.

이런 기생충의 병적인 영향에 대해서 숙주는 국소적인 병변이나 전신적인 병변을 일으키고 여러 가지 증상이 나타난다. 숙주는 방어 작용으로써 호산구, 원형세포, 유상세포 등이 증가하고 국소적으로는 결합조직이 증식한다.

연충류의 감염에서는 호산구 증가를 볼 수 있고, 충란이나 충체가 조직 중에 존재하면 결합조직의 증식이 일어나고 결절(tubercle)이나 충낭(worm cyst)을 형성한다. 이들이 만성화하면 석회화하기도 하고 육종이나 암으로 이행하는 경우도 있다.

2. 기생충과 면역

기생충 감염에 의한 면역은 세균, 바이러스 등의 감염에 의한 면역과는 다른 복잡한 면역기구를 볼 수 있다. 그러나 숙주의 방어반응을 응용해서 많은 면역진단법이 개발되고 있다.

기생충 감염에 의한 면역은 거의 부분면역이고 항원성을 발휘하는 물질이 숙주에 작용하면 숙주는 이들의 항원에 대해서 항체를 생성하게 되고 그 결과 체액성 또는 세포성 면역을 나타내게 되지만 부분면역이고 특정한 기생충에 한정되고 있다. 체액성 면역(humoral immunity)은 면역글로불린(IgM, IgG, IgA, IgD, IgE)을 구성하지만, 기생충인 경우에는 IgM, IgG 이외에 즉시형 알레르기에 관한 항체 IgE가 생산된다.

기생충의 피내반응에서는 즉시형 IgE 항체의 출현이 진단에 응용된다. 지연형 IgE는 세포성 면역(cell mediated immunity)에 관여하고 림프구, 조직구 등과 활동한다.

V 기생충 감염의 진단

학습목표	1) 기생충 감염을 진단하기 위한 검사법의 종류를 열거한다. (B) 2) 기생충 검사 시 유의해야할 사항을 설명한다. (B)

기생충 감염의 진단은 기생충의 종류와 생활사에 따라 다르지만 일반적으로 충란, 유충, 충체 등을 검사하여 진단하고 이들의 검사재료도 기생충의 기생부위에 따라 분변, 소변, 객담, 혈액, 척수액, 조직 등이 대상이 된다.

직접적인 검사가 불가능하면 간접적인 검사나 면역학적인 진단법이 이용되기도 한다.

1. 대변검사

소화기관이나 담관 및 허파에서 기생하는 기생충으로, 일반적으로 대변검사로 진단되는 기생충은 회충, 편충, 구충, 분선충 등의 선충류와 흡충류 및 조충류이고, 원충류에서는 이질아메바, 대장아메바, 왜소아메바, 이핵아메바, 장세모편모충, 메닐편모충, 람불편모충, 사람등포자충, 대장섬모충 등이다.

2. 객담검사

허파에 기생하는 폐흡충의 충란이나 폐순환을 하는 선충류의 유충이 검출된다.

3. 소변 및 질분비물검사

질편모충, 방광주혈흡충란, 거대신충란, 말레이사상충 자충 등이 소변 및 질분비물 중에서 검출될 수 있다.

4. 혈액검사

혈액검사로 검출되는 기생충은 열원충, 파동편모충, 톡소포자충 등의 원충류와 선충류에서는 사상충의 유충인 미세사상충(microfilaria) 등이 검출된다.

5. 조직검사

원충류의 이질아메바, *Leishmania, Trypanosoma, Toxoplasma*와 선충류의 사상충, 선모충, *Anisakis*, 메디나충 등과 조직을 이행중인 유충 등이다. 또 주혈흡충이나 폐흡충의 이소기생과 스파르가눔(sparganum), 낭미충(cysticercus), 포충(hydatid) 등의 유충을 검출할 수 있다.

6. 혈청 면역학적 검사

기생충질환의 대부분은 병원체를 발견하는 것이 가장 중요한 진단방법이지만, 어떤 종류의 기생충성 질환은 병원체를 검출할 수 없는 경우나 대단히 어려운 경우가 있기 때문에 이런 질환의 검사는 면역학적인 진단법이 대단히 중요하게 이용되고 있다.

혈청학적으로 이용되는 기생충질환은 아메바증(amoebiasis), 포충증(hydatid disease), 리슈마니아증(leishmaniasis), 말라리아증(malaria disease), 폐흡충증(paragonimiasis), 주혈흡충증(schistosomiasis), 분선충증(strongyloidiasis), 톡소포자충증(toxoplasmiasis), 등이 있다.

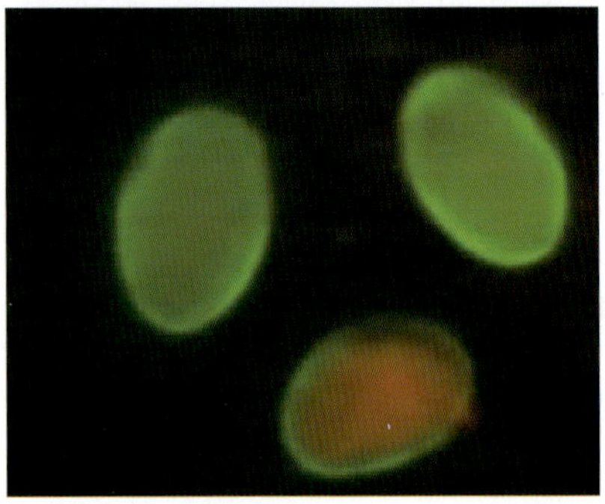

그림 1-1. 형광항체검사법으로 검출된 람블편모충

7. 기타 검사법

위액이나 십이지장액, 척수액과 같은 체액검사가 검사의 대상이 될 수도 있고 또는 방사선검사, 항문주위도말법, 배양법, 동물접종법 등이 이용되기도 한다.

VI 기생충 감염의 예방 및 관리

학습목표	1) 감염원의 차단방법을 열거한다.(B) 2) 전파 요인의 제거방법을 열거한다.(B)

감염원의 처치(환자와 보충자의 치료 및 오염 차단), 전파인자 처치(중간숙주와 매개체의 제거), 교육과 안내 등에 의해 인체 기생충 감염을 방지한다.

VII 기생충 질환의 감염 현황

학습목표	1) 기생충 감염이 사회에 미치는 영향을 설명한다.(B)

우리나라는 과거 1950~60년대 기생충 충란 양성률이 인구의 80~90%에 달할 정도로 기생충질환이 만연하여 소위 기생충 왕국이라고 불린 적도 있었고, 세계적으로는 사회, 경제적으로 여건이 열악한 지역에서 위생상태의 불량, 영양결핍 등으로 지금도 많은 환자가 발생하고 있는 곳도 있다.

우리나라는 1970년대 이후 경제개발과 기생충박멸사업 등을 통하여 과거에 비해 기생충 감염이 크게 감소하였으나 2022년도 낙동강, 섬진강, 영산강 등 유행지역 장내기생충 감염률이 5.3%로 여전히 5%대를 유지하고 있어 여전히 적극적인 관리가 필요하며(그림 1-2), 과거에 만연하였던 토양매개성 기생충(회충, 편충 등)은 크게 감소되었지만 식생활의 변화(아니사키스 등), 국내발생이 없었던 기생충의 재출현(삼일열 말라리아), 기생충 감염률의 증가 추세로 여전히 집중 관리가 필요하다. 또한 세계의 일일권 생활화로 수입성 기생충 유입의 위험도가 증가될 뿐만 아니라 질병치료연구 등에서의 기생충 활용(편충 등)으로 인해 기생충학의 중요도가 강조되고 있다.

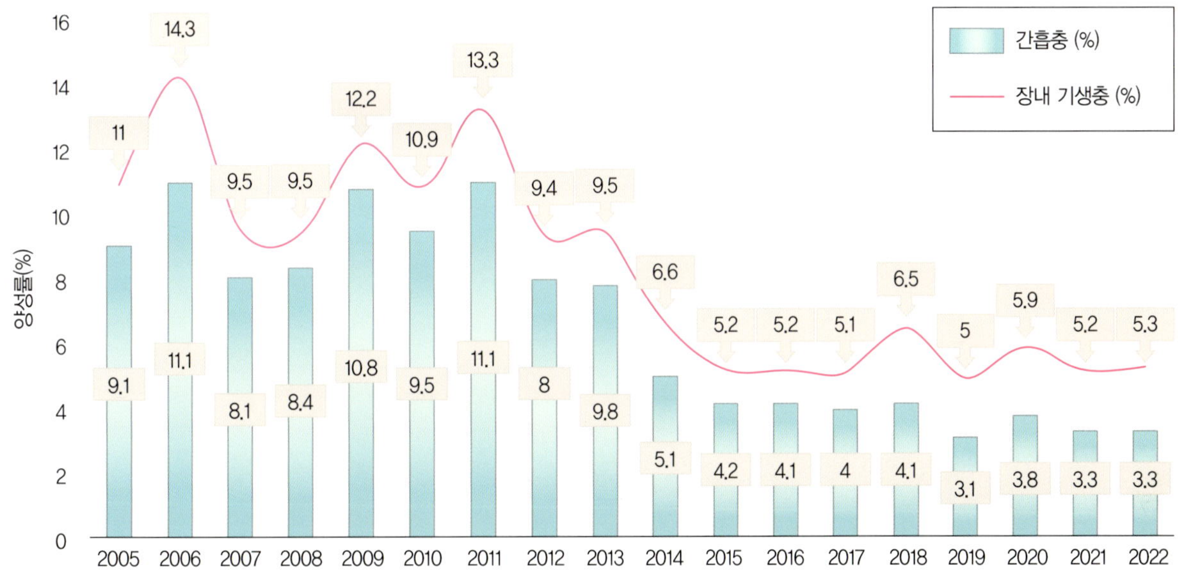

그림 1-2. 연도별 유행지역 장내기생충감염 실태조사 결과('05-'22년)-질병관리청 보도자료

Part 2

원충류

01 근족충류
02 편모충
03 포자충류
04 섬모충

일반적인 특징

원충류는 충체가 단세포(single cell)로 되어 있으며 세포 내에서 기능적 분화를 할 수 있고, 그 자체로 독립된 생활을 하는 기생충을 말한다.

1. 형태 및 구조

원충류는 자유생활을 하는 것과 기생생활을 하는 두 종류가 있다. 이 중 기생생활을 하는 기생충이 인체에 기생하는 원충류이다. 기생성 원충류의 현미경 관찰에서 충체는 핵과 세포질로 되어 있다. 영양형의 세포질 속에는 과립이 들어 있는 것을 볼 수 있다. 세포질은 외세포질과 내세포질로 나누며, 외세포질은 운동, 음식물 섭취, 배설, 물리적 방어 등의 역할을 하고 소기관을 만드는 것도 있다. 내세포질은 영양에 관계하며, 핵, 식공포, 수축포, 글리코겐, 크로마틴 양체, 미토콘드리아, 골지체 등이 관찰된다. 핵은 크기와 형태가 다양하며 핵 주위에 핵막이 있고 그 내측에 염색과립이 있는 경우도 있으며 핵에는 핵소체가 있다. 인체에 기생하는 원충류는 근족충류, 편모충류, 섬모충류, 포자충류의 4개 강(Class)으로 나눌 수 있다.

근족충류는 운동성 기관으로 위족, 편모충류는 편모가 있다. 섬모충류는 충체 전표면에 섬모가 있다. 또 편모충의 일부는 파동막을 형성하고 있으며, 운동을 주관하는 운동핵(kinetoplast)이 있고 부기체(parabasal body)를 갖는 것도 있다. 편모의 기부에 기립체(blepharoplast)가 있고, 이것이 부기체에 조립되어 있으며 양자 사이에 가는 줄인 축사로 묶여져 있다. 섬모충류에서는 수축공포, 구부, 인후부, 세포항문을 갖고 있으며, 대핵과 소핵이 있다. 포자충류는 포자를 가지며, 무성생식시기와 유성생식 시기 등 세대 교번을 하는 특징이 있다.

원충류 중에는 생활환경이 적당하지 않으면 피낭현상(encystation)을 일으켜 포낭(cyst)을 형성하기도 하므로 원충류는 영양형과 포낭형의 단계로 구분된다. 영양형과 포낭형으로 구분되는 원충류는 영양형 단계에서는 형태 변화가 심하고 활발한 운동성이 있으며, 증식할 수 있는 시기이고, 저항력이 약하다. 포낭형은 보호막으로 싸여 있어 저항력이 강하고 숙주에 감염형이며, 운동성이 없고, 이때 핵분열이 일어나 증식형 포낭이 되는 것도 있다.

2. 생리

원충류의 영양섭취는 이질아메바의 경우 위족으로 숙주의 혈구나 조직세포를 섭취하여 소화하고, 편모충류는 구기로 섭취하며, 포자충류는 숙주의 조직이나 체액 중에서 직접 영양을 섭취한다. 섬모충류는 구기부와 식도를 갖고 있으므로 섭취한 음식물은 식공포 중에서 소화한다.

호흡은 자유생활 종류는 대부분 외세포질을 통하여 산소를 흡수하고 탄산가스를 배출하면서 산소를 얻어내는 무산소성 호흡이 대부분이다.

3. 생식

원충의 생식은 매우 다양하여 유성생식와 무성생식을 볼 수 있다. 무성생식은 2분열이나 다수분열을 하는데 핵의 분열이 먼저 일어나고 그 후에 세포질의 분열이 일어나며 핵분열은 원칙적으로 유사분열을 한다. 핵분열에 계속하여 체분열이 일어나고 체분열에는 2분열, 다수분열, 출아분열 등 여러 가지가 있다. 유성생식은 융합과 접합의 2가지 형태가 있다. 융합은 포자충류에서 볼 수 있고 자성생식모체와 웅성생식모체가 발육해서 결합하여 접합체가 된다. 접합체는 난포낭(oocyst)로 성숙하며, 많은 수의 포자소체(sporozoite)가 만들어지고 무성생식기로 옮겨진다. 접합의 경우는 2개의 개체가 일시적으로 결합한 후 핵질을 교환한 다음 분리하고 분열 증식하는 것으로 섬모충류에서 볼 수 있다.

용어정리

파동막(undulating membrane)
자성생식모체(macrogamete)와 웅성생식모체(microgamete)
아메바성 이질(amoebic dysentery)
아메바성 간농양(amoebic liver abscess)
크로마틴 양체(chromatoidal body)
글리코겐 공포(glycogen vacuole)
육아종성 아메바뇌염(granulomatous amoebic encephalitis, GAE)
아메바성 각막염(amebic keratitis)
아프리카 수면병(african sleeping sickness)
망상내피계(reticuloendothelial system)
악성 급성 말라리아(pernicious acute malaria)

Chapter 01

근족충류(Rhizopoda)

영양형은 위족으로 운동을 하고 영양분을 섭취하며 무성생식에 의해 증식한다. 세포의 형태는 일정하지 않고 대부분 자유생활을 하며 생활조건이 나빠지면 포낭을 형성한다.

1. 이질아메바(Entamoeba histolytica)

학습목표	
	1) 이질아메바의 포낭형과 영양형의 형태학적 특성을 설명한다.(A) 2) 이질아메바 생활사를 설명한다.(B) 3) 이질아메바의 전파경로를 설명한다.(A) 4) 이질아메바증의 검사방법을 설명한다.(A) 5) 아메바증의 예방관리 대책을 설명한다.(B)

1) 분포 및 역학

1875년 Losch에 의해 처음 발견되었고 1903년 Schaudinn에 의해 *E. coli*와 구별 개명되었다. 전 세계적인 분포를 보이며 특히 열대지방에 널리 분포되어 있다. 사람을 비롯해서 원숭이, 개, 고양이, 돼지 등의 대장에 기생하고 아메바성 이질이나 아메바성 간농양을 일으키는 병원체이다.

2) 형태 및 생활사

영양형, 전포낭형, 포낭형, 후포낭형의 4기로 구별된다. 영양형은 20~30 μm의 크기로 외세포질과 내세포질로 구분되며 외세포질은 위족을 내어 활발하게 운동한다. 내세포질은 적혈구를 탐식하고 있으며, 핵은 염색표본 상에서 직경 4 μm 정도로서 중앙부에 핵소체가 있고, 핵막 내측에 염색질 과립이 규칙적으로 배열되어 있다. 전포낭형(포낭전기형)은 영양형과 포낭형의 중간단계로서 장 내에서 형성되며, 이 단계에는 운동이 정지되고 체적이 축소되며, 세포질 내 불필요한 물질은 밖으로 배출하는 시기이다.

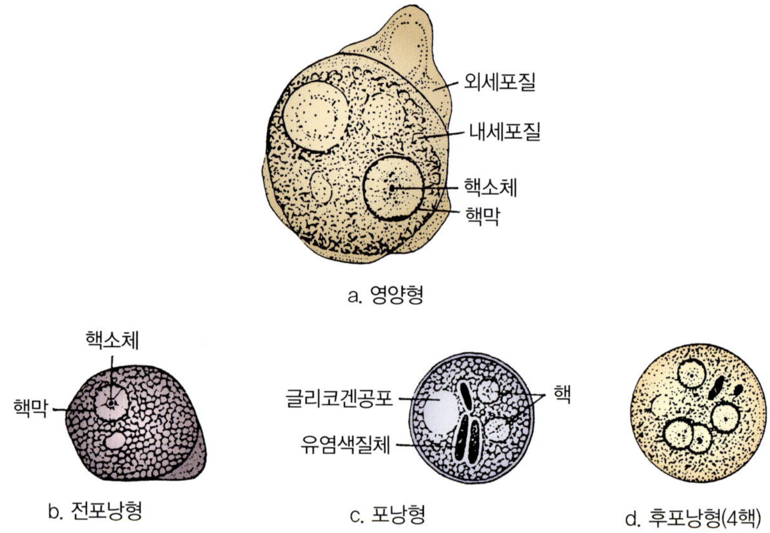

그림 2-1. 이질아메바

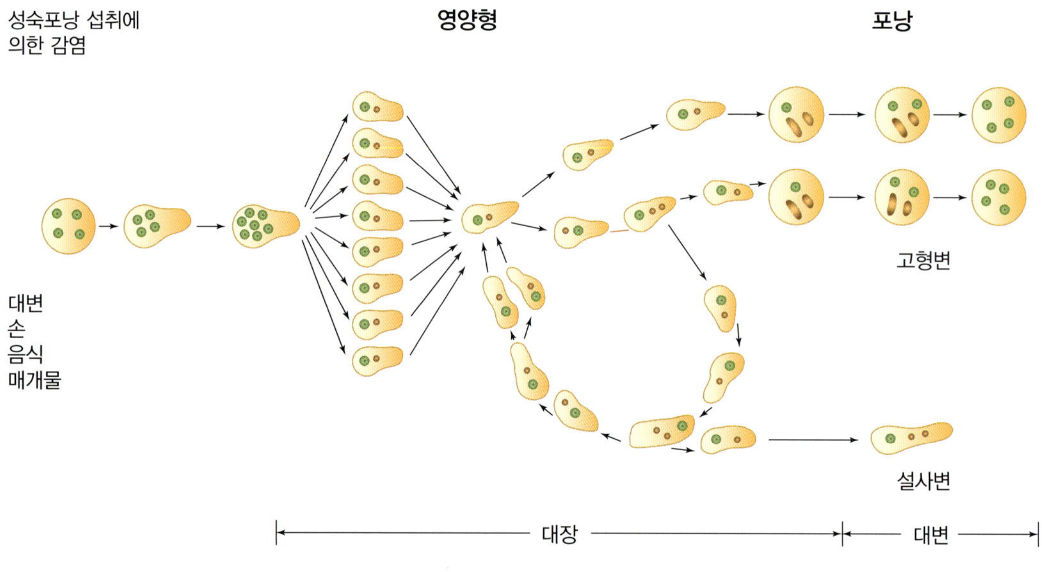

그림 2-2. 이질아메바의 생활사

포낭형은 직경 5~20 μm의 구형으로서 1~4개의 핵을 갖고 있으며, 1~2핵을 가진 포낭형을 미성숙포낭형, 4핵을 가진 포낭형을 성숙포낭형이라고 한다. 포낭형의 핵은 2분열을 2회 반복해서 4핵의 포낭이 되며 lugol iodine 염색에서 확인할 수가 있다. 신선한 표본에서의 포낭은 광선굴절성이 강하며 iron-hematoxylin 염색을 하면 핵, 곤봉 모양의 크로마틴 양체, 글리코겐 공포 등을 볼 수 있다.

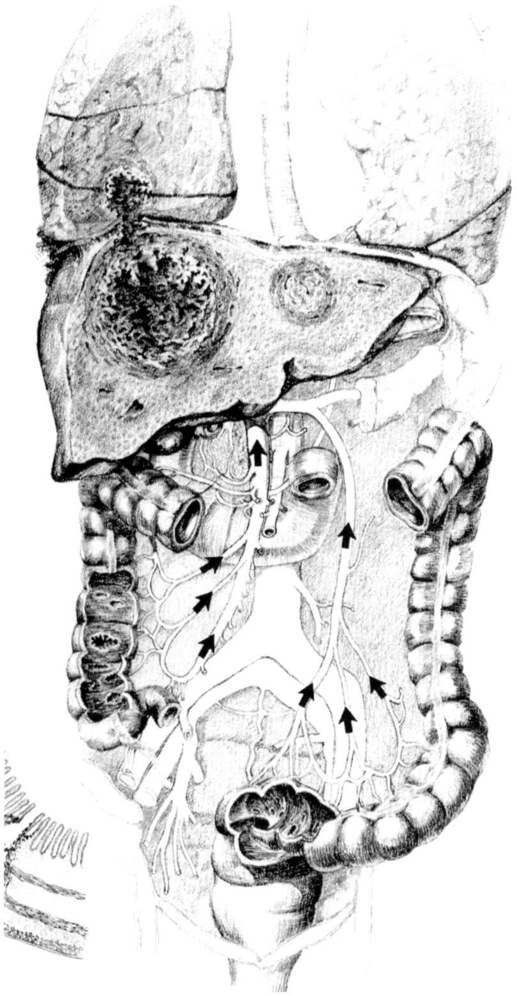

그림 2-3. 이질아메바의 감염 및 인체이행경로

포낭형은 저항력이 강하고 숙주에 경구 침입하는데, 4핵성 포낭형이 경구침입 시 소장에서 탈낭(excyst)하여 4핵성 후포낭형이 되면서 바로 분열하여 8개의 유약영양형(작은영양형)이 된다. 유약영양형은 대장에서 성숙한 영양형이 되어 분열증식을 반복하다가 환경조건이 불리해지면 다시 포낭이 된다.

3) 병변 및 증상

이질아메바에 감염된 사람 모두가 꼭 발병하는 것은 아니지만, 기온이 높은 열대나 아열대지방에서 발병률이 높고 다른 세균들의 감염을 용이하게 하여 합병증을 일으키기도 한다. 특히 이질아메바는 조직에 침입하거나 혈류를 따라 전이하여 여러 장기에서 병변을 일으키므로 장관에서 병변을 일으키는 장아메바증과 전이에 의해 장관 외에서 병변을 일으키는 장관 외 아메바증으로 구분할 수 있다.

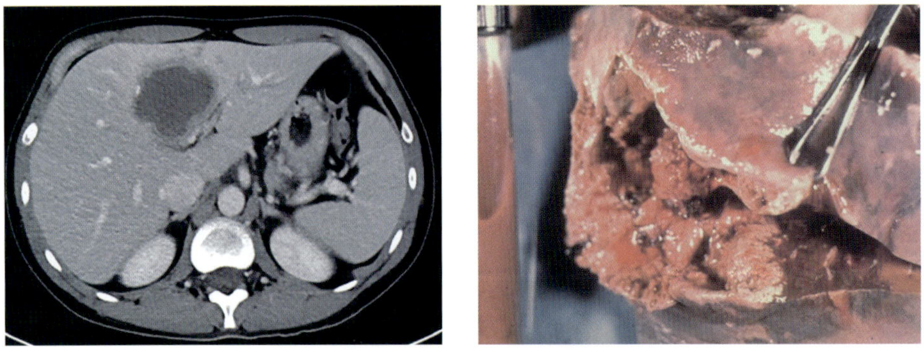

그림 2-4. 아메바성 간농양

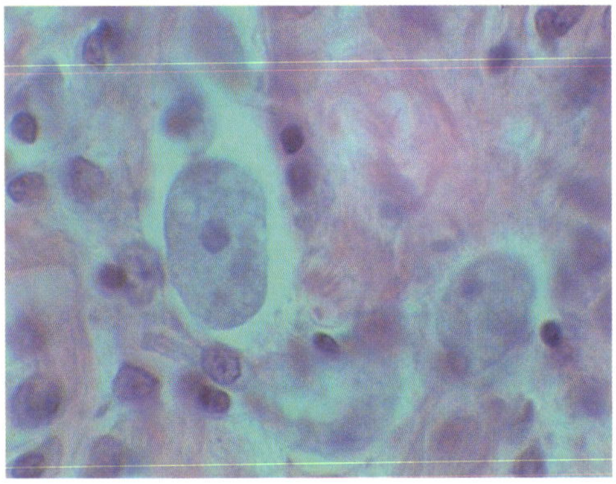

그림 2-5. 장 궤양 속의 아메바

(1) 장아메바증(intestinal amebiasis)

장점막조직에 침입한 아메바는 적혈구를 탐식하고 조직용해효소에 의해 궤양을 형성한다. 궤양이 많이 일어나는 부위는 곧창자(직장), 내림창자(하행결장), 돌막창자(회맹부), 가로창자(횡행결장)의 양측만곡부 등이지만 잘록창자(결장)의 전역에 병소가 발생할 수 있다. 조직파괴가 더욱 진행되면 장천공이 일어나고 복막염을 일으키기도 한다. 증세는 설사가 특징이며, 하루에 10회 이상 점조성 혈변을 배출하는 경우가 많고, 복통, 구토, 발열을 동반하는 경우가 많으며 백혈구 수도 증가한다.

(2) 장관 외 아메바증(extra intestinal amebiasis)

대장점막조직의 궤양 내 아메바 일부가 혈류나 림프류를 타고 전이성 아메바증을 일으킨다. 전이한 아메바는 다시 증식하여 농양을 형성한다. 전이가 많은 장기는 간으로 우엽에 많이 일어난다. 초기에는 아메바를 포함한 육아성 병변에서 간세포를 침범하여 괴사를 일으키고 큰 농양을 형성한다. 농양은 다수의 영양형과 점조한 농액이며 세균은 존재하지 않는다. 그러나 2차 세균감염과 합병하면 중태에 빠지게 된다. 또한 폐, 뇌, 비장 등에도 전이가 일어난다.

(3) 보충자(cyst carrier)

아메바에 감염되어 있어서 전혀 증상을 일으키지 않는 경우도 있다. 보충자는 회복기보충자(convalescent carrier)와 접촉보충자(contact carrier)가 있는데 일반적으로 무증상보충자가 많다고 한다. 이질아메바의 증상은 숙주의 건강상태와 관계가 있으며, 일반적으로 복통과 설사가 수일에서 수개월까지 계속되며, 급성인 경우에는 복통과 점액성 혈변이 있다. 만성화 되면 빈혈, 체중감소, 전이에 의해 사망하기도 한다.

4) 진단

환자의 대변 또는 조직 중에서 아메바를 검출하는 일은 중요하고 이질균과 혼합감염인 경우도 있으므로 세균학적 검사도 필요하다. 아메바성 이질과 세균성 이질의 차이점은 아메바성일 경우 변에서 조직세포와 백혈구가 보이고 적혈구가 응집되어 있다. 세균성 이질의 경우 큰 단핵세포가 많고 적혈구는 산재되어 있다.

배변 직후의 pH는 아메바성 이질은 산성이며 강한 악취를 내고, 세균성 이질의 경우 알칼리성이며 거의 무취이다. 진행된 장 아메바증이나 간농양은 X선 상의 특징으로 진단이 가능하다. 근래에는 초음파, CT 등으로 간농양의 진단이 용이해졌다. Diamond가 1961년 아메바의 무균배양에 성공한 이래 항원을 이용한 각종 혈청학적 진단법이 있다. 대변에서의 직접검사법으로 영양형과 포낭형을 검출한다. 영양형인 경우 위족의 운동이 활발하며, 내세포질과 외세포질이 뚜렷하며 적혈구를 탐식하고 있다. 영양형은 외계에 배출되면 사멸하기 때문에 채취직후 즉시 검경한다. 포낭형은 iodine 염색으로 확인을 하거나 MGL법(formalin-ether법)이나 황산아연부유법을 사용하여 검출한다.

5) 치료

장아메바증의 치료방법은 급성증과 만성증 및 포낭보유자에 따라서 다르다. 급성증의 치료방법은 영양형에 유효한 metronidazole(Flagyl)을 1일 1.0~2.0 g을 3번에 나누어 5~10일간 내복한다. 중증 급성증의 경우는 emetin이 있으나 독성이 강하여 사용하기 어렵고 독성이 적은 합성 emetin hydrochloride을 1 mg/kg량을 1일 1회 근육주사하며 6~10일간 사용한다. 또한 Metronidazole과의 병행을 필요로 한다.

포낭보유자에는 iodohydroxy-quinolines을 사용하며 중증의 간농양 환자가 요오드에 특이 체질인 사람에게는 사용해서는 안된다. 기타 Yatren이나 비소제인 carbarsone을 내복한다.

6) 예방

이질아메바의 감염은 경구적 섭취에 의해서 일어나므로 유행지에서의 음식물 섭취에 주의한다. 이질아메바의 숙주로는 사람 이외에 개, 고양이, 원숭이, 쥐, 돼지 등이 있으므로 보충동물의 관리와 포낭의 매

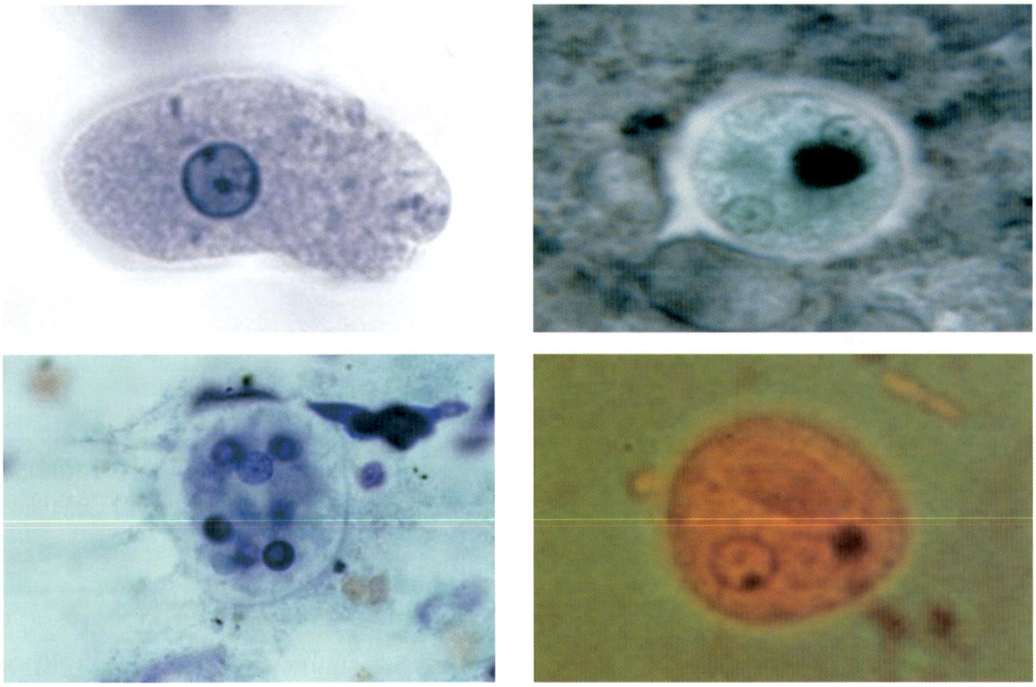

이질아메바 영양형 이질아메바 포낭형

그림 2-6. 이질아메바의 현미경사진

개체가 되는 파리, 바퀴의 구제가 필요하다. 포낭형은 습윤한 대변에서는 12시간, 수중에는 9~30일간 생존이 가능하며 1% 페놀이나 5% 포르말린, 또는 유리염소 4 ppm의 수중에서는 30분 이내에 사멸한다.

2. 대장아메바(Entamoeba coli)

학습목표	1) 대장아메바의 포낭형과 영양형의 형태학적 특성을 관찰한다.(A) 2) 이질아메바와 형태학적 차이점을 비교 설명한다.(A)

1) 분포 및 역학

세계적으로 널리 분포되어 있는 가장 흔한 인체 기생 아메바이다. 대장점막 표면에 기생하는 비병원성 아메바로 1879년 Grassi가 처음 발견했다. 이질아메바와 기생부위가 동일하고 유사한 형태로 감별이 중요하다.

2) 형태 및 생활사

영양형의 크기는 20~30 μm로 내세포질과 외세포질의 구별은 불분명하며, 내세포질에는 세균, 음식물 잔사 등을 볼 수 있다. 위족이 분명치 않아 운동성은 완만하며, 적혈구를 탐식하지 않는다. 핵 내의 핵소체는 편재되어 있으며, 이질아메바보다 약간 크다. 포낭형의 핵은 1~8개이지만 드물게는 그 이상의 핵도 있다. Iron-hematoxylin 염색표본에서 크로마틴 양체는 침상으로 보이며, iodine 염색상에서는 갈색의 glycogen vacuole이 명확히 보인다. 포낭형의 크기는 10~33 μm이고 원형이다. 대장아메바는 경구적으로 감염된 포낭형이 대장에서 탈낭하여 2분열로 증식한다. 이질아메바처럼 조직으로 침입하지 않고 병원성이 없으므로 치료할 필요는 없다.

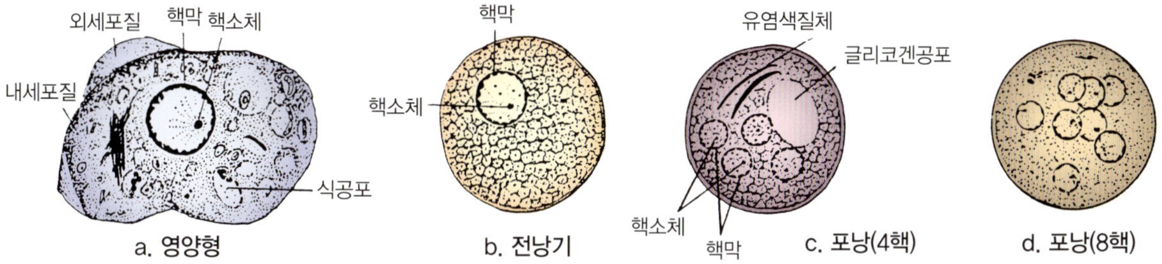

그림 2-7. 대장아메바

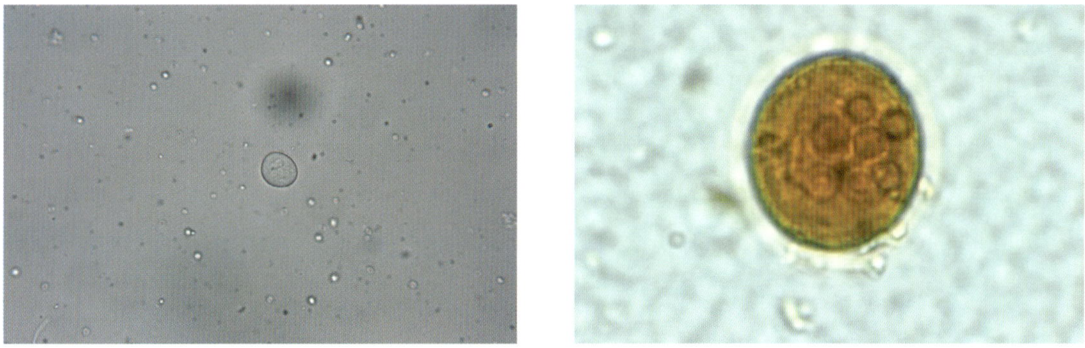

그림 2-8. 대장아메바 포낭 염색표본

3) 진단 및 예방

설사변에서는 영양형, 고형변에서는 포낭형을 검출하여 진단한다. 특별한 치료는 필요하지 않으며 예방법은 이질아메바에 준한다.

3. 잇몸 아메바(Entamoeba gingivalis)

1) 분포 및 역학

세계적으로 널리 분포하며 특히 Eskimo 인에게 많은 구강 내 기생하는 비병원성 아메바이다. 1849년 Gros가 처음 발견했다. 비위생적인 구강 내에서 높은 감염률을 보인다.

2) 형태 및 생활사

영양형만 있으며 크기가 5~35 μm이며 보통 10~20 μm이다. 활발한 운동성이 있으며, 내세포질에는 백혈구, 세균, 파괴된 조직 등이 들어 있다. 핵은 직경이 2.5~4 μm(보통 3 μm)이고 핵막은 약간 두꺼우며, 크로마틴 과립은 작고 규칙적으로 배열되어 있다. 핵소체는 편재성이거나 중심성이며 약간 크다. 감염은 포낭형이 없으므로 영양형에 의한 감염이라 생각되며, 영양형은 2분열에 의해 증식한다.

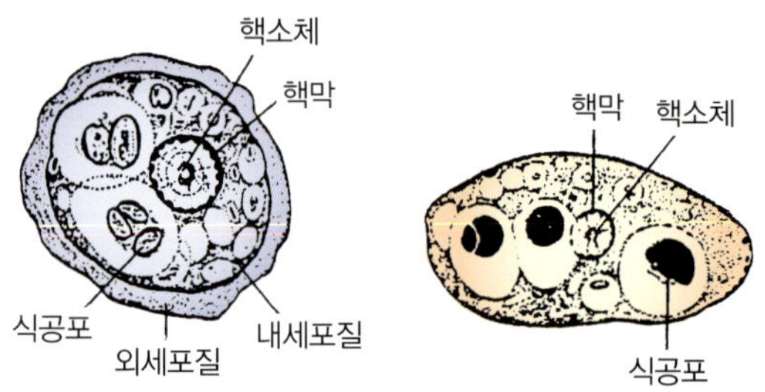

그림 2-9. 잇몸아메바의 영양형

3) 병변 및 증상

침입성이 없으므로 치은치주염의 직접적인 원인은 아니지만 치은주위염의 환부에서 다수가 검출된다.

4) 진단 및 예방

구강 내의 치근 및 치석 등에서 얻은 가검물을 검경하여 영양형을 검출한다. 예방은식기, 컵, 치솔 공동 사용, 입맞춤 등으로 전파되므로 주의한다.

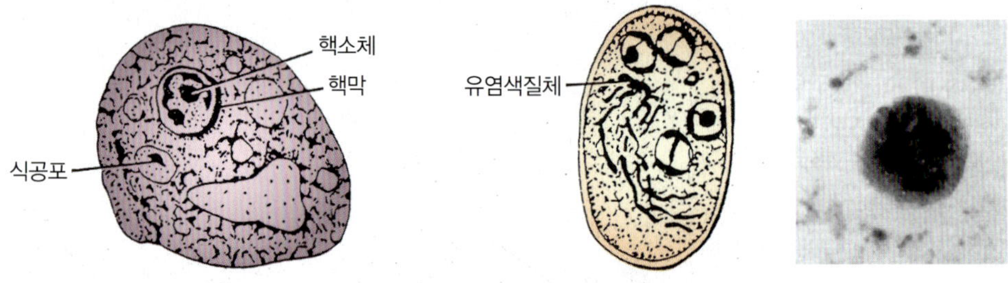

a. 영양형 b. 포낭 c. 포낭 염색표본

그림 2-10. 잇몸아메바의 영양형

4. 왜소아메바(Endolimax nana)

학습목표	1) 왜소아메바의 포낭형과 영양형을 설명한다.(A)

1) 분포 및 역학

1917년 Wenyon와 O'connor에 의해 처음 발견되었고, 전 세계적으로 널리 분포한다. 대장점막에 기생하며 병원성은 없다.

2) 형태 및 생활사

영양형의 크기는 8~10 μm로 작으며, 운동성은 완만하고 넓은 위족을 가지고 있다. 내외세포질의 구별은 불명확하다. 내세포질은 세균을 탐식하고 있으며, 적혈구의 탐식은 관찰되지 않는다. 염색표본에서 핵소체는 커서 핵의 대부분을 차지하며 한 면이 핵막에 붙어 있는 경우가 많다. 포낭형은 크기가 5~14 μm 정도이고 1~4개의 핵을 가지고 있다. 감염은 포낭형의 경구감염에 의하여 일어나고, 영양형은 2분열에 의해 증식하며, 대장점막에 기생한다. 조직에 침입하는 경우는 없으며 이질아메바와의 구별이 필요하다.

3) 진단 및 예방

대장아메바와 동일한다.

5. 요드아메바(*Iodamoeba bütschlii*)

학습목표	1) 요오드아메바의 포낭형 형태를 설명한다.(B)

1) 분포 및 역학

전세계적으로 분포하는 소형의 아메바로서 1912년 Prowazek가 발견하여 *Entamoeba biltschlii provazek*로 명명하였으나 Dobell이 1919년 *Iodamoeba* 속을 신설 개명하였다.

2) 형태 및 생활사

영양형의 크기는 9~14 μm정도이고, 운동성은 완만하며 외세포질과 내세포질의 구별이 불명확하다. 내세포질에는 큰 핵소체와 염색표본상에서 핵소체 주위에 비염색성 과립을 볼 수 있다. 포낭형은 5~18 μm 정도의 크기를 갖고 있고 원형 또는 부정형이며 핵은 1개이다. 핵소체는 편재되어 있다. 영양형이나 포낭형의 글리코겐 공포는 크며 요오드 염색 시 윤곽이 선명하고 명확한 갈색으로 물드는 것이 특징이다. 감염은 포낭형에 의하며 대장점막에 기생한다. 증식은 영양형의 2분열에 의하며 병원성은 없다.

3) 진단 및 예방

대장아메바와 동일하다.

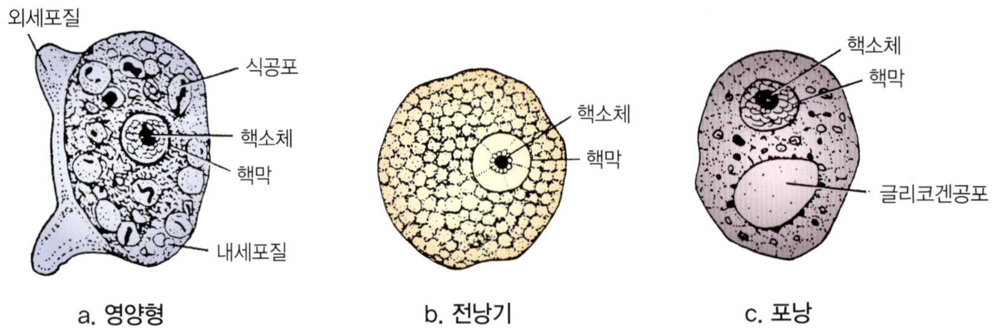

그림 2-11. 요오드아메바

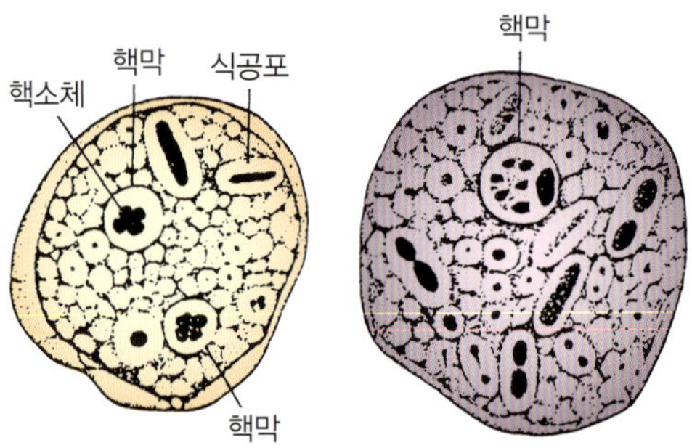

그림 2-12. 이핵아메바(2핵 및 1핵 영양형)

6. 이핵아메바(Dientamoeba fragilis)

학습목표	1) 이핵아메바의 형태학적 특징을 설명한다.(B)

1) 분포 및 역학

전세계적으로 분포하며 Wenyon이 1909년 처음 발견하였고 1918년 Jepps 및 Dobell에 의해 신종으로 등록된 장내기생 아메바 중 가장 소형이다.

2) 형태 및 생활사

영양형만이 있으며, 크기는 5~12 μm이다. 내외세포질의 구별은 비교적 명확하고 엽상의 위족을 내며 운동성은 활발하다. 내세포질에는 세균을 탐식하고 있으며, 적혈구는 탐식하지 않는다. 핵은 2핵이 정상이며, 간혹 1개인 것도 있다. 핵소체는 없고 중심부에 다수의 염색질과립을 볼 수 있다.

포낭형의 존재는 확인되어 있지 않다. 기생부위는 대장이라고 생각되며 변으로 배설되면 2시간 이내에 붕괴, 소실된다. 감염경로는 불명확하다.

3) 진단

대장아메바와 동일하다.

7. 파울러자유아메바(Naegleria fowleri)

1) 분포 및 역학

자유생활 아메바로서 1965년 오스트레일리아에서 처음 인체 감염이 발견된 후 뉴질랜드, 미국, 체코, 영국, 벨기에, 아프리카, 대만, 태국 등에서 발견되었고, 현재는 약 150예가 보고되어 있다.

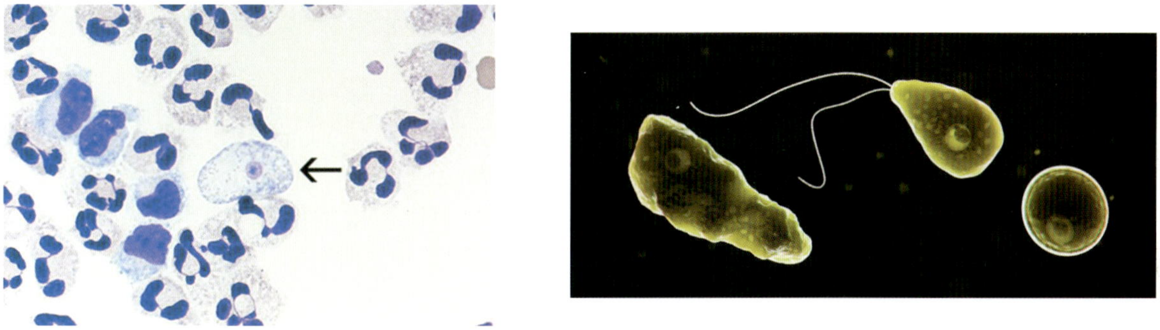

a. Naegleria trophozoite 영양형

b. Naegleria 왼쪽부터 영양형 편모형 포낭형

그림 2-13. Naegleria속 아메바

2) 형태 및 생활사

Naegleria 속에 속하는 아메바는 영양형, 포낭형 외에 편모형이 있다. 영양형은 크기가 11~40 μm이고 위족을 많이 내어 활발한 운동성이 있으며 형태변화가 심하다. 세포질 내에는 1개의 핵과 큰 핵소체가 있으며 잡균을 탐식한 식공포와 구형의 수축공포를 볼 수 있다. 이 영양형은 환경에 따라 편모형이 되기도 하고 포낭형이 되기도 한다. 편모형은 길이가 8~13 μm, 폭이 5~6 μm이고 전단의 융기부에서 2개의 편모가 나와 있고 운동성이 활발하다. 이 편모형이 사람의 비강에 들어가면 영양형이 되고 점막에 침입하여 감염이 성립된다. 포낭형은 영양형이나 편모형에서 모두 될 수 있으며, 크기는 직경이 10~17 μm이고, 1개의 핵을 가지고 있다.

3) 병변 및 증상

이 아메바는 호수 같은데서 수영을 할 때 사람의 비점막에 침입하여 후신경을 따라 직접 뇌에 들어가서 급성 증상을 일으켜 사망에 이르게 되는데 이것을 원발성 아메바성 수막뇌염이라고 하며, 젊은 층에 많다. 병변으로는 대뇌의 각 부위, 특히 뇌저부, 소뇌의 피질에 심한 병변을 일으키고, 척수 상부에도 잘 침입한다. 조직에서는 호중구의 침윤이 심하고 호산구, 림프구, 단구 등도 볼 수 있으며, 출혈이나 괴사도 나타나고 화농성 염증도 보인다. 병소에서는 많은 수의 영양형을 관찰할 수 있고 편모형이나 포낭형이 나타나지 않는 것도 이 아메바의 특징이다. 증상으로는 인체 침입 후 3~7일간의 잠복기를 거친 다음 두통, 발열이 나타나고 정신장해, 운동장해, 구토, 경부강직, 혼수 등으로 연결되며, 발병 후 1주일 경이면 대부분 사망하는 경우가 많다.

4) 진단

수영 여부를 확인하고, 뇌척수액을 시험관에 채취하여 21℃ 이상의 실온에서 수시간방치한 다음 침사에서 아메바를 검출한다. 충체는 hematoxylin and eosin (HE) 염색, giemsa 염색, crystal violet 등에 염색되지만, 단구나 조직구와 구별하기 어렵다.

5) 치료 및 예방

정맥주사하거나 sulfa제를 병용하면 유효하다는 보고가 있다. 예방은 유행지역의 호수나 담수에서 수영하거나 피부를 노출하지 않아야 한다.

8. 가시아메바(acanthamoeba spp.)

1) 형태

가시아메바의 영양형은 25~40 μm 크기로 가시 모양의 위족을 가지고 있는 것이 특징이다. 포낭은 약 20 μm 크기로 다면체 형태를 하고 있으며 이중 낭벽을 가지는데 별 모양의 내벽과 물결 무양의 외벽으로 이루어져 있다. 영양형과 포낭 모두 1개의 핵을 가지며, 핵 안에는 큰 karyosome이 있다(그림 2-14, 15).

2) 생활사

자유아메바는 비강을 통해서만 감염되며, 가시아메바는 호흡기, 눈 또는 피부의 상처 부위 등을 통해서 감염된다. 가시아메바는 점막 표면에 부착한 후 조직내로 침입해서 단백분해효소나 산소 라디칼을 분비하여 조직을 파괴함으로써 육아종성 아메바뇌염, 아메바성 각막염 또는 피부병변을 일으킨다(그림 2-16).

우리나라에서도 가정용 수돗물이나 콘택트렌즈 보존용기 또는 용액에서 가시아메바가 검출된 사례가 보고되었다. 또 가시아메바에 의한 GAE 도는 각막염 증례가 몇 번 보고되었다.

3) 병리 및 증상

(1) 육아종성 아메바뇌염(GAE)

① 몇 종의 가시아메바(*acanthamoeba culbertsoni, A. polyphaga, A. castellanii, A. astronyxis, A. healyi, A. divionensis*)는 면역기능이 저하되거나, 이미 저하되어 있는 만성환자에 침입하여 육아종성 아메바뇌염을 일으킨다. 그러나 자유아메바보다는 훨씬 더 천천히 진행하고 만성적인 뇌염을 일으킨다. 잠복기는 확실하지 않지만 수 주부터 수개월 정도이다.

② 임상경과는 아급성 또는 만성으로 진행된다. 보통 선행질병이나 외상과 관련되며 수영과는 관련되지 않는다. 혼돈(confusion), 어지러움, 졸림, 구토, 메스꺼움, 두통, 기면, 경부경직, 경련, 그리고 가끔 반신마비가 유발된다.

③ 자유아메바와는 달리 영양형과 포낭에서 모두 관찰된다. 면역억제된 환자에게서는 다핵 거대세포(multinucleated giant cells)로 구성된 육아종이 관찰되지만 면역 기능이 정상인 사람에게서는 육아종 형성이 미약하거나 관찰되지 않는다. 중추신경계의 암, 농양, 진균 감염 등과 같은 공간점유성 병변과 함께 감별진단해야 한다. GAE는 골수이식 시 나타나는 드물지 않은 합병증이며, AIDS 환자의 기회감염성 질병으로도 알려져 있다.

④ In vitro 실험에서 모든 종의 가시아메바에 대한 효과적인 단일 약제는 없는 것으로 나타났다. 그러나 sterol-targeting azoles(clotrimazole, miconazole, ketoconazole, fluconazole, itraconazole)과 pentamidine isethionate, 5-fluorocytosine, sulfadiazine 등을 함께 투약해서 효과를 본 경우는 있다.

(2) 아메바성 각막염

① 각막염의 원인으로 알려진 가시아메바는 A. castellanii, A. polyphaga, A. batchetti, A. culbertsoni, A. rhysodes, A. griffini, A. quina, A. lugdunensis이다.

② 눈이 가시아메바에 오염된 물일이나 용액에 직접 노출될 때 감염되므로 콘택드렌즈 착용이 주요한 위험 요인으로 꼽힌다. 대개 가정에서 만든 식염수를 사용하거나 콘택드렌즈를 비위생적으로 관리한 경우, 또는 각막에 상처가 있을 경우 감염된다. 콘택트렌즈를 사용하지 않는 사람도 감염될 수 있으며, 이 경우 진단이 2~3주 더 늦어질 수 있다.

③ 콘택드렌즈를 가열소독하면 화학소독할 때보다 훨씬 효과적으로 가시아메바의 영양형이나 포낭을 죽인다. 이는 콘택트렌즈 착용자에게서 서서히 진행되나 각막에 찰과상이 있을 경우 진행이 빨라져 궤양, 홍채염(iritis), 공막염(scleritis), 심한 통증, 전방축농(hypopyon) 등의 증상이 나타난다. 오진되거나 치료가 지연될 때 감염된 눈의 시력상실이 초래될 수 있다.

④ 각막 중심에서 주변부로 각막 농양이 둥그렇게 관찰되는 각막환(corneal ring)과 잘 치료되지 않는 각막궤양이 있으면 아메바성 각막염을 의심할 수 있다. 또 세균, 곰팡이 또는 바이러스 감염에 대한 치료에도 반응하지 않을 경우에는 가시아메바 감염을 의심해야 한다.

⑤ 가시아메바를 눈 또는 기타 조직에서 검출하기 쉽지 않은 까닭에 아마베성 각막염 환자의 70%이상이 바이러스성 각막염으로 오진된다.

4) 진단 및 치료

진단을 빨리 받고 감염부위가 각막의 상피세포에 국한된 경우에는 죽은 조직 절제술(debridement)로도 충분히 치료가 가능하다. 그러나 진단이 지연되거나 병변이 각막 또는 각막 이하 조직까지 확대되면 수개월 또는 일 년 이상 치료하기도 한다.

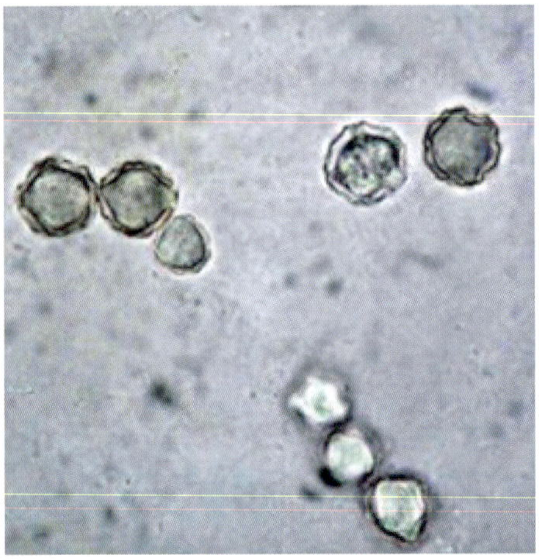

그림 2-14. Cysts of Acanthamoeba spp. in culture. (CDC)

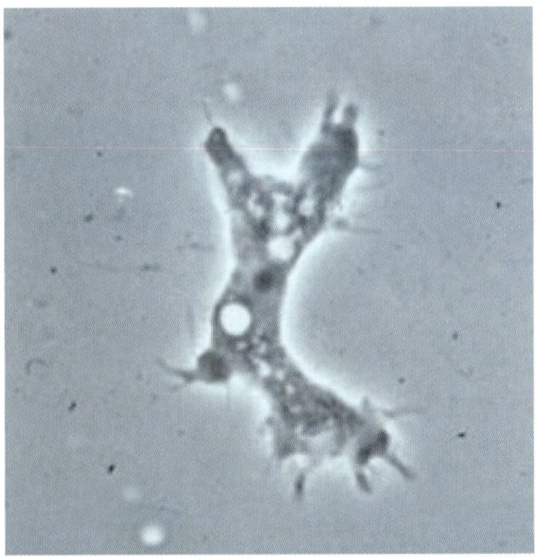

그림 2-15. Trophozoite of Acanthamoeba sp. from culture. Notice the slender, spine-like acanthapodia. (CDC)

9. *Blastocystis hominis*

대장에 기생하는 기거생활 아메바의 일종으로 간주되었으나, 최근에는 병원성이 있는 원충으로 인정하자는 주장이 대두되고 있다. 국내에서는 흔히 발견되며 세계적으로 분포한다. 포낭 배출자 중에서 설사하는 빈도가 높다.

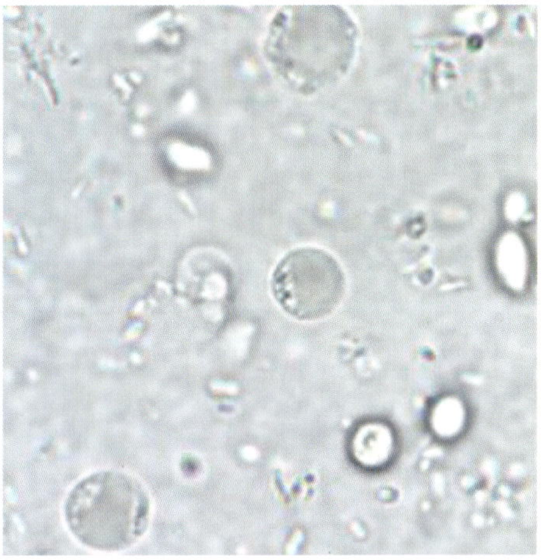

그림 2-16. Blastocystis sp. in an unstained wet mount. (CDC)

기생충학 핵심정리

- 이질아메바의 학명: ***Entamoeba histolytica***
- 이질아메바의 원충류 중 분류위치: **근족충류**(포자충류, 섬모충류, 편모충류)
- 이질아메바 영양형의 특징: 세포질내 적혈구 탐식, 활발한 운동성, 중심성핵소체, 고른 핵주위성 염색질
- **이질아메바**: Lugol's iodine 염색에서 포낭형이 핵이 4개이며, 점액성 혈변을 유발
- **이질아메바**: 중심성핵소체, 4핵성의 포낭형, 활발한 위족운동, 세포질내 적혈구 탐식
- **이질아메바**: 점액이 섞인 신선한 설사변에서 탐식한 적혈구 형태가 보이는 원충
- 이질아메바 영양형. 포낭형 사진(그림 2-6)
- 대장아메바의 포낭형 형태: **8핵성 포낭형**, 끝이 갈라진 크로마틴양체

Pick up 01

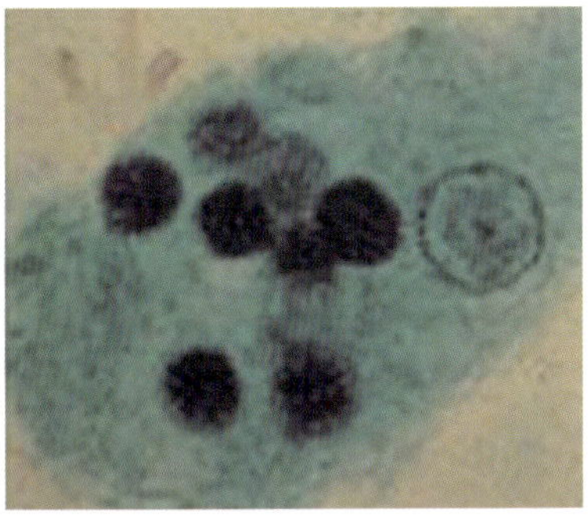

이질아메바 영양형

- Entamoeba histolytica
  - 세포질내 적혈구 탐식
  - 활발한 운동성
  - 중심성핵소체
  - 고른 핵주위성 염색질
  - 구상의 봉입체는 적혈구
- 잠혈변에서 영양형의 염색
  : trichrome 염색

Pick up 02

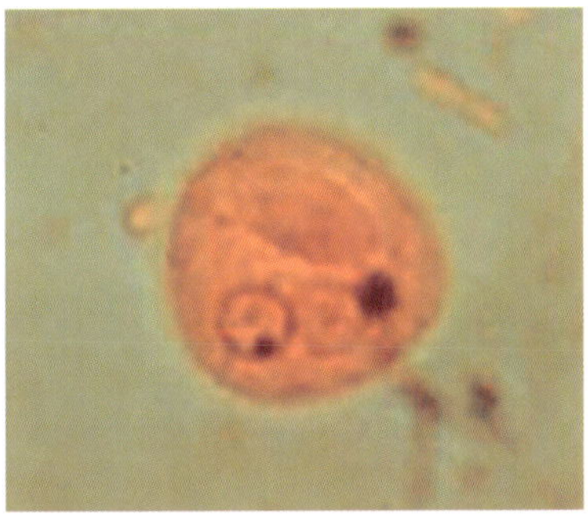

이질아메바 포낭형

- 이질아메바 포낭형 염색
  - 분변도말검사
  - 요오드 염색
- Lugol's iodine 염색에서 핵이 4개이며, 점액성 혈변유발

용어정리

5가 안티몬제제(Pentavalent antimonials)
N.N.N배지(Novy-MacNeal-Nicoll's medium)
가피(crust)
감비아 파동편모충(*Trypanosoma gambiense*)
구기부(cytostome)
기니어피그(guinea pig, 설치류)
기립체(blepharoplast)
내장리슈만편모충(*Leishmania donovani*)
내장리슈만편모충증(Kala-azar)
네오스탐(Neostam)
대식세포(macrophage)
독소혈증(toxemia)
동양피부종양(oriental sore)
디아미다임(diamidime)
로데시아 파동편모충(*Trypanosoma rhodesiense*)
리슈만편모충증(Leishmaniasis)
무편모형(amastigote)
반흔(scar)
베르베린 황산염(berberine sulfate)
부기체(parabasal body)
빈대류(triatomid bug)
상편모형(epimastigote)
샤가스병(Chagas disease)
신장의 혼탁종창(cloudy swelling)
아프리카 수면병(african sleeping sickness)
에틸스티바민(ethylstibamine)
영양형(trophozoite)
운동핵(Kinetoplast)
인수공통기생충(zoonotic parasite)
전편모(anterior flagella)
전편모형(promastigote)
점액수종(myxedema)
중장(midgut)
체체파리(Tsetse fly)
축사(axoneme)
축삭(axostyle)
침노린재과(Panstrongylus megistus)
크루즈 파동편모충(*Trypanosoma cruzi*)
파동막(undulating membrane)
파동편모형(trypomastigote)
편모(flagella)
편모(Flagellum)
포낭형(cyst)
푸아딘(Fuadin)
플레보토무스속(Phlebotomus spp. 모래파리일종)
피부리슈만편모충(*Leishmania tropica*)
피하리슈만편모충(*Leishmania braziliensis*)
핵소체(nucleolus)
헬페트모나스형(opisthomastigote)
흡반(adhesive disc)

Chapter 02

편모충류(Mastigophora)

인체기생 편모충류는 구조적으로 단순한 것부터 복잡한 것까지 여러 종류가 있으며 2분열로 증식하고 영양분 섭취도 숙주에 의존하고 있다. 형태는 다양하며, 소화기로서 구기부(cytostome)가 있고, 편모를 가진다. 편모의 기부에는 기립체가 있고 운동기관으로 파동막을 갖는 종류가 있으며 부기체, 편모, 핵, 축삭 등의 구조를 갖는다.

I 소화관, 비뇨생식기 기생 편모충류

1. 람블편모충(*Giardia lamblia*)

학습목표	1) 람블편모충의 영양형과 포낭형의 형태학적 특징을 설명한다.(A) 2) 람블편모충의 기생 부위 및 검사방법을 설명한다.(B)

1) 분포 및 역학

1681년 Leewenhoek에 의해 발견되었고 Lamble(1859)에 의해 *Cercomonas intestinalis*로 명명되었으며 1915년 Stile에 의해 개명되었다. 전세계적으로 널리 분포되어 있으나 열대, 아열대 지방에 많으며 환경위생이 나쁜 지역에서 많이 나타나고 성인보다 어린이에게 많이 감염된다.

2) 형태 및 생활사

영양형은 길이 9~21 μm, 폭 5~15 μm, 두께 2~4 μm의 크기로 서양배 모양이며, 양측이 대칭적이다. 1쌍의 핵, 4쌍의 편모, 축삭(axostyle), 부기체(parabasal body), 흡반(adhesive disc) 등을 가지고 있다. 포낭형은 길이 8~12 μm이고, 폭은 7~10 μm의 난원형 혹은 두터운 막으로 싸여 있다. 핵의 수는 2~8개이지만 일반적으로 4개이고 한쪽에 모여 있으며 축삭, 부기체, 편모 등을 볼 수 있다. 생활사는 4핵성 포낭형이 음식물과 함께 경구 침입되면 십이지장에서 탈낭하고 소장이나 담낭에서 분열 증식하며, 정상 기생부위는 소장 상부이다.

3) 병변 및 증상

대부분은 무증상이나, 증상의 정도가 다양하며, 설사, 복통, 복부 팽만감, 소화불량,담낭염, 간염 등의 여러 가지 병변을 일으킨다. 어린이의 경우는 발육장애, 노인의 경우는 영양장애도 일으킨다. 장점막에 부착하여 기생하나 조직에 침입하지 못하므로 심한 병변을 일으키는 경우는 드물다.

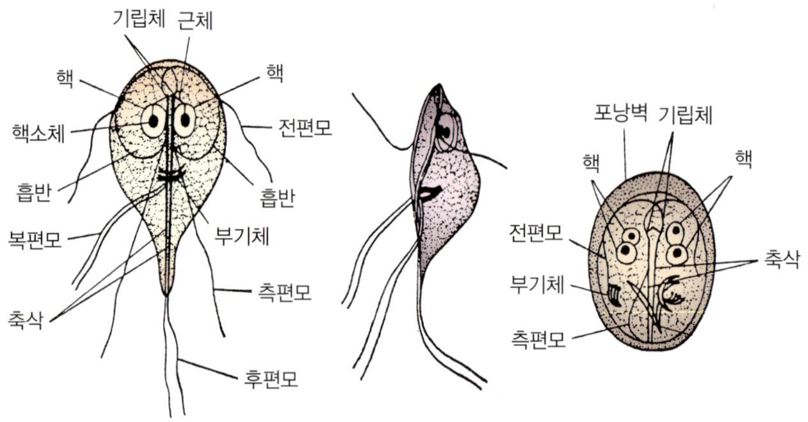

a. 영양형　　b. 측면　　c. 포낭

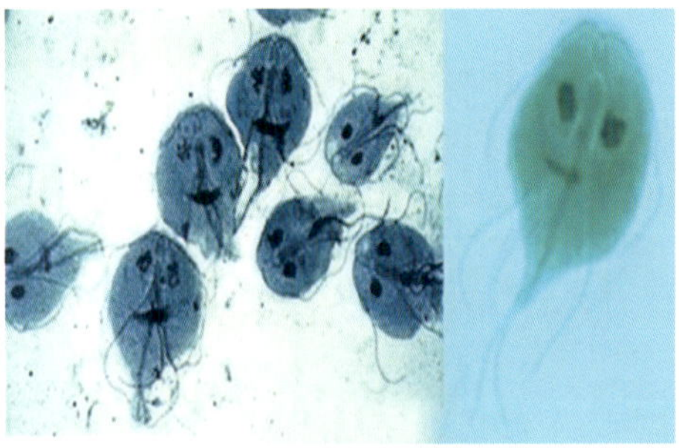

람블편모충 영양형

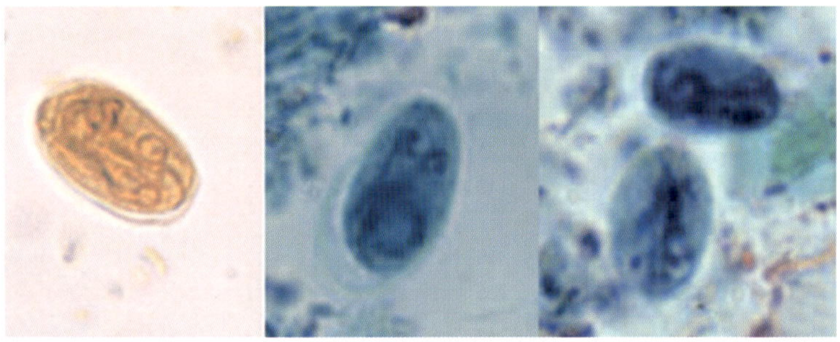

람블편모충 포낭형

그림 2-17. 람블편모충

4) 진단

영양형 검사는 설사변이나 십이지장액 또는 담즙을 slide glass에 도말하여 충체를 검사한다. 배양법이나 면역학적 진단법을 이용하기도 한다. 포낭형의 검사는 고형변에서 포낭을 발견하여야 하며 다수 기생 시는 쉽게 검출되나 소수 감염 시는 MGL법이나 황산아연부유법 등에 의한 집란법으로 검출하는 것이 적당하다.

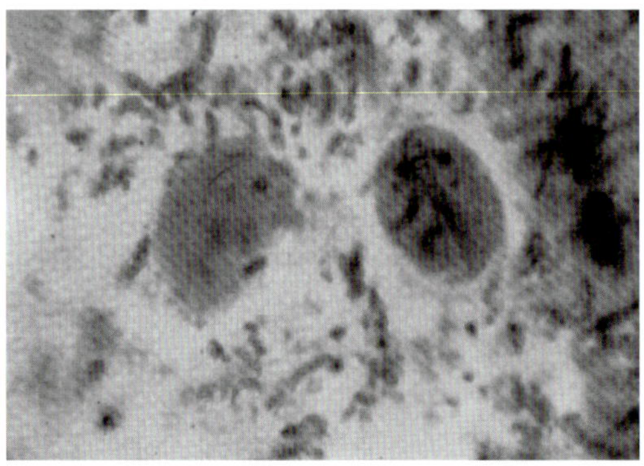

그림 2-18. 람블편모충 포낭 염색표본

5) 치료 및 예방

치료제는 metronidasole (Flagyl), atabrin, chloroquine 등이 이용되며, 예방은 포낭형의 경구 침입과 보충자(carrier)에서 전파하는 것에 주의해야 한다.

2. 메닐편모충(*Chilomastix mesnili*)

(1) 분포 및 역학

1854년에 Davine에 의해 발견된 것으로, 세계적으로 분포하고 있으며 열대나 아열대에 많다.

(2) 형태 및 생활사

영양형은 길이 6~20 μm, 폭 3~10 μm의 크기로 난형 또는 서양배 모양이다. 전단은 둥글고 후단은 뾰족하며, 3개의 전편모와 1개의 짧은 후편모(구편모)가 있다. 충체는 좌 · 우 비대칭이고, 1개의 핵이 있고 핵소체는 중심성이다. 핵소체에 있는 구기부(cytostome)는 전체 몸 길이의 거의 절반을 차지한다. 세포질 내에는 세균 등을 포식하고 있으며, 운동성은 활발하지 못하다. 포낭형은 길이 7~10 μm, 폭 4~6 μm 크기로 서양배 모양이며, 무색이고, 1개의 핵이 있다. 생활사는 포낭형이 경구 감염되어 장관에서 탈낭하며, 대장(특히 맹장)에서 분열 증식하면서 기생하고, 비병원성이다.

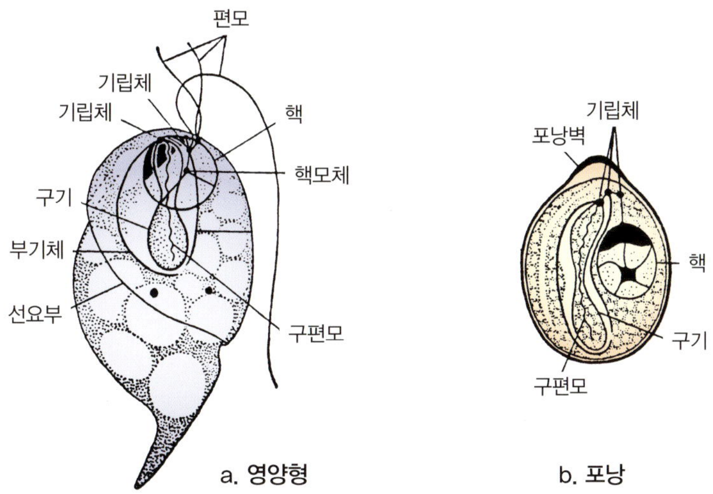

그림 2-19. 메닐편모충

(3) 진단

설사변에서는 영양형, 고형변에서는 포낭형을 검출하여 진단한다.

3. 맹장편모충(*Enteromonas hominis*)

1) 분포 및 역학

1915년 da Fonseca에 의해 발견된 것으로 세계적으로 분포하고 있으며, 특히 열대지방에서 감염률이 높다.

2) 형태 및 생활사

영양형은 길이 4~10 μm, 폭 3~6 μm로 난원형이며 무색이다. 3개의 전편모가 있고 후편모는 충체에 밀착되어 뒤로 뻗어 있다. 포낭형은 길이 6~8 μm, 폭 4~6 μm의 난원형으로 1~4(보통 2개)개의 핵을 갖고 있다. 감염은 포낭형이 경구적으로 섭취되어 성립되며, 영양형은 2분열 증식하고 대장에서 기생한다. 비병원성이므로 인체에 병변을 일으키지 않는다.

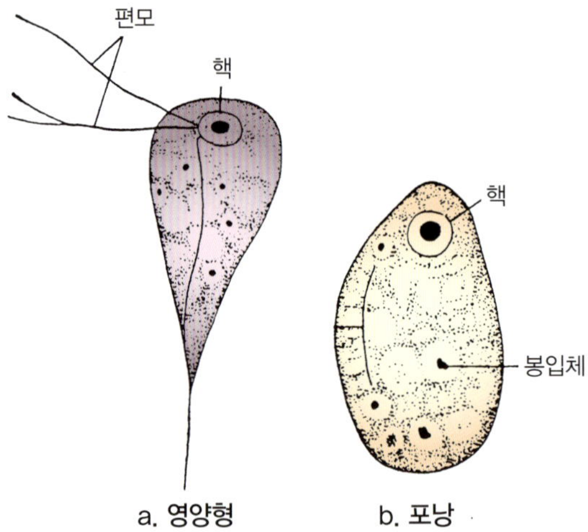

그림 2-20. 맹장편모충

3) 진단

설사변에서는 영양형, 고형변에서는 포낭형의 검출로 진단한다.

4. 장세모편모충(*Trichomonas hominis*)

1) 분포 및 역학

Davaine이 1954년에 발견하여 1960년에 *Cercomonas hominis*로 명명하였으나 1879년에 Leuckart에 의해 개명되었다. 세계적으로 광범위하게 분포되어 있지만 열대 및 아열대 지방이 더 많으며 우리나라에서도 감염률이 보고된 적이 있고, 어린이에게 감염률이 높다.

2) 형태 및 생활사

포낭형은 발견하지 못했고, 영양형만 있는 것으로 보고된다. 크기는 길이가 5~14 μm, 폭이 7~10 μm로 작은 서양배 모양이고 3~5개의 전편모가 있으나, 일반적으로 4개이며, 크기는 모두 같다. 뚜렷한 파동막(undulating membrane)이 있고, 무색의 세포질은 섬세한 과립상이며 전단에는 좁은 구기부가 있으나 염색되지 않는다. 핵은 1개이고 난형으로 생겼으며 핵소체는 중앙에 있고 핵막은 얇으며 핵과 충체 전단 사이에 기립체가 있다. 기립체에서 편모와 파동막이 나온다. 축삭(axostyle)은 별도로 기립체에서 나와 충체의 후단으로 뻗어 있으며 후단은 전단보다 날카롭게 되어 있다. 세포질 중에는 세균이나 적혈구 등을 탐식하는 식공포가 다수 존재하고 운동성이 활발하다. 생활사는 영양형이 음식물에 오염되어 전파되며, 파괴에 의한 기계적인 전파의 가능성도 높은 것으로 추정된다.

3) 병변 및 증세

장세모편모충은 맹장 부위에 기생하며 대부분 설사변에서 발견되는 것으로 보아 설사의 원인이 된다고 생각되지만, 병원성 유무는 확실하지 않다.

4) 진단 및 치료

설사변에서 활발히 운동하는 충체를 검출하여 진단하고 고형변의 경우 염류 설사제를 투여한 후 대변을 채취하여 검사한다.

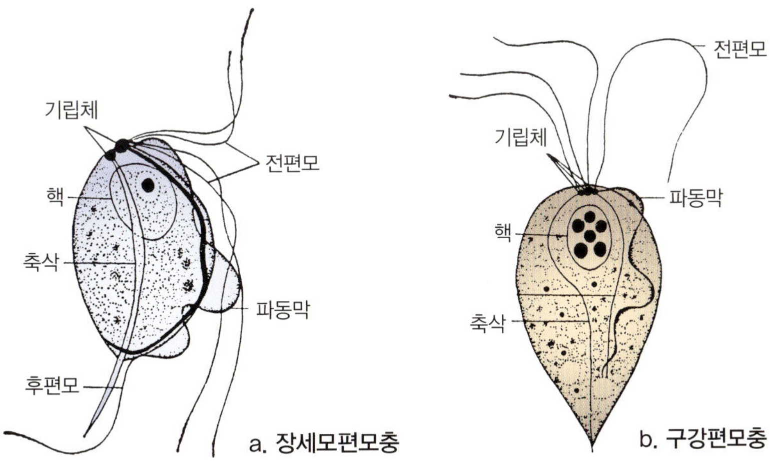

그림 2-21. 장세모편모충 및 구강편모충

5. 구강편모충(*Trichomonas tenax*)

1) 분포 및 역학

Müller가 1773년에 치석 배양액 중에서 구강편모충을 발견하여 *Cercaria tenax*로 명명하였고, 1939년 Dobell에 의해 *Trichomonas tenax*로 개명되었다. 유행 지역은 전세계적으로 폭넓게 분포되어 있다.

2) 형태 및 생활사

포낭형은 발견하지 못했으며 영양형만 존재한다. 영양형의 크기는 길이가 5~12 μm 정도로 길쭉하며 소형이다. 4개의 전편모(anterior flagella)가 있고 파동막은 충체의 2/3, 축삭은 가늘고 길다. 생활사나 감염방법은 명확하게 밝혀지지 않았지만 2분열로 증식하고 입맞춤이나 식기의 공동사용에 의해 감염 가능성이 높은 것으로 생각된다.

3) 병변, 진단 및 치료

병원성이 확인되지 않았으나 치은염, 치은농루, 치주농양 등과 같이 병적인 상태의 구강에서 건강인보다 높은 비율로 나타나고 있다. 진단은 치아주위의 부착물, 치석, 치주농양, 조직 등에서 채취한 신선한 재료의 도말표본에서 충체를 검출하거나 염색하여 검출하며 배양법을 이용하기도 한다. 치료는 필요하지 않지만 구강 위생을 철저히 하여 예방할 수 있다.

6. 질편모충(*Trichomonas vaginalis*)

1) 분포 및 역학

1937년 Donne이 발견하였고, 1938년에 *Genus Trichomonas*로 분류되었다. 세계적으로 폭넓게 분포되어 있으며 우리나라에서도 높은 감염률을 나타내고 있다. 질편모충은 대부분 성생활에 의해서 전파되지만, 불결한 환경에서는 신생아나 유아에서도 발견되는 경우가 있다.

2) 형태 및 생활사

포낭형은 없고 영양형만 존재한다. 영양형의 크기는 길이가 7~23 μm, 폭이 5~12 μm로 장세모편모충과 비슷하다. 파동막은 충체의 1/3, 전편모가 4개 있고 1개의 편모가 후방으로 뻗고 있으며 작은 파동막이 있다. 편모가 시작되는 부위에 기립체가 있고 과립성의 핵이 있으며 축삭(axostyle)은 기립체 부근에서 체중앙부를 거쳐 후단으로 돌출하고 있다. 구기부는 없는 것으로 생각되며 축삭은 간상으로 내부에 glycogen이 저장되어 있다.

생활사는 영양형이 2분열을 하는 것으로 알려져 있으나 드물게는 1개의 충체에 여러 개의 미숙 충체가 발견되는 경우가 있어 다수분열의 가능성을 생각하기도 한다.

주로 성접촉에 의해 전파되고 직장이나 구강을 통한 전파는 인정되지 않지만, 욕조나 변기 등을 통한 감염은 가능하다고 한다. 그러나 체외에서 질편모충은 40℃ 이상에서는 즉시 사멸되고 건조 및 태양광선에서도 매우 약하며 수중에서도 30~40분이면 사멸하므로 성생활에 의한 직접 전파 이외의 전파 방법은 문제가 되지 않고 있다.

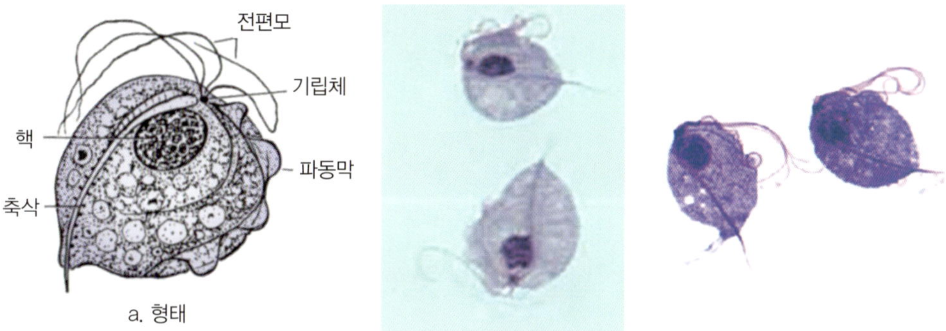

그림 2-22. 질편모충

3) 병변 및 증세

질편모충은 질 내에서 집락(colony)을 형성하고 질점막에 충혈 및 출혈이나 세포침윤을 일으키며 2차적으로 세균 감염을 유발하기도 한다. 그러나 질조직 내에는 침입하지 못한다. 증세는 질 내 소양감이나 작열감이 나타나고 산성농 같은 유백색의 질분비물이 많아지고 이 질분비물에는 백혈구, 세균, 질세포 등이 혼합되어 있으며 심한 악취가 난다. 이와 같은 급성 증세는 3~4일에서부터 수개월간 지속되기도 하며 월경 후에는 더욱 악화하는 경향이 있다. 이는 월경 후 질 내 pH가 3.8~4.4에서 pH 5.0~5.5로 변하여 질편모충의 생존에 보다 좋은 환경을 제공하기 때문이다.

남성의 경우는 요도에 기생하지만, 전립선, 고환, 부고환 등에 파급되어 만성화되는 경우가 있다. 증세도 무증상으로 진행되다가 자연치유 되거나, 여성과 비교해 매우 경미한 증상을 나타낸다.

4) 진단

여성의 경우 질분비물에서 영양형을 검출하는 것이 가장 효과적이고, 남성의 경우는 전립선 분비물, 정액, 소변 등에서 영양형을 검출한다. 여성의 경우, 질분비물을 생리식염수 도말법을 이용하여 검출한다. 또한 혈청학적 진단법이나 배양법이 이용되기도 한다.

5) 치료 및 예방

트리코모나스 질염의 치료는 배우자의 감염을 염두에 두고 부부가 동시에 실시할 필요가 있는지를 생각하여 결정한 다음 치료를 한다. 치료 방법은 질부를 깨끗이 하고 질 내 pH를 정상으로 유지 시키는 것이 좋다. 또한 트리코모나스제인 트리코마이신 질정을 질 내에 주입하여 치료하거나, metronidazole (Flagyl)을 경구 투여한다. 질편모충 감염은 대부분 성적 접촉에 의한 것으로, 건전한 성생활이 중요하며, 증상이 없는 남성 감염자들의 진단과 치료가 매우 중요하다.

II 혈액, 조직 내 편모충

파동편모충류는 원충류에 속하는 기생원생동물로 주로 곤충, 식물, 조류, 포유류 등에 기생을 하는 것으로 알려져 있으나 이 중 일부는 사람의 혈액이나 조직내에 기생하면서 질병의 원인이 되기도 한다. 이 종에 속하는 원충은 무척추 및 척추동물에 교대로 기생할 수 있는 것도 있고, 식물과 곤충을 숙주로 하는 것도 있으며, 곤충에만 기생하는 종류도 있다. 편모충류의 충체 구조는 단일편모와 핵으로 구성하며 기립체, 축사, 부기체로 구성되는 운동핵이라고 하는 진하게 염색되는 부분이 있다.

운동핵은 편모충류의 세포핵에 위치한 진하게 염색되는 부분으로 DNA와 RNA가 함께 존재하며 세포의 에너지 공급 및 대사 활동에 관여합니다. 큰 부기체와 여기서 접착되어 있는 기립체로 이루어지고, 부기체는 포낭 주머니에 싸여 있는 것이 원래의 형태이다. 트리파노소마는 숙주의 혈액 중에서는 2분열법에 의해서 증식하는데 운동핵질이 2분열되어서 새로운 편모가 형성되고, 핵도 2분열되면 곧 충체의 앞쪽으로 갈라지기 시작해서 후단까지 이른다.

종류는 운동핵질의 위치와 편모의 형태에 의해 구분되는데 핵질이 뒤쪽에 있고 파동막이 있는 것을 파동편모형, 파동막이 없는 것을 헬페트모나스형, 운동핵질이 핵 주변에 있는 것을 상편모형, 충체의 앞 끝에 핵질이 있는 것을 전편모형, 체외편모가 없는 것을 무편모형라고 한다. 이러한 형태적 구분은 이 원충류의 분류 또는 척추동물과 곤충간의 생활사를 이해하는 데 편리한데, 척추동물에서는 파동편모형과 무편모형이 기생한다.

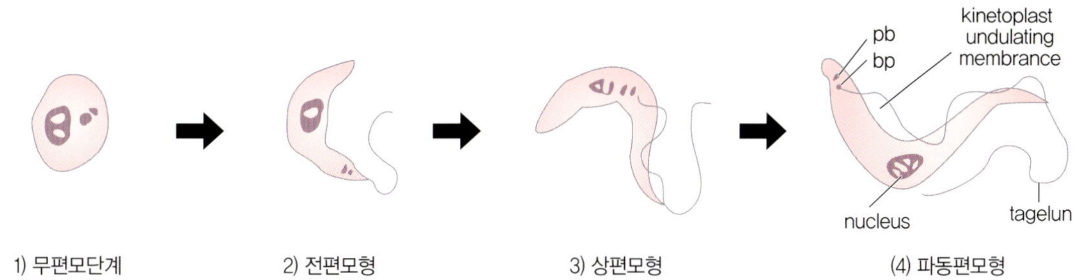

그림 2-23 파동편모충류의 발육형태 및 성숙단계

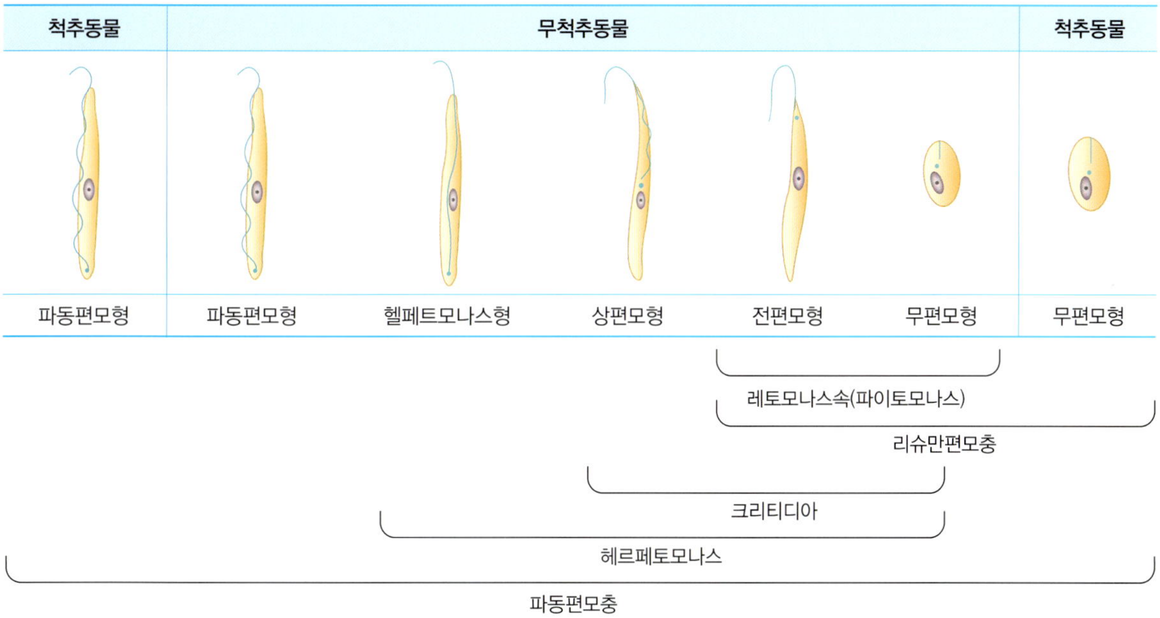

그림 2-24. 파동편모충의 종류

표 2-1. 인체 기생 파동편모충과의 인체 및 곤충체 내의 형태

종명	무편모형	전편모형	상편모형	파동편모형
	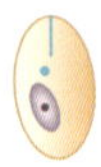	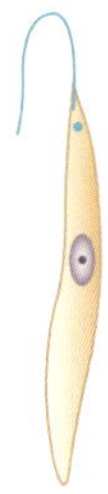	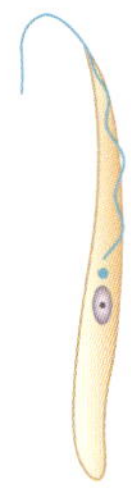	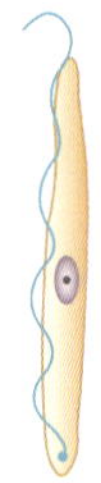
	이 형태로 인체내에 기생하며 원형 또는 난원형으로 편모나 피동막이 없다.	방추상 모양으로 길고 편평하다. 몸체의 전방에는 편모가 있고 피동막이 없다.	2개의 편모와 피동막을 갖으며 기립체와 부기체를 갖으며 운동핵이 핵의 전방에 위치한다.	크리티디아는 트리파노소마과의 기생성 원생동물로 파동편모충류와 구분되며 운동핵은 핵의 후방에 위치하며 일반적으로 혈액도말표본에서 관찰될 수 있다.
피부리슈만편모충	사람의 피부, 피하 조직의 대식세포증	나방파리의 중장, 말기에는 입속	–	–
피하리슈만편모충	사람 피부의 대식 세포층	나방파리의 중장, 말기에는 입속	–	–
내장리슈만편모충	사람의 간, 비장, 골수, 림프절의 대식세포증	나방파리의 중장, 말기에는 입속	–	–
로데시아 파동편모충	–	–	체체파리의 타액선 중	체체파리의 입 속, 사람의 혈액과 림프절 중
감비아 파동편모충	–	–	체체파리의 타액선 중	체체파리의 입속, 사람의 혈액과 림프절 중, 말기에는 중추신경 중
크루즈 파동편모충	사람의 림프절, 피부, 간, 비장, 뇌, 내분비선의 대식 세포 중	노린재 체 내에 일과성	노린재의 중장, 사람의 비장	노린재의 변 중, 사람의 급성기에 만 혈액 중
란겔 파동편모충	사람의 대식세포에는 증명되지 않음	노린재 체 내에 일과성	노린재의 중장 속	노린재의 혈액림프, 타액선, 입속, 사람의 혈액 중

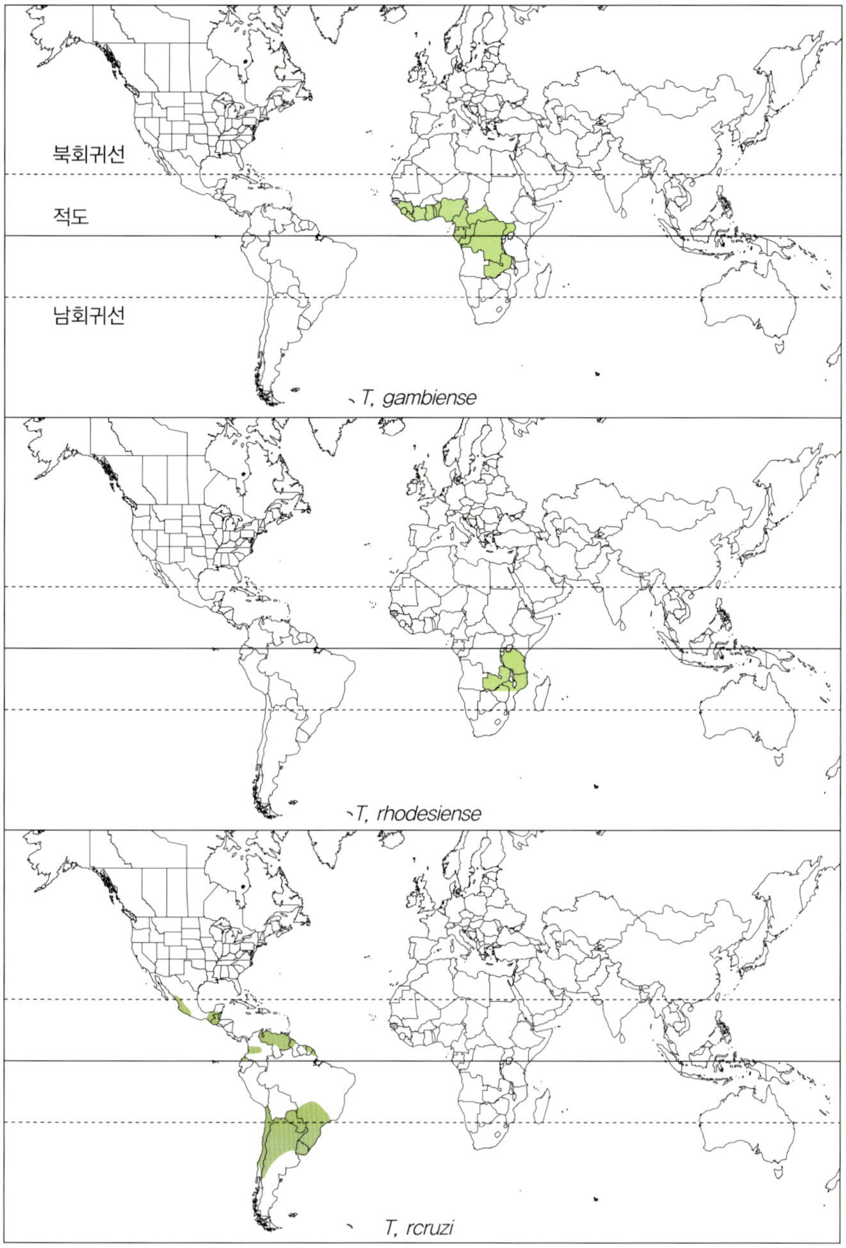

그림 2-25. 각종 파동편모충의 세계적 분포

1. 감비아 파동편모충(*Trypanosoma gambiense*)

1) 분포 및 역학

1901년 Forde가 잠비아에 거주하는 유럽인의 혈액에서 발견한 것으로 아프리카 수면병의 병원체이다. 서부 및 중앙아프리카에 분포하고 있으며 적도를 중심으로 해서 남북 15°이내인 서쪽은 중앙 및 서아프리카에서 동쪽은 빅토리아호수까지 분포하고 있다.

2) 형태

인체나 동물체 내에 기생하는 파동편모형은 충체의 길이가 14~33 μm이고, 폭은 1.5~3.5 μm로서 방추상이며 과립상의 세포질과 많은 공포를 갖고 있다. 타원형의 핵은충체의 중앙에 위치한다. 중심성 핵소체를 갖고 있으며, 기립체는 충체의 후단에 위치하고 여기서 파동막이 나와 체전단까지 연결되고 편모가 파동막의 외연을 따라 충체의 전단에 길게 유리된다. 곤충의 체 내에서는 파동편모형과 상편모형가 관찰되는데, 상편모형은 15~20 μm×1.5~3.5 μm의 크기로 방추형이고 핵은 중앙에서 약간 후방에 위치한다. 운동핵질은 핵과 근접해 있고 파동막은 짧다.

3) 생활사

Glossina 속의 체체파리는 질병을 일으키는 중간숙주이면서 매개곤충이다. 종말숙주는 척추동물로서 인수공통기생충이다. 사람이나 동물의 체내에서는 혈액이나 림프절 중에 기생하고, 뇌척수액 중에서도 기생하면서 분열 증식한다. 분열은 종2분열로서 운동핵, 핵, 체부 순으로 분열하고 축사와 편모는 분열된 충체의 기립체에서 생겨난다. 흡혈곤충이 사람의 혈액을 흡혈 시 곤충의 체내에 들어가면 36~48시간 동안 경부의 장관에서 활발히 증식한다. 10~20일 경에는 수많은 파동편모형과 상편모형이 전방으로 이동하여 위에 모이고 식도, 인두를 거쳐 타액선에 모이게 된다. 타액선의 선세포에 부착하여 상편모형이 되고 2분열법에 의해 증식하여 파동편모형형이 되며 곤충의 체 내에서의 생활사는 20여일이 소요된다.

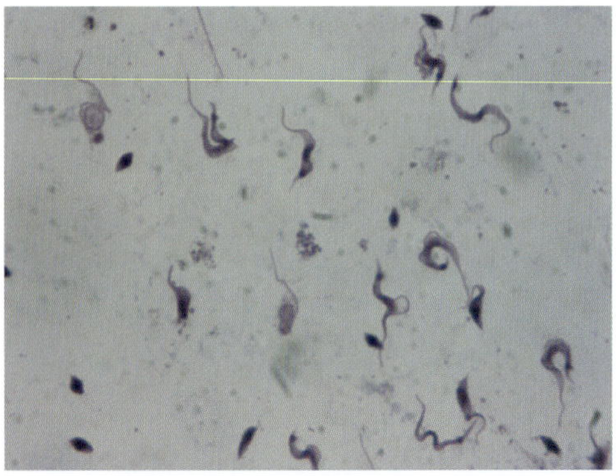

그림 2-26. 감비아 파동편모충 염색표본

4) 병변 및 증상

병리해부학적인 변화로는 심한 빈혈이 나타나고 중추신경계는 매독과 비슷한 변화를 볼 수 있다. 척추액 중에는 림프세포, 형질세포의 증가를 볼 수 있고, 림프절의 비대가 현저히 나타난다. 림프계의 만성 염증과 뇌혈관 주위에 세포침윤이 나타나고 신경절세포의 변성과 교질세포의 증식도 나타난다. 증세는 2~3주 정도의 잠복기를 거친 다음 발병하는데 초기증세는 1~3일마다 반복하여 중정도의 발열이 있고, 시일이 경과하면서 고열로 변하고 불규칙하게 되며 열이 날 때는 두통이 심하다. 이 시기에는 말초혈액 중에서 원충을 발견하기는 어렵다. 초기 증세가 지나면 중추신경계 증상으로 불면증, 두통 등을 호소하고 림프절이 비대해진다. 점차로 호흡곤란, 시력장애, 빈혈 등이 오며 신장염 등의 합병증이 오기도 한다. 이 시기에는 혈액이나 뇌척수액에서 원충이 검출되고 비대한 림프절의 천자액에서도 원충을 발견할 수 있다. 말기에는 현저한 빈혈과 심한 두통, 정신적 둔화, 경부경직, 이완성 마비 등이 나타나고 발병 1년 후에는 수면기에 빠졌다가 사망하게 되며 유행 시기는 초기 증세가 나타나면서 급성으로 진전되어 단기간 내에 사망하기도 한다.

5) 진단

유행지역에서는 임상증상으로 어느 정도 진단이 가능하나 정확한 진단은 말초혈액, 뇌척수액, 림프절의 천자액에서 원충을 발견하는 것이 가장 중요하다. 만성기에는 원충의 수가 적을 수 있으므로 수회 반복검사 해야 한다. 환자의 혈액이나 뇌척수액을 실험동물의 복강 내에 주사하여 감염시켜 진단하거나 N.N.N 배지에 배양하며, 혈청학적 진단법을 이용하기도 한다.

6) 치료

초기에 치료하면 효과가 있는데 치료제로는 suramin, pentamidine, trypara-samide, melarsen 등이 있으나 모두 독성이 강하므로 특히 주의해야 한다. Suramin은 감염 초기에 효과가 있는데 용량은 1회 1 g 부터 시작하여 주1회 계속해서 정맥 내에 주사하고 총량 10 g까지 주사한다. Tryparsamide는 1회 1g부터 시작하여 2~3 g까지 증량하면서 정맥 내에 주사하는데 주사하는 총량은 24~80 g까지로 하고 주사하는 간격은 1주간으로 한다. 신경계증상이 나타나기 전이면 현저한 효과가 나타난다고 한다. 만성기의 환자에게는 Mel B (melarsen oxide)와 Berenil도 사용되며 pentamidine은 만성기에도 유효하고 또 감염방지에도 이용된다.

7) 예방

매개곤충을 구제하고 서식처를 제거하며 신체 각 부위의 노출을 막아 매개곤충에게 물리지 않도록 노력한다. 본 곤충은 주간에 활동하므로 야간에는 비교적 안전하다고 할 수 있다. Suramin을 정맥에 주사하면 상당히 장기간 예방에 도움이 된다. 보충동물은 철저히 관리하고 환자도 조기 색출하여 치료한다.

2. 로데시아 파동편모충(*Trypanosoma rhodesiense*)

1) 분포 및 역학

동부 아프리카의 수면병의 병원체로 1910년 Stephens와 Fantham에 의해 발견된 것으로서 아프리카의 남부 로데시아 주변과 탄자니아, 우간다 주변에 걸쳐서 분포하고 있다.

2) 형태 및 생활사

형태 및 생활사는 감비아 파동편모충와 비슷하다.

3) 병변 및 증상

사람의 혈액, 림프절, 뇌척수액, 조직 등에 기생하면서 여러 가지 병변을 일으키는데 감비아 파동편모충와 비슷하나 증상이 심하고 진행이 빠르다. 발열이 심하고 부종, 전신탈력, 체중감소, 심근염 등의 증상이 현저하게 나타나지만 림프선비대는 심하지 않다. 이 질환은 난치의 질환이지만 조기에 발견하여 치료하지 않으면 중추신경계에 침입하기 전에 절정에 달해 수개월 내에 사망하는 경우가 많다.

4) 진단, 치료, 예방

감비아 파동편모충와 동일하다.

3. 크루즈 파동편모충(*Trypanosoma cruzi*)

1) 분포 및 역학

1909년 Chagas가 브라질에서 침노린재 곤충인 팬스트롱질루스 매진튜스가 매개곤충이며 장관에서 본충으로 발견하여 샤가스병이라고 부르게 되었다. 멕시코에서 아르헨티나에 이르는 중남미 전역에 분포되어 있고 특히 브라질에서 감염률이 높다.

2) 형태 및 생활사

인수공통기생충으로 사람 외에도 원숭이, 개, 고양이 등의 많은 척추동물에서 발견되며, 매개곤충은 침노린재과이며 사람이나 포유동물 사이에는 전파되지 않는다. 인체 내에서는 파동편모형형과 무편모형을 볼 수 있는데, 파동편모형은 혈액 중에서 볼 수 있고, 무편모형은 피부, 림프절, 간, 비장, 심근, 뇌, 내분비선 대식세포 등에서 볼 수 있다. 매개곤충의 체내에서는 무편모형, 상편모형, 파동편모형을 볼 수 있다. 길이 20 μm 정도의 파동편모형 원충은 환자의 혈액 중에서는 증식하지 않고 주로 조직세포간이나 조직세포 내에서 증식이 이루어지는데, 이때는 편모를 잃고 충체가 구형이 되면서 원형의 핵과간상의 운동핵질을 갖는 무편모형이 된다. 이때 크기는 직경이 1.5~4 μm이다. 이 원충은 2분열법으로 증식하여 세포 내를 가득 채우고 나중에는 세포를 파괴하여 낭종체가 된다. 이 낭종체는 곧 편모는 형성하여 혈액 중에 나오면서 파동편모형의 충체가 되는데 이 증식법은 다른 파동편모형에서도 볼 수 없는 특징이다. 전파곤충(참노린재과)의 체내에서는 유충이나 성충의 구별 없이 장관에서 발육한다. 곤충의 원충을 혈액과 함께 흡혈하면 곤충의 장관에서 상편모형이 되고 다시 분열증식하여 8~10일 후에는 파동편모형이 되어 직장으로 이용해서 분변과 함께 배출되게 된다. 인체감염경로는 매개곤충이 피부를 물면 가려워서 긁게 되고 이때 상처가 생기게 된다. 이 상처를 통해 곤충의 분비물질 속에 포함되어 있던 원충이 침입하여 점막조직이나 피하조직의 지방세포 또는 근육세포에 들어가 증식한다.

3) 병변 및 증상

본 원충이 세포에 침입하여 증식함에 따라 파괴된 장기세포의 기능장애에 의해 병리학적 변화가 일어나는데 심근, 갑상선, 중추신경계에 병변이 현저하게 나타난다. 임상증상은 다양하고 7~14일의 잠복기를 거친 다음 급성 증상 또는 만성 증상으로 구분하여 진행된다. 급성 증상은 주로 소아에서 볼 수 있고 3~4주간 지속되는데, 고열이 불규칙하게 나타나고 안면 특히 안검의 부종이 현저한 점액수종이 전신에 나타난다. 이때를 전후하여 갑상선, 림프절, 비장 및 간장이 비대해지고 혈액 내에 원충이 나타나는데 2~4주 내에 심근염이 되어 사망하거나 만성으로 진행된다. 만성 증상은 주로 성인에서 볼 수 있는데 고열이 나타나는 것은 드물고 열이 없거나 미열이 나타난다. 원충의 침입으로 심장이 비대해지거나 뇌척수, 난소, 부신 등에 병변이 일어나고 점액수종이 현저하며, 자율신경계의 파괴로 식도나 장관이 거대화되고 실어증, 하반신불수, 경련성 마비 등도 볼 수 있다.

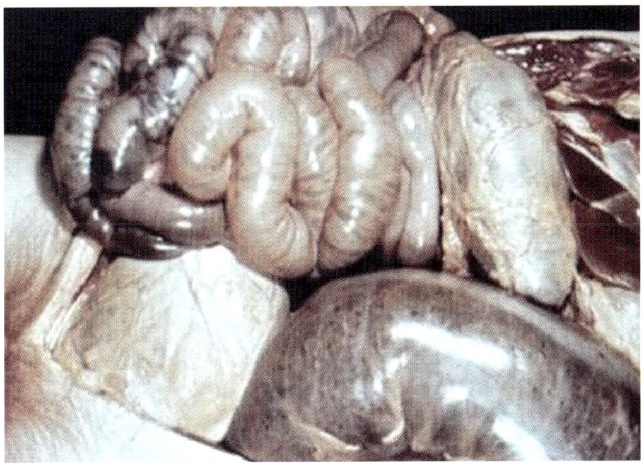

그림 2-27. 만성 샤가스병, 거대결장

4) 진단

발열기에 말초혈액도말 표본에서 원충의 검출이 가능하고, 비장, 골수, 림프선, 척수액등의 천자액을 기니어피그에 접종하거나 N.N.N 배지에 배양하여 원충을 관찰하기도 한다. 또 매개곤충에 흡혈시켜 진단하거나, 보체결합반응 등의 면역혈청학적인 진단법을 이용하기도 한다.

5) 치료 및 예방

치료제는 Bayer 7602 AC (dimethylaminochinolyl melanin), Lampit (nifur-timox, Bayer, 2502), primaquine가 이용되지만 특효약이 되지 못하므로 만성기에는 대증요법에 의존하는 경우가 많다. 예방은 매개곤충을 박멸하고 매개곤충의 서식처를 제거하며 매개곤충에 물렸을 때는 국소에 소독을 철저히 하여 원충이 유입되는 것을 방지해야 한다. 또 수혈용 혈액을 철저히 관리하여 수혈 혈액으로 인한 전파도 예방해야 한다.

4. 내장리슈만편모충(*Leishmania donovani*)

1) 분포 및 역학

1900년에 Leishman이 인도의 Dum-dum 지방에서 Dum-dum fever (Kala-azar) 환자의 비장에서 처음 발견하였고, 1904년에 Rogers가 배양에 성공하였으며, 1907년에 Patton이 말초혈액내의 대식세포내에서 무편모형을, 그리고 곤충의 장에서 전편모형을 발견하였다.

지리적인 분포는 이탈리아, 그리스, 시칠리아, 튀니지, 알제리, 수단, 케냐, 소련 남부, 인도, 이라크, 이란, 시리아, 팔레스타인, 중국, 중남미 등에서 볼 수 있고 어른보다는 주로 6세 이하의 어린이에게 많다. 우리나라에서는 1952년에 중국에서 들어온 사람에서 3예 발견되었고, 1983년에 1예 발견되었지만 자연발생은 보고되지 않았다.

2) 형태 및 생활사

인체 및 포유동물의 체 내에서는 원형 또는 타원형으로 길이 2~4.5 μm, 폭 1~2.5 μm의 무편모형으로서 원형의 핵이 충체의 한쪽으로 치우쳐 있고 그 반대쪽에 원형 또는 짧은 간상의 운동핵질이 있다. 매개곤충인 모래파리 체내나 N.N.N 배지 내에서 발육한 충체는 편모를 갖고 있는 전편모형으로서 길이가 15~25 μm, 폭이 1.5~3.5 μm이다. 인체 내에서 기생하는 장기는 비장, 간장, 골수, 장점막, 림프절이 대부분이지만, 부신피질, 폐, 뇌척수액 중에서도 발견되는 경우가 있다.

생활사는 모래파리의 체내에서 인체 내로 들어온 전편모형이 피부의 망상내피계세포나 림프계 세포에

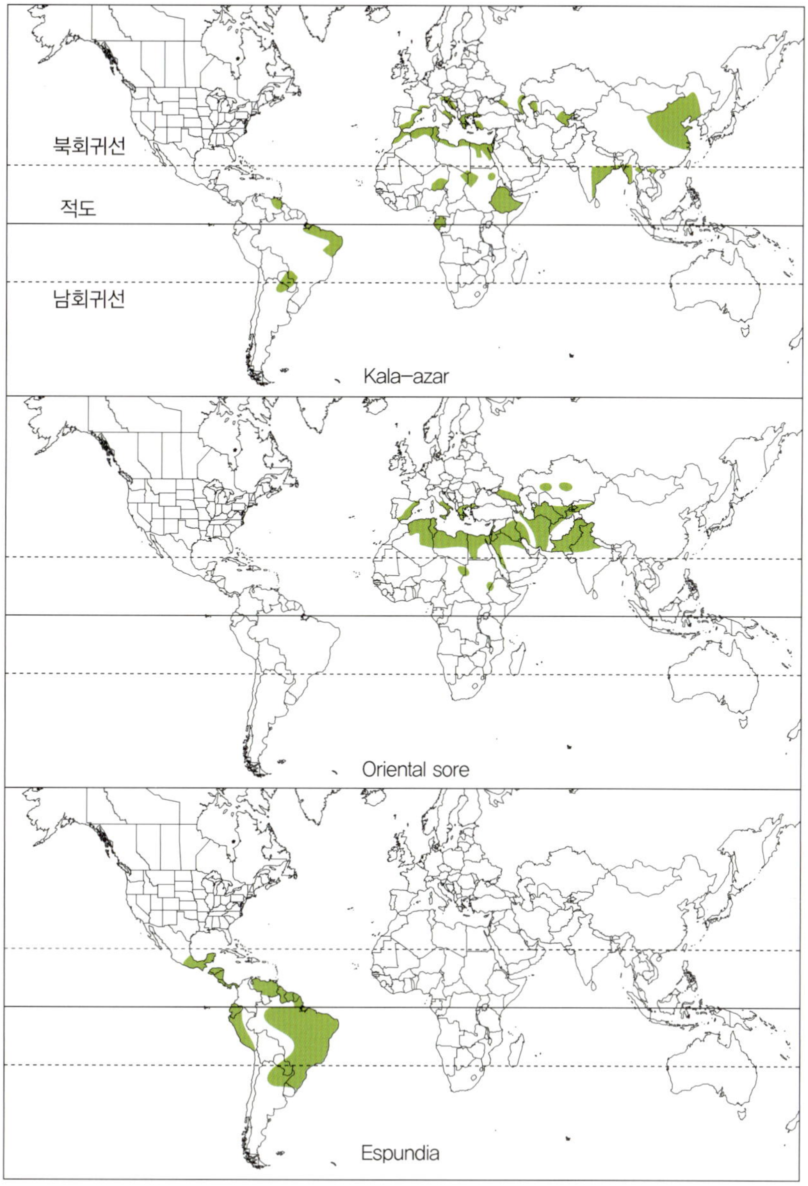

그림 2-28. 각종 리슈만편모충의 세계적 분포

들어가 분열증식과 반복하게 된다. 이때 매개곤충인 플레보토무스속의 일종 모래파리가 흡혈을 하면 혈액과 함께 곤충의 체내에 들어가 중장에서 제1일에 전편모형이 되고 분열 증식하여 4~5일 후면 인두, 구강으로 옮겨져 많은 수의 충체가 모여 있게 되며, 이 곤충이 흡혈 시 충체가 인체 내로 들어가게 된다. 매개곤충은 지역마다 종이 다르다. 또 매개곤충에 의한 전파 외에도 음식물이나 접촉에 의한 감염도 있을 수 있을 것으로 생각된다.

3) 병변 및 증상

충체가 비장, 간장, 골수, 림프선 등의 세포 내에 들어가 계속 분열 · 증식하고 나중에는 그 세포를 파괴하게 되므로 그 결과로 인해 비장종대 증상이 나타나고 울혈이 생기며 간장 종대와 지방침윤을 일으킨다. 원충이 골수세포에 침입하여 적혈구 생성이 억제되고 이로 인해 심한 빈혈이 나타나며 림프선종대, 심근의 변성, 신장의 혼탁종창 등을 볼 수 있다. 잠복기는 일정하지 않지만 수주 또는 수개월이라고 하며, 초기의 증세는 일정하지 않은 발열과 비장종대를 볼 수 있고 그 다음에 1일에 2회 정도의 파상열과 백혈구 감소, 부종, 이질형태의 설사, 전신쇠약, 패혈증 등으로 발전하며 70~80% 정도는 사망한다.

4) 진단

원충은 대변, 소변, 콧물, 말초혈액 등에도 나타나지만 지극히 적은 수가 나타나므로 비장이나 골수의 천자액을 도말하여 검경하거나 배양하여 원충을 검출하며, 간장이나 림프선 등의 조직표본을 만들어 검출한다. 빈발 지역에서는 임상증상으로 잠정적인 진단이 가능하며 동물접종법이나 형광항체반응, 보체결합반응, 피내반응 등의 혈청학적 진단법을 이용하기도 한다.

5) 치료 및 예방

치료제로는 5가 안티모니 제제가 좋은 효과를 나타내며, 에틸스티바민도 많이 이용되고 있다. 부작용으로는 구토, 두통 등을 볼 수 있다. 최근에는 안티모니 제제에 내성이 있어 효과가 나타나지 않을 경우에 디아미다임제를 사용한다. 예방은 매개곤충인 모래파리를 박멸하고 서식처의 환경을 개선한다. 환자나 보균자는 확실한 치료를 하여 매개곤충에게 전파되는 것을 차단하여야 하고 보충숙주인 개를 철저히 관리하여야 한다.

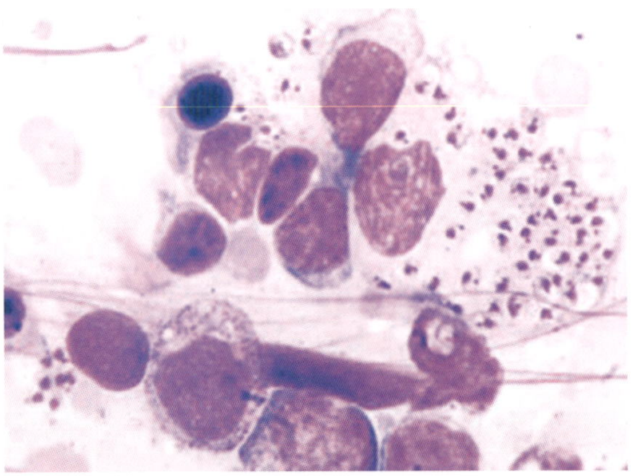

그림 2-29. 간 대식세포 속의 리슈마니아

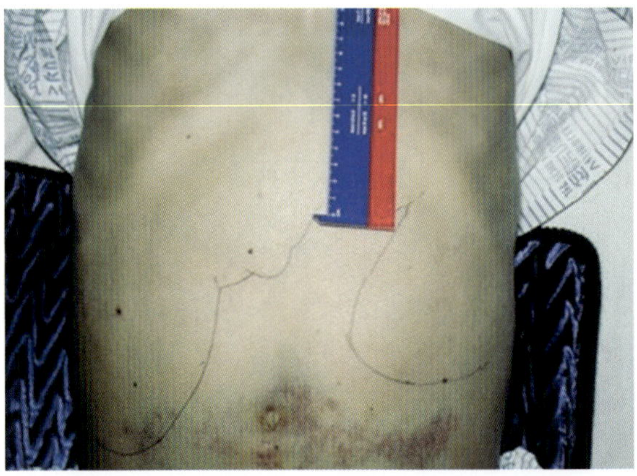

그림 2-30. 내장리슈만편모충증 환자, 간비종대

5. 피부리슈만편모충(*Leishmania tropica*)

1) 분포 및 역학

Cunningham이 1885년 처음 발견한 원충으로 피부리슈마니아증 또는 동양피부종양의 병원체이며, 서남아시아의 지중해 연안 지방에 주로 분포한다. 우리나라에서는 1978년 이후에 산발적으로 보고되어 20예에 가까운 감염자가 있었지만 대부분 중동지역에서 거주하다가 귀국한 근로자들이었으므로 자연발생은 없는 것으로 추정된다. 중간숙주는 모래파리이고 보충 동물은 개나 고양이이다.

2) 형태 및 생활사

형태학적으로 내장리슈만편모충와 피하리슈만편모충은 유사하게 생겨서 구별하기 어렵다. 내장리슈만편모충과 같이 인체 내에서는 편모가 없는 무편모형으로 기생하고 매개곤충의 체내에서는 편모가 있는 전편모형으로 기생한다. 기생부위는 피부의 망상내피세포, 대식세포 및 호중구 내이고 피부궤양의 삼출액 중에서도 볼 수 있지만 말초혈액에서는 나타나지 않는다. 내장리슈만편모충과 같이 종2분열로 증식하고 매개곤충에 의해 전파되지만 환자와의 직접접촉에 의해서 감염되는 경우가 많다.

3) 병변 및 증상

감염이 잘 일어나는 부위는 안면, 사직 특히 사지의 노출 부위로서, 감염된 피부의 진피유두부는 이 기생충이 들어 있는 대식세포가 모이게 되고 림프 세포 및 형질세포 등의 침윤에 의해서 진피는 비대해지고 그 부위의 표피, 한선, 피지선 등은 오히려 위축된다. 감염된 대식세포는 괴사붕괴되고 궤양을 형성하며 2차적으로 세균감염이 있으며 더욱 악화된다. 잠복기는 개인차가 심해 2~3일 부터 수개월까지로 일정하지 않다. 초기증세는 감염피부에 암적색의 구진이 생기고 차츰 증대하여 종양이 형성된다. 피부표면은 처음에는 건조해지고 후에는 습윤성의 가피가 되고 궤양이 생기며, 세균감염 등의 합병증이 없으면 보통 1년 내외에 반흔을 남기고 치유된다.

4) 진단

환부 주위의 조직도말표본에서 쉽게 원충을 발견할 수 있지만 궤양 부위의 삼출액에서는 원충이 발견되지 않는 경우가 많다. 피내반응 등의 면역학적 진단법이나 배양법 등도 진단적 가치가 있다.

5) 치료 및 예방

궤양부위가 작을 때는 환부에 베르베린 황산염 용액을 국소에 주입하면 효과가 있다. 궤양부위가 많을 때는 3가의 안티몬제제가 푸아딘이 유효한데 Coussa(1932)에 의하면 8~10세의 어린이에서는 0.05 mL를 근육에 주사하고 차츰 증량해서 2.5 ml까지 주사하면 유효하다고 하며 주사는 1주일에 2회 주사하고 8주 연속 주사한다. 5가의 안티몬제제인 네오스탐도 유효한데 0.95 g부터 시작하여 0.2 g까지 주사한다. 예방은 환부를 깨끗이 하고 매개곤충이나 다른 사람에게 접촉되는 것을 피한다. 매개곤충인 모래파리를 박멸하며 서식처의 환경을 관리한다.

6. 피하리슈만편모충(*Leishmania braziliensis*)

1) 분포 및 역학

Lindenberg가 1909년에 처음 발견하였고, 1911년에 Carini가 비인두점막에서 발견한 것으로, 고온 저습한 중남미 지역에 많이 분포되어 있다. 중간숙주는 모래파리인 고 보충동물은 원숭이, 개, 고양이, 야생설치류 등이다.

2) 형태 및 생활사

내장리슈만편모충과 피부리슈만편모충은 원칙적으로 유사하지만 면역학적 반응으로 피부리슈만편모충과 구별할 수 있다고 한다.

3) 병변 및 증상

2~3일 내지 수주일의 잠복기를 거친 다음 곤충에 물린 부위에 피부궤양이 생겼다가 자연치유되지 않으면 점막으로 파급된다. 점막 침범의 경우 피부궤양이 치유되기 전이나 치유된 후에도 나타나는데 주로 코, 입, 인후 등의 점막에 많이 나타난다. 초기에는 점막이 비후되었다가 뒤이어 결절성 궤양으로 나타나 기형이 되기도 한다. 전신적으로 나타나는 증세는 발열, 빈혈, 발병부위동통, 권태감 등이 나타나며 수년간 치유되지 않고 지속될 경우 독소혈증이나 기관지폐렴 등의 원인이 되기도 하여 사망하는 경우도 있다.

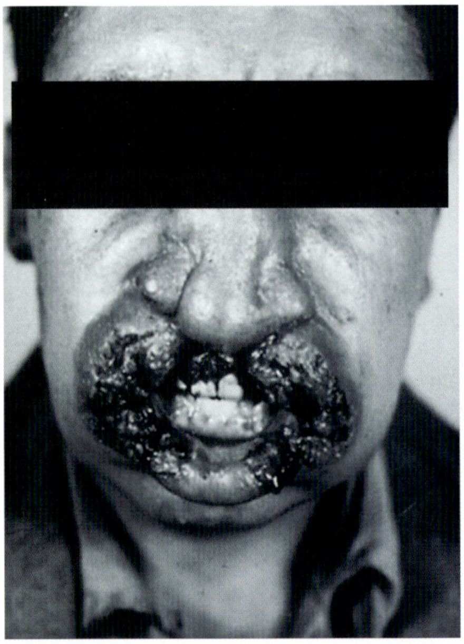

그림 2-31. 피하리슈만편모충증 환자

4) 진단

궤양부위의 조직도말표본이나 생검표본을 만들어 충체를 검출하거나 배양법을 이용하여 충체를 검출한다. 또한 면역학적 진단법으로 피내반응검사로 진단하기도 한다.

5) 치료 및 예방

치료방법 및 예방법은 피부리슈만편모충에 준한다. 그러나 구강이나 비강점막에 침투되어 병변이 심한 경우는 치료가 어렵고, 성형수술을 해야 되는 경우도 있다.

기생충학 핵심정리

I 소화관, 비뇨생식기 기생 편모충류

- **람블편모충(*G. lamblia*)**: 소장 상부에서 기생, 직접 도말 또는 황산아연부유법으로 충체를 검출하여 진단
- 람블편모충의 영양형: 서양배 모양, 좌우 대칭, 2개 흡반, 1쌍의 핵, 4쌍의 편모
- 람블편모충의 포낭형: 난원형 또는 타원형, 일반적으로 4핵성
- **질편모충(*T. vaginalis*)**: 영양형만 발견. 4개의 전편모, 파동막이 충체의 1/3, 성접촉을 통해 감염, 여성의 질, 남성의 전립성, 요도, 방광에서 기생

II 혈액, 조직내 기생하는 편모충류

	질병	진단방법	기생부위	매개곤충
감비아파동편모충	아프리카수면병	혈액도말검사 동물접종검사	림프선, 혈류, 뇌	체체파리
로데시아파동편모충				
크루즈파동편모충	샤가스병		혈액 (조직 → 심장)	트리아토마
내장리슈만편모충	리슈만편모충증 [제4급 법정감염병 (해외유입기생충감염병)])	검체(혈액, 골수액, 림프절, 피부조직)에서 충체검출, 특이항체검출, 특이유전자검출	비장 간장 골수 (내피세포)	모래파리
피부리슈만편모충			피부와 점막	
피하리슈만편모충				

Pick up 01

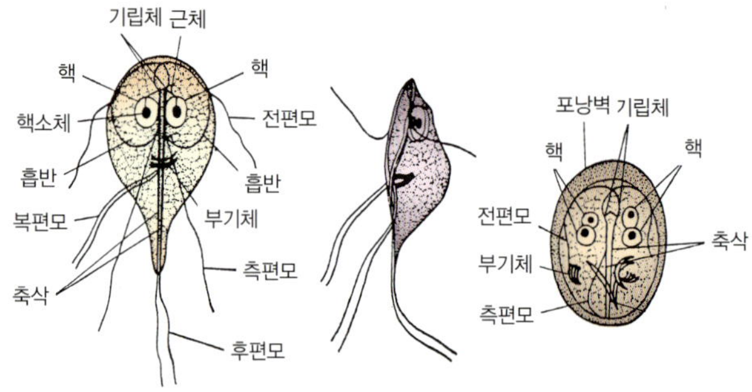

a. 영양형 b. 측면 c. 포낭

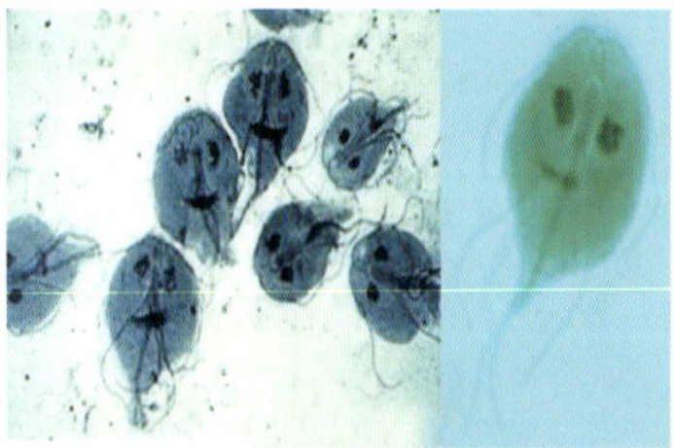

람블편모충 영양형

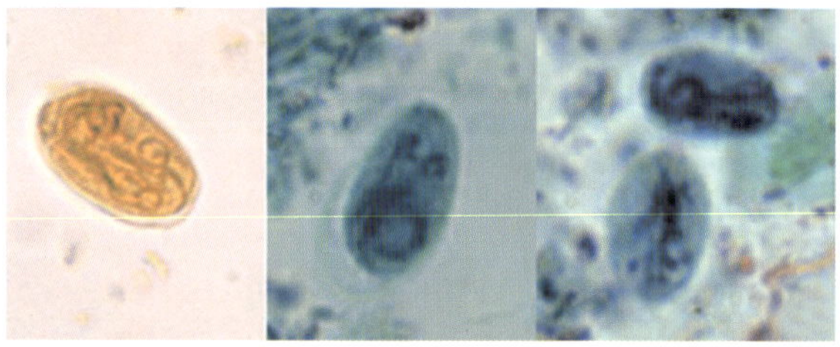

람블편모충 포낭형

람블편모충의 포낭형

Pick up 02

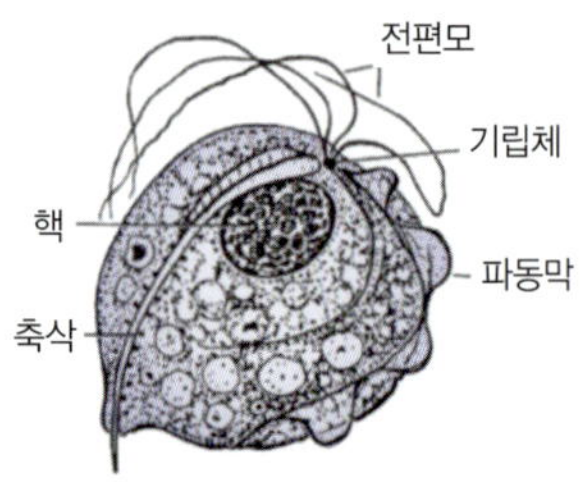

a. 형태

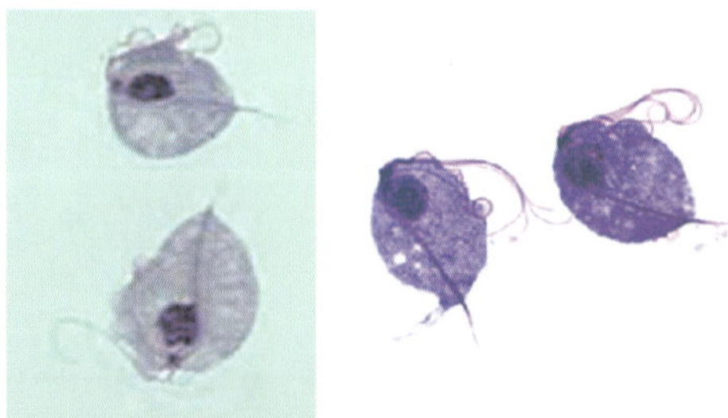

질편모충(*T. vaginalis*)

Pick up 03

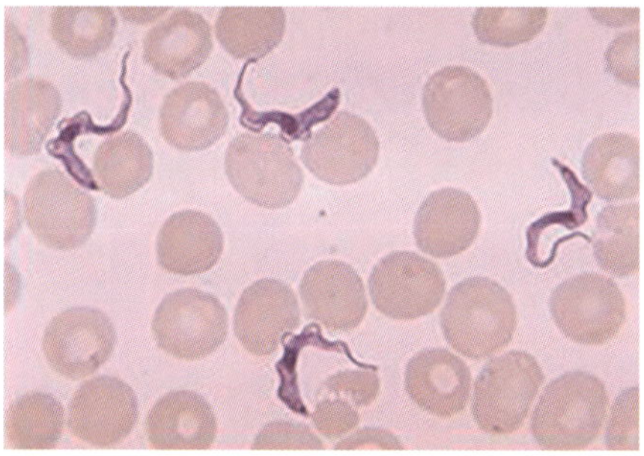

혈액도말

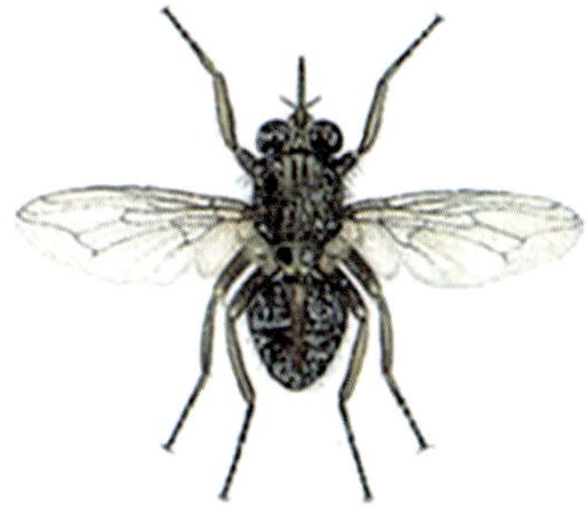

체체파리(매개곤충)

로데시아 파동편모충(Trypanosoma rhodesiense)

Pick up 04

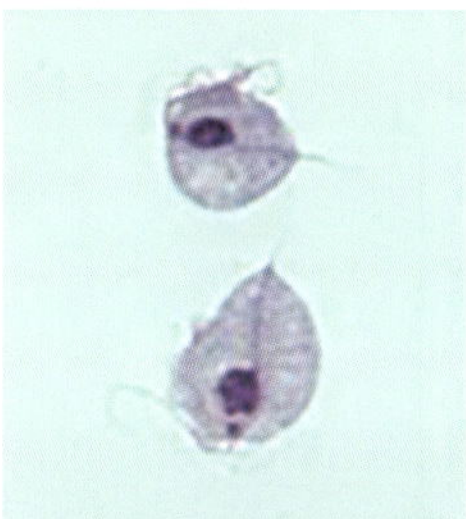

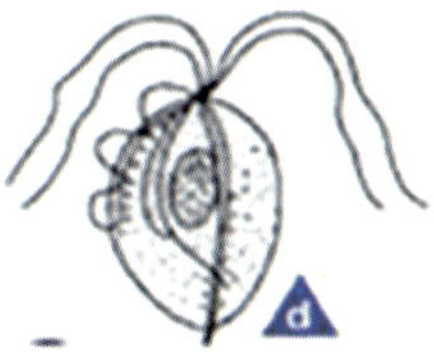

질편모충

- Trichomonas vaginalis
  - 4개의 전편모
  - 영양형만 발견
  - 체장의 1/2의 파동막
  - HIV 전파위험(점막염증반응)
- 전립선, 질분비물
  - Hematoxylin 염색표본

Pick up 05

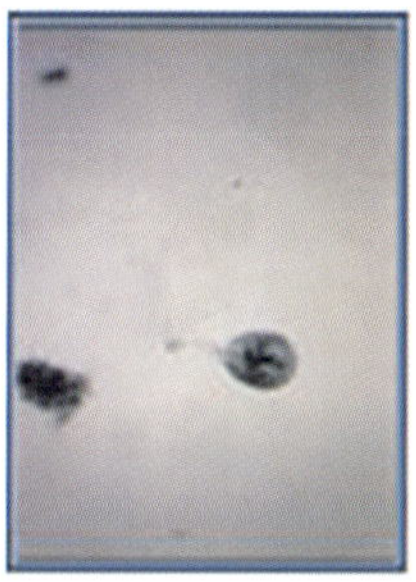

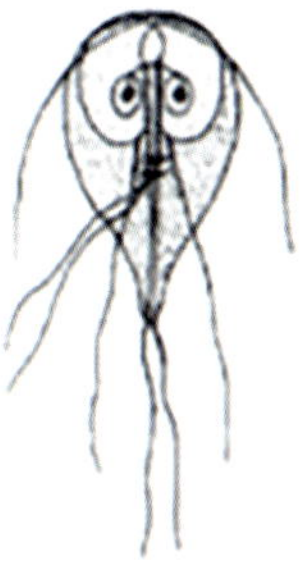

람불편모충의 영양형

- 2개의 흡반
- 부기체
- 축색 관찰
- 'Falling leaf' 운동성

- 대변 도말표본

용어정리

증원생식(schizogony)
포자(spores)
포자생식(sporogony)
분열생식(schizogony)
포자소체(sporozoite)
분열체(schizont)
분열소체(merozoite)
적혈구기(erythrocytic stage)
윤상체(ring form)
작은 윤상체(immature trophozoite)
성숙한 영양형(mature trophozoite)
아메바형(ameboid form)
자웅생식모세포(macrogametocyte와 microgametocyte)
자성생식모세포(macrogametocyte)
자성생식세포(macrogamete)
웅성생식모세포(microgametocyte)
웅성생식세포(microgamete)
접합체(zygote)
배우자생식(gametogony)
운동접합체(ookinete)
난포낭(oocyst)
포자모세포(sporoblast)
빠른분열소체(proliferative form 또는 tachyzoite)
포낭형(cyst)
첨원체(conoid)
육포낭(sarcocyst, Miescher's tube)

Chapter 03

포자충류(Sporozoa)

포자충류는 모두 기생생활을 하며, 척추동물과 무척추동물의 체 내에 기생하는 원충이다. 척추동물에서는 적혈구, 망상내피계의 세포 안이나 밖에 기생하며, 무척추동물에서는 장관의 상피세포 내에 기생하는 원충들이다. 특이하게 포자충류라고 부르는 이유는 숙주에 따라 기생부위가 다르지만, 궁극적으로는 포자를 형성한다는 점이다.

포자충류의 생식은 유성생식을 하는 포자생식과 무성생식을 하는 분열생식으로 구분한다. 그 중에서 인체에 기생하는 종류는 많지 않은데 장 내 기생하는 구포자충과에 속하는 원충과, 혈액 내에 기생하는 혈구포자충류, 조직 내 기생하는 근육포자충과에 속하는 원충들로 구성되어 있다. 포자충류 중 인체에 감염률이 높은 말라리아는 1993년 세계보건기구(WHO)에 의하면 55억 4천만 인구 중 약 22억(36%)가 유행지역에 살고 있으며 1년에 발생하는 환자수가 3~5억(약 90%가 아프리카)이고 사망자수가 150~270만 명이다. 이 중 약 100만 명 정도는 5세 미만의 어린이라고 보고되었다.

I 열원충

학습목표	1) 열원충(말라리아) 4종의 형태학적 감별점을 설명한다.(A) 2) 열원충(말라리아)의 인체 및 모기 내 생활사를 설명한다.(A) 3) 열원충(말라리아)의 인체 감염경로를 설명한다.(A) 4) 열원충(말라리아) 병원성에 대하여 설명한다.(B) 5) 열원충(말라리아)의 혈액학적 검사법을 설명한다.(B)

1. 삼일열원충(*Plasmodium vivax*)

1) 분포 및 역학

1880년 Lavern이 처음 발견한 것으로, 전세계적으로 분포하나 특히 온대지방에 많이 분포한다. 유행지역은 영국, 시베리아, 중국동북부, 아르헨티나, 남아프리카, 오스트레일리아 등이며 열대 아프리카 주민에게는 본 원충에 대한 강한 면역성 때문에 잘 감염되지 않는다.

우리나라에서는 토착성으로 오래전부터 만연되어 왔으나 1960년대에 이르러서는 전파가 저하된 비활동성인 퇴행성 또는 불완전한 활동성 양상을 보이다가 1970년대 후반부터는 거의 근절상태에 있는 것으로 보고되고 있다. 그러나 1970년부터 1982년 사이에 서울시내 29개 종합병원에서 조사된 말라리아 감염자는 29건(*P. falciparum* 14건, *P. vivax* 3건, *P. vivax*와 *P. ovale* 동시감염 1건, 종 미확인 11건)있었고, 그들은 아프리카나 중동지역 또는 동남아시아 등에 일정기간 생활한 경험이 있는 사람들이었다. 국내에서 사라졌을 것으로 알려졌으나 1993년 파주, 연천 등 경기북부지역을 중심으로 나타나기 시작하여 1997년도에는 300여명의 환자가 발생하였고 매년 증가 추세이다. 우리나라에서의 매개곤충은 모기이다.

2) 형태 및 생활사

모기의 주둥이에 모여 있는 말라리아 포자소체는 길이가 14 μm로서 양쪽이 날카로운 낫 모양이다. 이 포자소체는 모기가 흡혈 시 인체에 들어와 30분 후면 말초 혈액에서 간실질세포로 들어간다. 간실질세포 내에 들어간 포자소체는 직경 약 40 μm 정도의 원형 또는 난원형의 분열체가 되고 이 분열체에서 많은 수의 분열소체가 증식하여 나오게 된다. 이 분열소체는 크기가 약 1.2 μm로서 새로운 간세포에 들어가 분열을 반복하거나 혈액 내로 유입되어 적혈구에 침입하게 되면 적혈구기가 시작된다. 적혈구에 침입한 분열소체는 차츰 발육해서 윤상이 되는데 이때 핵은 주변에 위치하므로 윤상체라고 부른다. 작은 윤상체는 다시 발육하여 큰 윤상체가 되어 아메바형태인 성숙한 영양형으로 성장하는데 이 형태를 아메바형이라고도 한다.

성숙한 영양형은 더욱 성숙하면 분열증식을 시작한다. 처음에는 핵이 수개 내지 20여개로 분열하고 그 핵의 수만큼 분열소체가 형성되는데, 이것을 분열체라 한다. 적혈구는 파괴되고 많은 수의 분열소체가 혈장 중에 유리되어 새로운 적혈구에 침입하게 되는데 이때까지 소요되는 시간은 약 48시간 정도이다.

새로운 적혈구에 침입한 말라리아 원충은 이와 같은 무성생식을 반복하는데 일부 원충은 적혈구에 침입 후 무성생식을 하지 않고 유성생식의 과정을 시작한다. 즉 자웅생식모세포가 형성되고 이 생식모세포는 모기가 흡혈시 모기의 체내로 들어간다.

모기의 체 내에 들어간 자성생식모세포는 한 개의 작은 융기부를 가진 자성생식세포로 성숙하고 웅성생식모세포는 6개의 편모가 있는 운동성이 활발한 웅성생식세포로 성숙한다. 웅성생식세포의 편모는 20~25 μm의 크기로 하나의 자성생식세포와 만나 융기부를 통해 수정된다. 수정된 자성생식세포를 접합체라 하고, 이때까지 소요되는 시간은 20분에서 2시간 정도이며 이 과정을 배우자생식이라 한다. 접합체는 운동접합체가 되어 위벽세포를 뚫고 나와 위벽의 외층막 밑에서 난포낭을 형성되는데 이때 까지 24시간이 소요된다. 난포낭은 처음에는 직경이 적혈구보다 약간 작지만 차츰 발육해서 50~60 μm의 큰 원형체가 되고 그 속에서는 포자모세포가 형성된다. 포자모세포 내에서는 핵분열이 일어나 수천개의 포자소체가 생성되는데 이 포자소체가 타액선에 모이고 타액에 섞여서 모기의 주둥이에 있다가 모기가 인체를 흡혈할 때 타

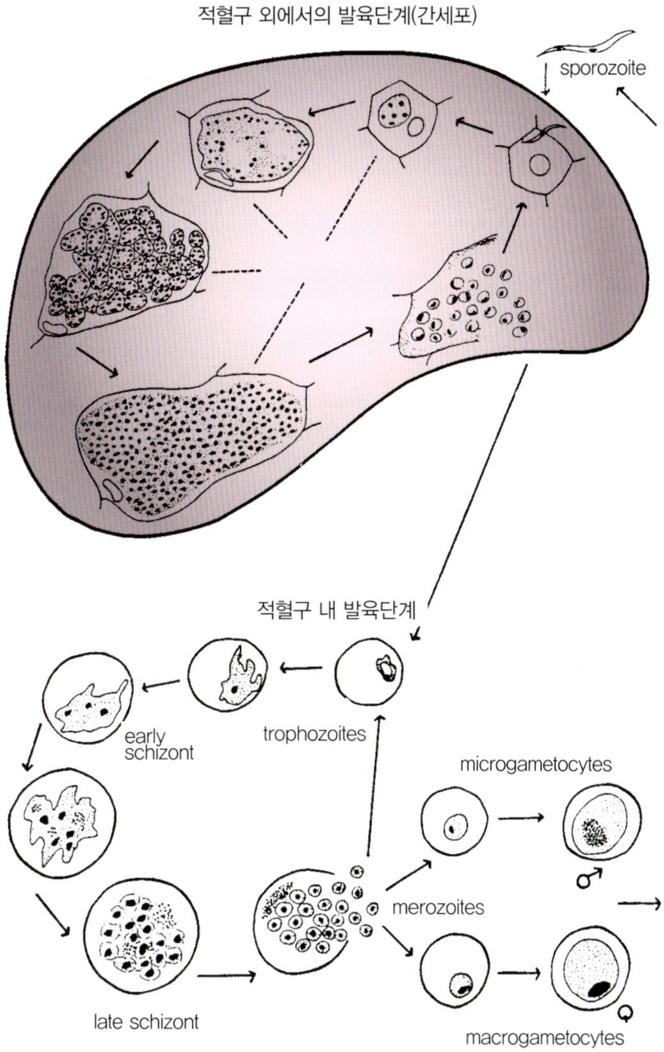

그림 2-32. 인체 내에서 말라리아 원충의 생활사(무성생식)

액의 분비물과 함께 인체 내로 들어가게 된다. 모기의 체 내에서 발육을 완료하는데 소요되는 기간은 25 ℃에서 10일 정도이다.

말라리아 원충은 사람의 적혈구 내에서 발육할 때 적혈구에서 영양을 섭취하고 헤모글로빈을 섭취하는데, 소화 후 갈색인 멜라닌 과립이 되어 남게 된다. Giemsa 염색 시 열원충의 세포질은 청색을 나타내고 핵질은 적색을 띠게 된다. 미성숙 윤상체는 적혈구의 1/4~1/3의 크기이며, 반 정도 성숙한 충체는 색소과립을 갖고 있다. 성숙한 영양형은 아메바상이고 적혈구의 1/2~3/4 크기이며 색소과립은 짧은 간상이다. 분열체는 적혈구의 1.5배 정도의 크기이며, 분열소체의 수는 12~24개이나 평균 16개 정도이다. 감염 적혈구는 커지고 giemsa 염색에서는 담홍색의 Schüffner 반점이 나타나며, 생식모세포는 원형 또는 원형으로 적혈구의 1.5배 크기이다.

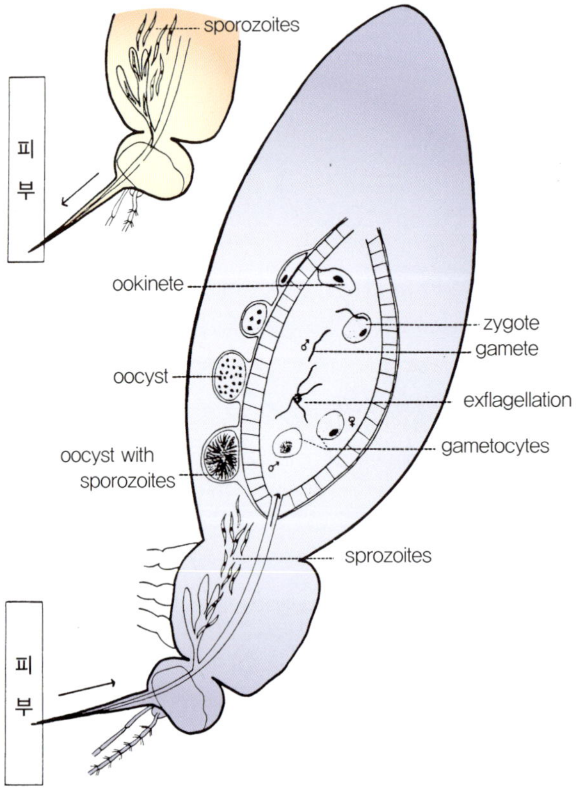

그림 2-33. 모기 체 내에서 말라리아 원충의 생활사(유성생식)

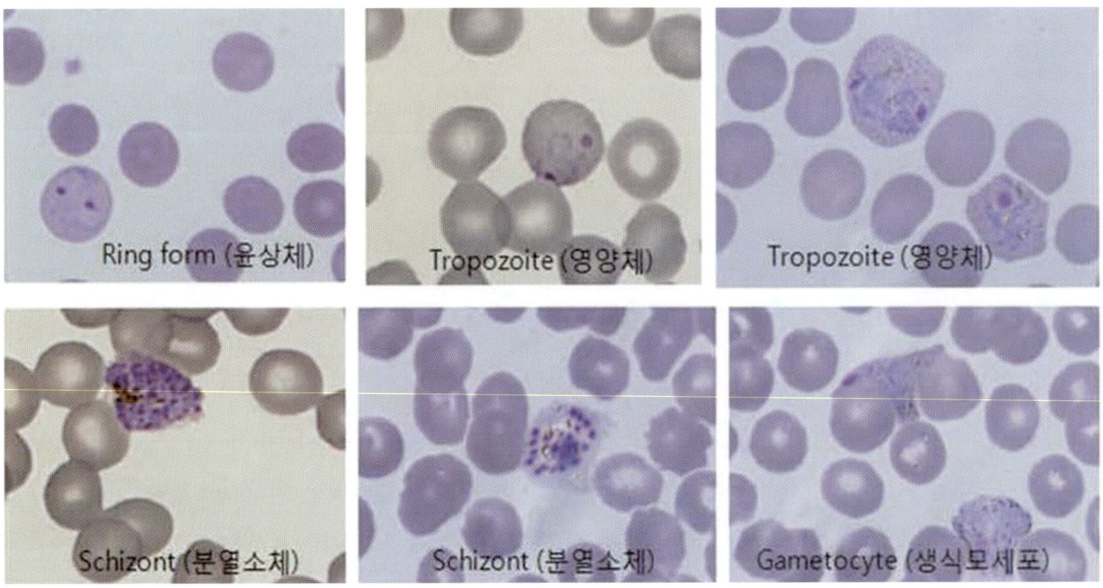

그림 2-34. 삼일열원충

3) 병변 및 증상

삼일열 말라리아의 잠복기는 약 10~21일이다. 잠복기 동안 특별한 증상이 나타나지 않다가 열 발작을 시작한다. 열 발작은 대개 3일(48시간) 주기로 나타나며, 발열 전에는 식욕 감퇴, 두통, 전신 통증 등의 초기 증상이 나타난다. 발열 시에는 체온이 39~41°C까지 상승하며, 오한과 전율을 동반한다. 발열은 대개 4~5시간 지속되며, 이후 발한을 동반하여 체온이 정상으로 회복된다. 열 발작 기간 중에는 맥박이 빨라지고, 두통, 근육통, 갈증, 구역, 권태감, 호흡곤란, 빈맥 등의 증상이 나타날 수 있다. 합병증이 없으면 경미하게 치유되거나 만성형으로 진행될 수 있다. 하지만 합병증이 있으면 경과가 일정치 않고 증세가 복잡해질 수 있다.

말라리아 감염에 의한 병변은 적혈구의 산소 이용 장애로, 적혈구에 말라리아 원충이 감염됨으로 인해 산소 운반량이 감소되거나 세포의 병리적 변화에 의해 산소와 활용능력이 감퇴되어 산소결핍성 빈혈이나 적혈구 파괴로 인한 빈혈상태를 볼 수 있다. 3회 정도의 열발작으로 적혈구수가 10~20% 감소하고 헤모글로빈도 20%까지 감소한다고 한다. 비장이나 간장에 울혈성과 종대가 있고 간엽의 중심부에서 괴사가 관찰되기도 하며, 신장에는 급성 또는 아급성 신사구체염이 일어나기도 한다. 뇌와 내장에는 색소침착이 오고 모세혈관에는 유리색소, 유리충체, 감염적혈구, 대식세포 등이 혼재하여 축적되므로 혈전이 형성되기도 하며, 심장은 지방변성을 보이기도 한다.

4) 진단

정기적인 열발작의 증세로 잠정적인 진단이 가능하나 확진은 혈액도말표본에서 원충을 검출해야 한다. 혈액도말표본은 열발작 3~10시간 전에 혈액을 채취하는 것이 좋고 1차 검사에서 음성이면 6시간 간격으로 3~4일 계속해서 검사하는 것이 좋다. 또 조직표본이나 생검표본으로 검출하기도 하고 면역학적 진단법을 이용하기도 한다.

5) 치료 및 예방

치료는 대중요법과 화학요법(약제투약요법)을 병용해서 하는 것이 효과적이다. 대중요법은 환자를 안정시키고 고농도의 단백이나 비타민을 투여하며 전해질의 평형을 유지시키도록 노력한다. 화학요법에 이용되는 약제는 대개 3군으로 분리되는데 chloroquine이나 quinacrine 및 quinine은 적혈구 내의 원충에는 유효하지만 조직형이나 열대열의 생식모세포에는 효과가 없고 급성증상시 치료 효과는 크지만 열대열 이외의 재발은 막을 수 없다. Primaquine이나 pamaquine은 조직형이나 열대열의 생식모세포 및 분열소체에는 효과가 있지만 적혈구 내의 원충에는 효과가 없다. Chlorquanide나, pyrimethamine은 분열소체에 효과가 있지만 주로 감염예방에 이용되고 있다.

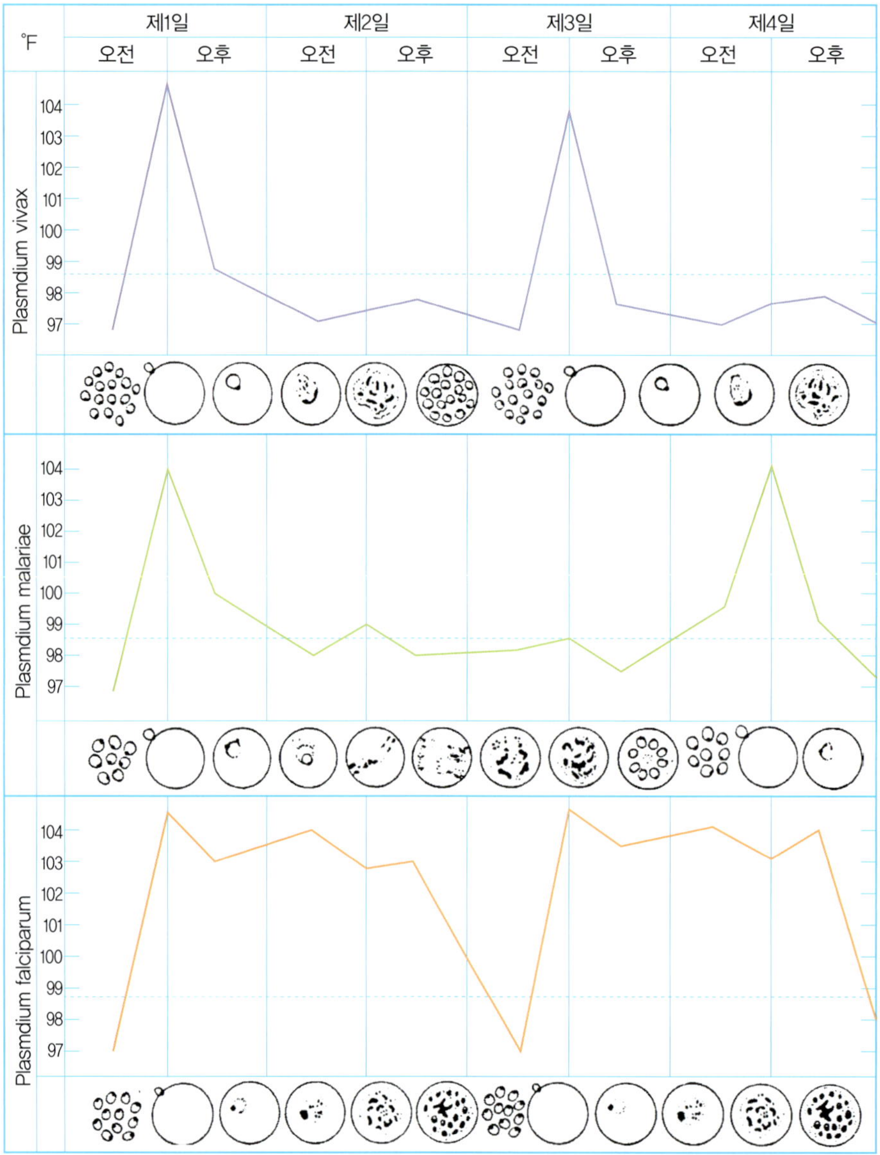

그림 2-35. 말라리아 원충의 발육과 증원생식에 미치는 온도의 영향

2. 사일열원충(*Plasmodium malariae*)

1) 분포 및 역학

1881년 Laveran에 의해 처음 발견된 원충으로, 열대 아프리카, 중국, 버마, 스리랑카, 말레이지아, 인도네시아, 인도의 일부에서 유행하고 있다. 매개곤충은 모기이고 주로 사람에 기생하지만 침팬지에도 기생할 수 있다. 우리나라에서는 1960년 이후 보고가 없지만 1930년 전후에는 간헐적인 보고가 있다.

2) 형태 및 생활사

조직형은 간조직 내에서 1차 분열생식을 완료하는데 13~16일이 걸리지만 오랫동안 잠복할 수 있으며, 40년 후에도 재발할 수 있다. 이것은 사일열원충의 재발과 관련이 있는 것으로 생각된다. 잠복기는 28~37일이고 분열증식기는 72시간이다. 적혈구 내에서 생식모세포 형성에는 10~14일이 소요된다. 인체 내 생존기간은 4~5년 정도이며, 모기 체 내에서 발육을 완료하는데 소요되는 기간은 30~35일이다. 윤상체 시기에는 삼일열원충과 비슷하지만 성숙하면서 아메바형 시기에 밴드 형태(band form)로 적혈구를 횡단하고 있는 경우가 있다. 색소과립은 크고 불규칙한 입자상으로 분열체는 원형 또는 타원형이고 크기는 적혈구와 비슷하다. 감염적혈구는 크기에는 변화가 없고 반점이 나타나는데 이것을 Zieman 반점이라고 한다. 적혈구 내의 분열소체 수는 6~12개이며 꽃송이 모양으로 질서 있게 배열되어 있다. 병변, 진단, 치료, 예방법은 삼일열원충과 비슷하다.

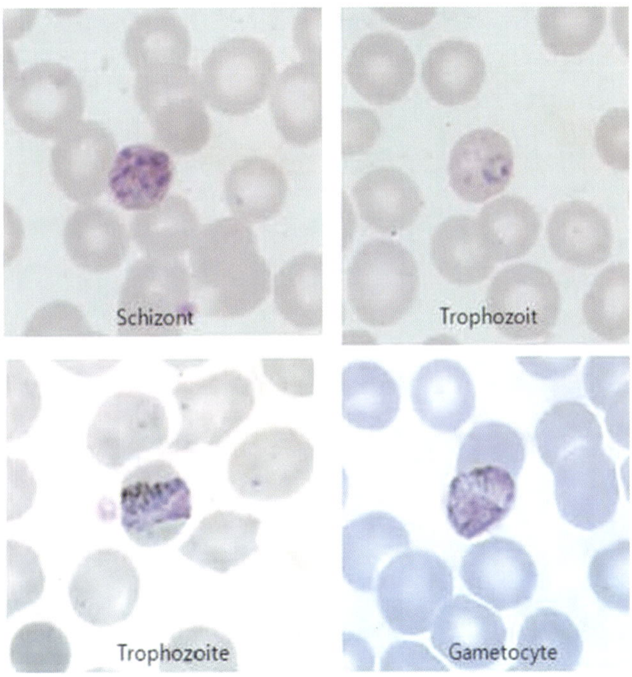

그림 2-36. 사일열원충

3. 열대열원충(*Plasmodium falciparum*)

1) 분포 및 역학

1881년 Laveran이 처음으로 아프리카에서 반월형의 생식모세포를 발견하였다. 주로 열대 지방인 아프리카나 적도를 낀 아세아 제국, 지중해 연안, 미국 남부지역에서 유행한다.

1978년 WHO 보고에 의하면 아프리카 전인구의 1/4 정도가 열대열원충에 감염되고 있고 1년에 최소한 100만 명의 어린이가 이 원충의 감염으로 사망하는 것으로 나타나고 있다. 우리나라에서는 1936년에 처음 보고된 이후 14건의 열대열원충 감염 사례가 보고되었으나, 대부분 아프리카, 동남아, 호주 등에서 귀국한 근로자들이었다.

2) 형태 및 생활사

조직형은 약 60 μm의 크기로 간조직 내에서 1차 분열생식을 완료하는데 소요되는 기간은 5~6일로서 1회만 증식하고, 2차 조직형은 간조직 내에서 발견되지 않는다. 잠복기는 8~15일이고, 분열증식기는 24~48시간이며, 적혈구 내에서 생식모세포 형성에는 8~11일이 소요된다. 인체 내 생존기간은 1년 정도이며, 모기 체 내에서 발육을 완료하는데 소요되는 기간은 22일 정도이다. 말초 혈액 내에서는 작은 윤상체와 특징적인 반월형의 자웅생식모세포만이 나타나고 그 외의 단계는 잘 나타나지 않으며 뇌, 심장, 골수 등의 모세혈관에서 볼 수 있다. 적혈구 내의 윤상체는 다른 종보다 작아서 1개의 적혈구에 1~3개의 원충이 감염될 수 있다. 적혈구 내의 분열체도 다른 말라리아 보다 작아서 직경이 1.5 μm 정도이고, 8~36개의 분열소체가 불규칙하게 들어있다. 감염적혈구는 커지지 않고 담청색의 Maurer 반점이 나타난다. 자웅생식모세포는 반월형 또는 바나나형으로 길이가 적혈구 보다 길어서 감염적혈구의 크기와 비슷하거나 1.5배 정도가 된다.

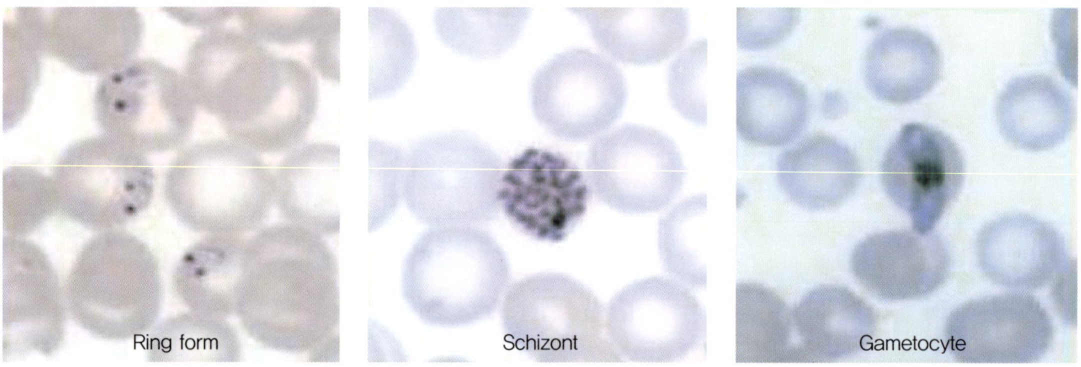

그림 2-37. 열대열원충

4. 난형열원충(*Plasmodium ovale*)

1) 분포 및 역학

1922년 Stephene이 처음으로 아프리카에서 발견하고 독립종으로 명명하였으며 아프리카의 서해안, 이디오피아가 유행지역이고 우리나라에서는 보고된 바 없다. 주로 사람에 기생하고 매개곤충은 모기이다.

2) 형태 및 생활사

조직형은 간조직 내에서 4년 이상 발견될 수 있으며, 1차 분열 생식을 완료하는 데는 9일이 소요된다. 적혈구 내 분열 생식은 48~50시간 동안 진행되며, 적혈구 침입 후 생식모세포 형성에는 약 15일이 걸린다. 적혈구 내에서 분열소체 수는 6~12개이고 감염된 적혈구는 크기가 증가하지 않거나 불규칙하게 변형되며, Schüffner 반점이 나타난다. 감염 적혈구의 외형은 심하게 변형되어 톱날처럼 거칠어지며, 작은 윤상체는 특별한 차이가 없다. 이러한 변형된 난원형 적혈구를 기반으로 난형열원충이라는 이름이 붙었다. 기타 병변, 진단법, 치료, 예방법은 삼일열원충과 비슷하다.

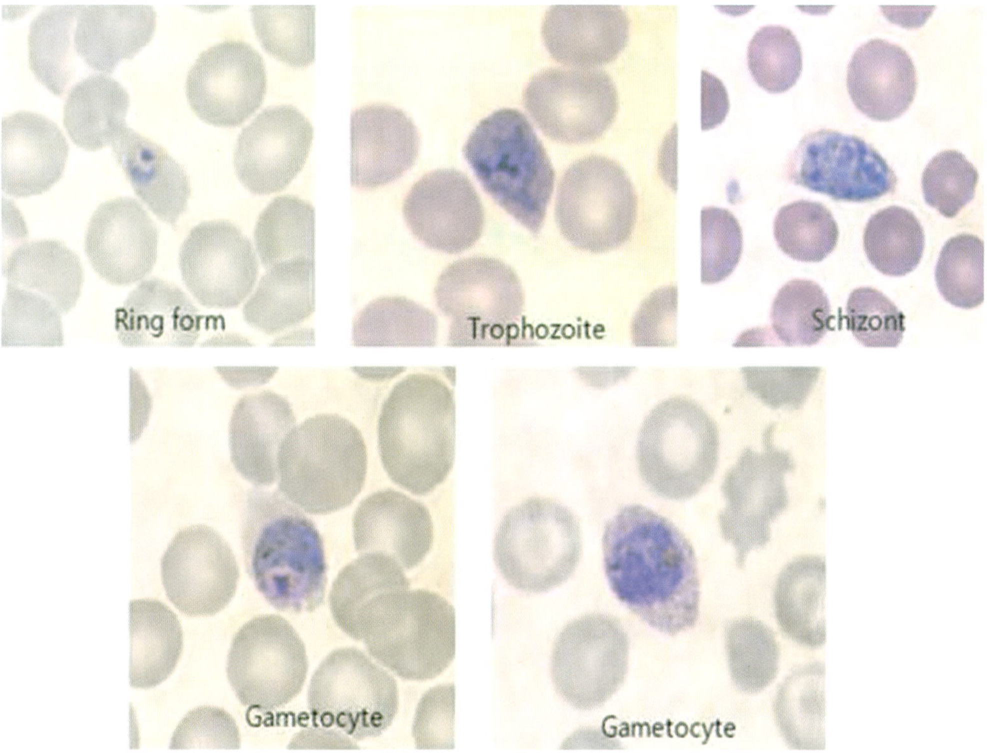

그림 2-38. 난형열원충

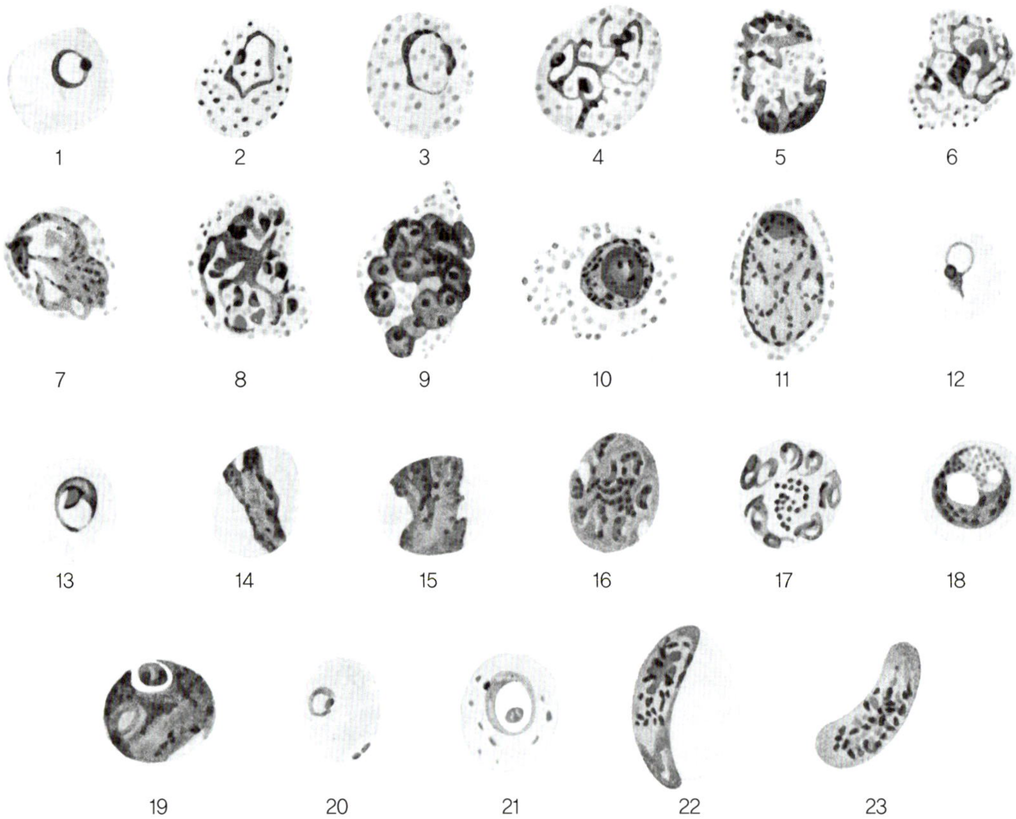

그림 2-39. 말초혈액 중의 각종 열원충

1~2. 삼일열원충(윤상체), 3. 삼일열원충(아메바형 이행기),
4~6. 삼일열원충(아메바형), 7. 삼일열원충(성숙기),
8. 삼일열원충(분열기), 9. 삼일열원충(분열소체),
10. 삼일열원충(웅성생식모체), 11. 삼일열원충(자성생식모체),
12. 사일열원충(윤상체), 13. 사일열원충(아메바형 이행기),
14~15. 사일열원충(Band형), 16. 사일열원충(분열기),
17. 사일열원충(분열소체), 18. 사일열원충(웅성생식모체),
19. 사일열원충(자성생식모체), 20. 열대열원충(윤상체),
21. 열대열원충(발육기), 22. 열대열원충(웅성생식모체),
23. 열대열원충(자성생식모체)

5. 쥐바베스열원충(*Babesia microti*)

1) 분포 및 역학

동물에 기생하는 바베스열원충(*Babesia spp.*) 중 일부는 인체에도 감염을 일으킬 수 있다. 이 중 쥐바베스열원충(*B. microti*)이 가장 중요하며, 소의 바베스열원충들(*B. bigemina* 또는 *B. bovis*)도 인체 감염 가능성이 의심되고 있다. 인체 감염은 미국 남부, 유럽, 아프리카 등지에서 보고되었으며, 우리나라에서도 수입증례가 5건 발견되었다.

2) 형태 및 생활사

인체에 감염되면 윤상체만 나타나며, 열원충과는 달리 이분법으로 분열한다. 한 적혈구 내에 2마리 또는 4마리의 충체가 함께 들어있는 경우가 흔히 나타난다. 충체 4마리가 있는 경우를 'tetrad form'이라 하며, 이 형태가 나타나면 바베스 열원충을 열원충으로부터 쉽게 구별할 수 있다. 바베스열원충의 윤상체는 마치 눈물 모양(tear-drop)처럼 보이는 경우가 많고, 감염된 적혈구 내에 색소 침착이 전혀 없다는 점도 중요한 감별점이 된다. 모기가 매개하지 않고 진드기가 이 질환을 매개하는 점도 인체 말라리아와는 다르다. 진드기는 종숙으로서 유성생식환을 영위하며 알을 통해 다음 세대로 충체를 전파할 수 있다.

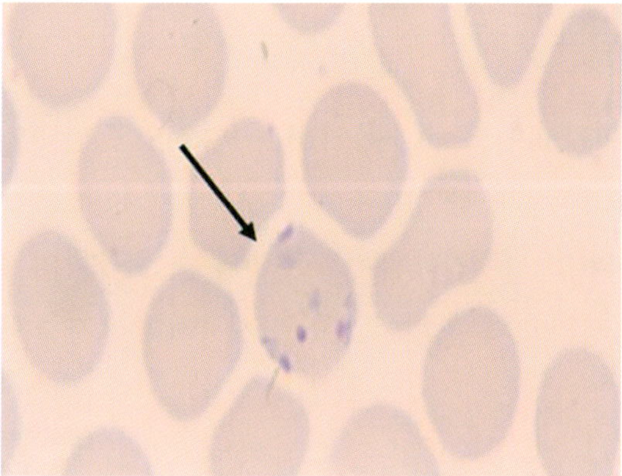

그림 2-40. 바베스열원충의 Tetrad form

3) 병변 및 증상

바베스열원충증과 말라리아, 특히 열대열말라리아와의 감별이 매우 어려운 경우가 종종 있다. 특히, 바나나형의 생식모세포가 잘 나타나지 않은 열대열말라리아는 혈액도말상 쥐바베스열원충 의한 감염증과의 감별이 어렵다. 임상 증상은 말라리아와 매우 비슷하나, 적혈구의 용혈로 인한 빈혈로 더욱 심하며, 비장적출술을 받은 환자에서 흔히 호발한다는 점이 특이하다.

4) 진단

진단은 바베스열원충증과 말라리아 간의 감별이 중요하다. chloroquine은 바베스열원충증의 치료에 전혀 효과가 없는 것으로 알려져 있으며, quinine과 clindamycin의 병합 투여가 가장 효과적이다. 바베스열원충증은 chloroquine 내성 열대열원충으로 오인되는 경우가 많으므로 주의가 필요하다. 비장이 적출된 환자는 심한 원충혈증 등으로 인한 심각한 경과를 겪을 수 있으나, 혈액투석등을 시행하여 생명을 구할 수 있으며, 비장이 있는 정상인은 자연치유되는 경우가 많다.

6. 사람등포자충(*Isospora belli*)

1) 분포 및 역학

1860년 Kjellberg가 최초로 발견했고, Wenyon은 인체에 기생하는 2종의 *Isospora* 중소형의 난포낭을 *I. hominis*라고 하고, 대형인 것을 *I. belli*라고 했으나, 실제로 성숙한 난포낭의 크기는 차이가 없다. 제1차 세계대전 중에 극동 및 극동 전역에서 군인, 노무자의 변 중에서 검출되었고, 제2차 세계대전 중 중국대륙에 있던 일본군에서도 발견 되었으며, 전쟁후 일본에서도 발견되었다. 열대, 아열대지방에 많고 특히 브라질, 칠레, 북미 등 세계 각지에 분포되어 있다.

2) 형태

사람등포자충의 난포낭은 길이가 20~33 μm, 폭이 10~19 μm이고 한 쪽은 다른 쪽 보다 위축되어 있다. 포낭벽은 2중으로 되어있고, 매끄러우며 무색이다.

배변직후의 형태는 단세포기의 것으로 긴타원형으로 피막 내에 구형의 원형질괴와 같은 포자낭이 보이나 발육하면 2개의 포자낭이 형성되고, 분열핵이 있어 다시 4개의 포자소체가 포자낭 내에 형성된다.

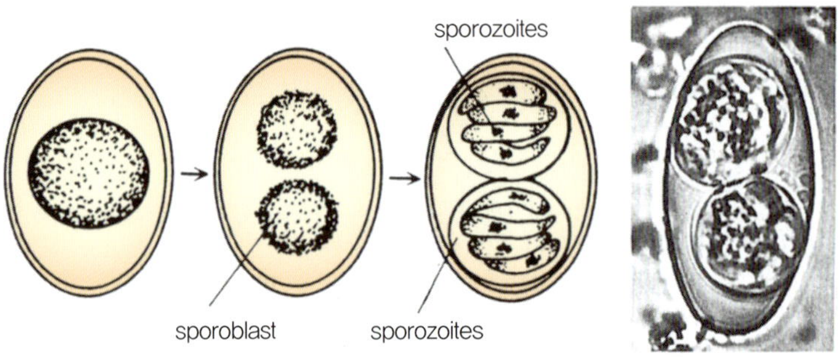

Isospora beli 의 oöcyst

그림 2-41. Isospora belli의 난포낭

3) 생활사

감염성이 있는 난포낭이 인체에 경구적으로 섭취되면 포자소체가 유리되고 이 포자소체가 융모를 관통하여 세포 내에 들어가 무성생식을 반복하는데, 일부는 웅성생식모세포와 자성생식모세포가 되고 다시 웅성생식세포와 자웅생식세포로 성숙한다. 웅성생식세포는 2개의 편모를 갖고 있으며 숙주세포 내에서 자성생식세포와 수정하여 접합체가 되고, 이것이 미숙한 난포낭이 되어 분변과 함께 체외로 배출된다.

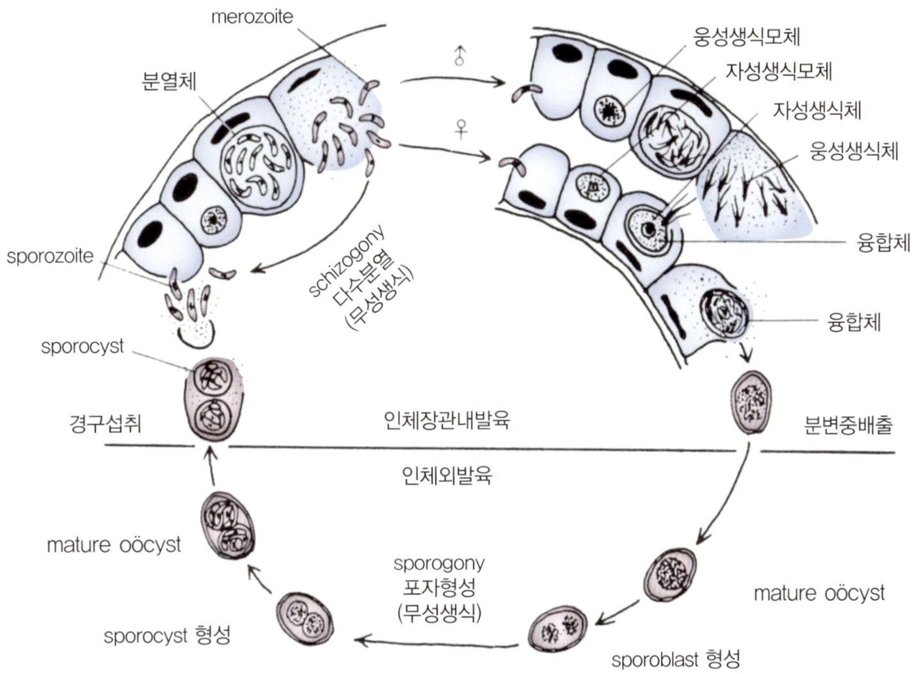

그림 2-42. 사람등포자충 생활사

4) 병변, 진단 및 치료

과거에는 특별한 병변이 없는 것으로 보고된 적이 있으나, 현재는 심한 설사나 흡수불량성 증후군을 일으키는 것이 확인되었고, 치료하지 않아 심하게 진전되면 사망하는 경우도 있다고 보고되었다. 대변 중에서 난포낭을 발견하거나 소장생검에서 충체를 발견하여 진단한다. 치료제로는 sulfa제가 투여되고 있다.

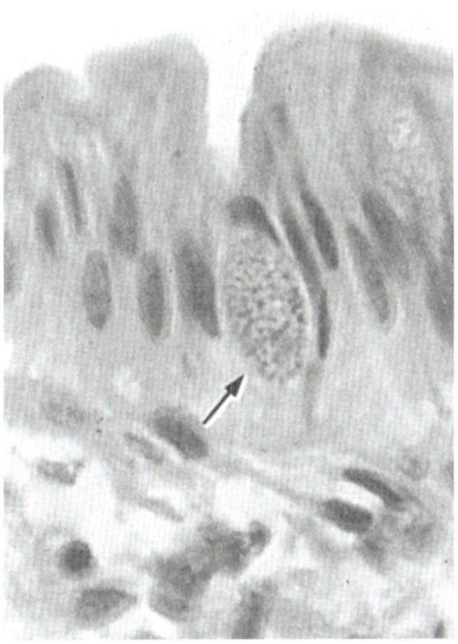

그림 2-43. 사람등포자충의 환자의 소장 생검 표본

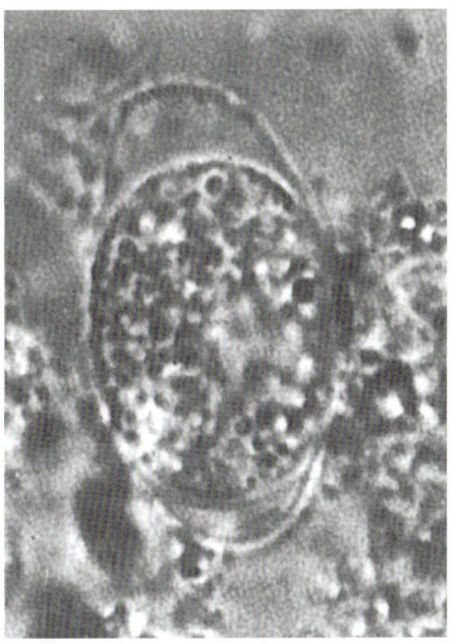

그림 2-44. 좌측 환자의 분변에서 난포낭

7. 톡소포자충(Toxoplasma gondii)

학습목표	1) 톡소포자충의 생활사 및 형태를 설명한다.(A) 2) 톡소포자층증의 임상적 특성에 대해 설명한다.(B) 3) 톡소포자층증의 검사방법을 설명한다.(B) 4) 작은와포자충의 생활사 및 형태적 특징을 설명한다.(A)

1) 분포 및 역학

1908년 Nicolle와 Manceaux가 작은 설치류인 군디에서 발견한 것이 최초이고, 그 후 세계 각지에서 포유류 및 조류에서 *Toxoplasma* sp.가 검출되었으며 모두가 동일종으로 판명되어 인수공통감염증임이 밝혀졌다. 사람에서는 1914년 Castellani에 의해 처음으로 기재되었고, 1937년 Wolf 등에 의해 뇌수종과 본 종과의 관계를 명확히 했다. 우리나라에서는 1960년에 소 등이 조사한 보고에 의하면 피내반응검사로 5.6%의 양성률을 나타내었고, 1975년 조사에 의하면 정신분열증 환자를 대상으로 조사한 결과 9.6%, 구순열 환자는 28.4%의 높은 양성률을 나타낸 바 있다.

2) 형태 및 생활사

Werner(1970)는 본 원충의 발육기를 5형으로 분류하였다. 즉 사람이나 생쥐와 같은 포유동물이나 조류의 세망내피계 중의 증식형인 빠른분열소체, 근육이나 뇌조직 중의 포낭형, 고양이의 소화기계 소장상피세포에서의 분열증식기, 접합기, 포자형성기이다. 사람의 망상내피세포 중의 증식형은 길이가 3~7 μm이고 폭이 2~3 μm로 한쪽이 다른 한쪽보다 뾰족한 바나나 또는 반월형모양이다. 충체의 중앙부위에 크고 둥근 핵이 있고 전자현미경으로 관찰하면 충체의 첨단부위에 첨원체가 컵모양으로 꼭 끼어들어 있다. 첨원체의 저부 내측에서 충체의 중간까지 여러 개의 굵은 곤봉상이 있는데 이것을 toxoneme이라고 하며, 미토콘드리아, 소포체, 골지체 등도 볼 수 있다. 특별한 운동기관은 없지만 첨원체의 주변을 조금씩 흔들어서 운동한다. 분열증식은 종2분열을 하지 않고 내부출아방식에 의해서 증식하는데 분열초기에는 핵의 상부에 2개의 돌출부가 생기고 이것이 싹을 내듯이 성장해서 모충체 내에 2개의 소충체가 생기고 모충체는 파괴되어 2개의 독립된 충체가 완성된다. 사람의 근육이나 뇌조직 중의 포낭은 증식형 충체와 거의 동일한 형태의 느린분열체가 빽빽이 채워진 것으로 포낭막은 충체측에서 만들어졌고 크기도 각각 다르며, 성숙한 것은 직경이 20~50 μm 정도이다.

생활사는 고양이의 변과 함께 배출된 난포낭이 자연계에서 2개의 포자낭으로 분열하고 3~4일 후에는 4개의 포자소체가 형성되어 감염형의 성숙한 난포낭이 된다. 이감염형 난포낭을 중간숙주가 섭취하면 중간숙주의 체 내에서 영양형에 해당하는 분열증식형으로 발육하게 되고 이것이 다른 동물에 들어가면 다시 감염이 성립된다. 인체에 전파되는 형태는 육류를 생식할 때 육류의 근육이나 뇌조직에 있던 포낭으로 감염되는 경우와 고양이 변에서 나온 난포낭이 음식물과 함께 섭취되는 경우가 있다. 또 분열증식형이 외상이나 눈, 코 등을 통해 침입하거나 임신 중 산모가 감염 시 태반을 통해 태아에 전파되는 경우도 있다. 종숙주는 고양이가 유일한 숙주이지만 중간숙주는 사람이나 가축 등과 같은 포유동물과 조류들이다.

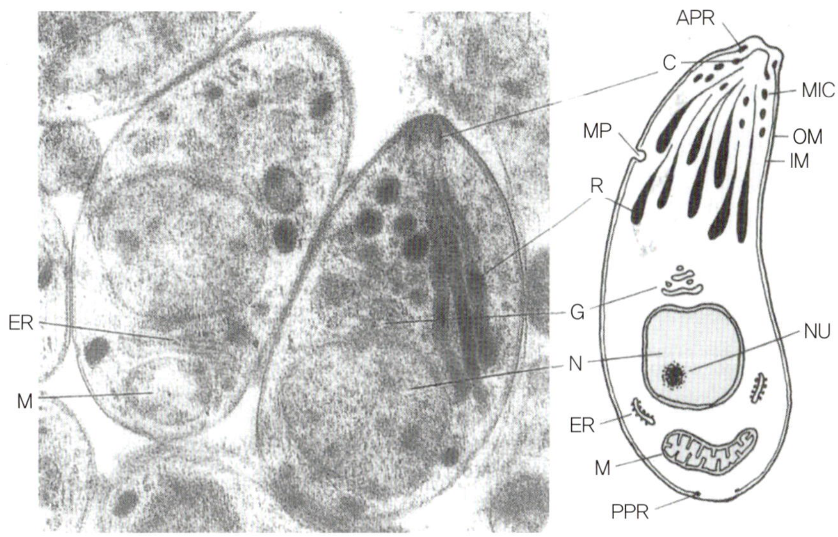

그림 2-45. 톡소포자충의 빠른분열소체

ARP: anterior polar ring, C: conoid, ER: endoplasmic reticulum, G: Golgi body
IM: inner membrane, M: mitochondrion, MIC: microneme, MP: micropore
OM: outer membrane, N: nucleus, NU: nucleolus, PPR: posterior polar ring, R: rhoptry

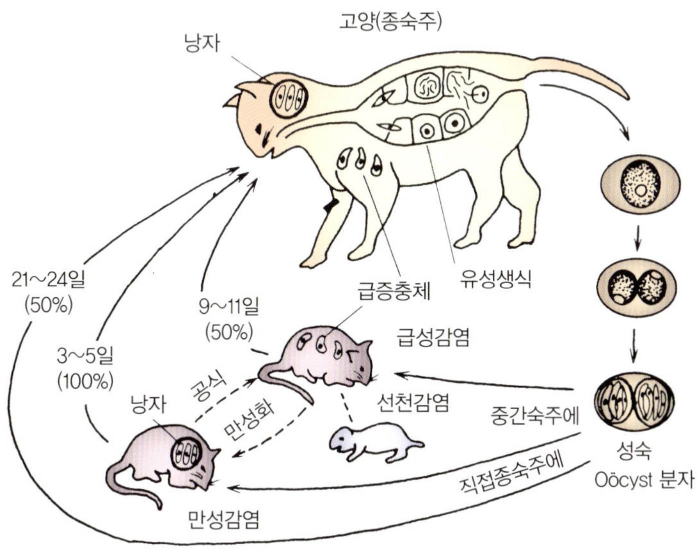

그림 2-46. 톡소포자충의 생활사

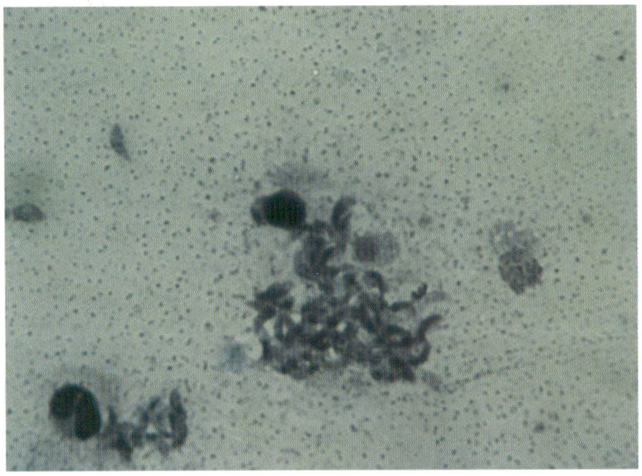

톡소포자충 빠른분열소체

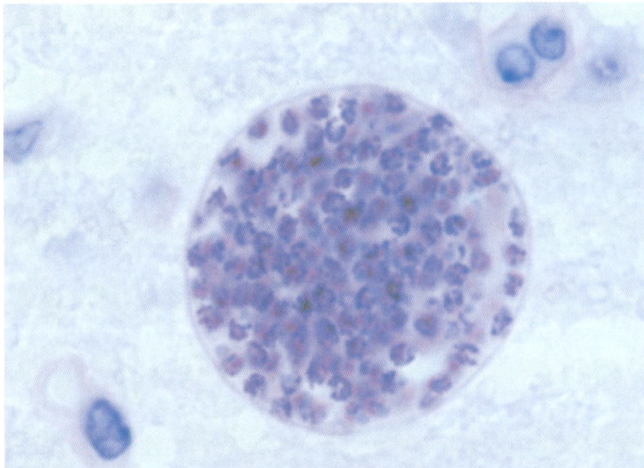

톡소포자충 포낭형

그림 2-47. 톡소포자충

3) 병변 및 증세

감염된 사람의 대부분을 무증상으로 만성화 되지만 생후 4~5개월 미만의 유아는 저항력이 없으므로 심한 병변을 일으킬 수 있고, 성인의 경우도 대량 감염 시 발병할 수 있다. 특히 태아 감염 시 임신초기에는 유산되기 쉽고 임신 후기에는 사산되거나 감염아를 분만할 수 있는데, 감염아를 분만했을 경우 사망률이 높고 치료 후에는 정신박약, 시력장애, 운동장애 등의 후유증을 남길 수 있다. 톡소포자충 감염으로 볼 수 있는 병변은 본원충이 망상내피세포, 단핵세포, 신경세포, 근육세포 등에 기생하면서 세포를 파괴하여 염증을 일으키거나 뇌조직에 기생하면서 뇌조직을 석회화 시켜 각종 뇌질환을 유발한다. 신생아 혹은 유아일 경우 뇌척수막염이나 심근염, 안과에서는 맥락망막염, 성인의 경우 일시에 대량 감염 시 발열, 발진, 림프선비대, 종창, 폐렴, 뇌염, 심근염 등의 증세를 볼 수 있다.

4) 진단

병원체의 검출은 환자의 체액이나 분비물인 혈액, 뇌척수액, 객담 등으로 도말표본을 만든 후 giemsa 염색을 하여 관찰하거나 감염조직표본을 만들어 검사하기도 한다. 그러나 직접적으로 충체를 검출하기는 어려운 점이 있으므로 환자의 수액이나 혈액을 쥐의 복강에 0.5~1 ml 정도 주입 후 7~10일 후에 접종된 쥐의 뇌, 간, 비장 등을 갈아서 그 현탁액을 다시 복강에 주입하고 복수 중에서 충체를 검출하는 동물접종법을 이용하기도 한다. 현재는 형광항체반응법으로 환자의 뇌척수액이나 조직표본에서 충체를 검출하거나 혈청학적 진단법인 중화시험, 보체결합반응, 색소시험, 간접혈구응집반응, 효소항체법 등을 이용한다. 그리고 IgM 이나 혈액 중에 항원의 존재는 본증의 활동성을 나타낸 것이며, 그 검출은 효소항체법이 많이 이용되고 있다.

5) 치료 및 예방

치료제는 acetylspiramycine, sulfa제, pyrimethamine이 유효한데, 일반적으로 spiramycine과 sulfa제의 병용, pyrimethamine과 sulfa제를 병용하여 사용하지만 어느 경우에도 만성 톡소플라스마증에는 효과가 없다. 예방은 고양이의 변에 의한 난포낭, 돼지근육 내에 들어 있는 포낭의 경구감염예방이 가장 중요하다. 고양이나 야생 고양이과의 동물은 쥐나 조류를 잡아먹고 감염되며, 이 감염동물의 변 내에 배설된 난포낭은 자연계에서 오랫동안 생존할 수 있다. 그러므로 개인위생을 철저히 하고 애완동물에 의한 오염을 주의하며, 특히 고양이 변을 철저히 관리하여야 하고 육류의 생식을 금한다. 본 충체는 56°C에서 10분 이상 가열하거나 −10°C에서 3일 이상 냉동처리하면 사멸한다.

8. 근육포자충(*Sarcocystis lindemanni*)

1) 분포 및 역학

1868년 *Lindemann*이 전신부종으로 죽은 사람의 심장근육 내에서 처음으로 검출하였고 1878년 Rivolta에 의해서 명명되었다. 세계 각지에 분포하고 있지만 감염률은 낮아서 인체감염은 30건 정도 보고되고 있고, 우리나라에서는 아직 보고된 바 없다.

2) 형태 및 생활사

인체에서 볼 수 있는 포자는 길이가 5~12 μm, 폭이 1~4 μm로서 타원형 또는 반월형으로, 한쪽은 둔하고 넓으며 한쪽은 좁고 뾰족한 형태이다. 핵은 포자의 1/4 정도를 차지할 정도로 크고 한쪽으로 편재되어 있으며, 여러 개의 근사가 양단을 연결하고 있다.

생식은 유성생식기간이 없이 무성생식을 하며, 중간숙주를 필요로 하지 않는다. 즉 감염형인 영양형이 경구적으로 인체에 들어가서 장상피내에서 분열증식하게 된다. 분열증식한 원형질체가 장벽을 관통하고 혈액 내로 들어가 전신의 가로무늬근(횡문근)에 분포된다.

이 원형질체는 약 4~6주 동안 2분열로 증식하여 4~8 μ 크기의 많은 원형체를 형성하고 포낭벽에 쌓이게 되는데 증식이 계속되면서 포낭은 계속 커지고 포낭막 속에 들어 있는 증식한 충체들은 영양막에 의해 작은 그룹으로 구획되어 반월형 모양으로 보이게 된다.

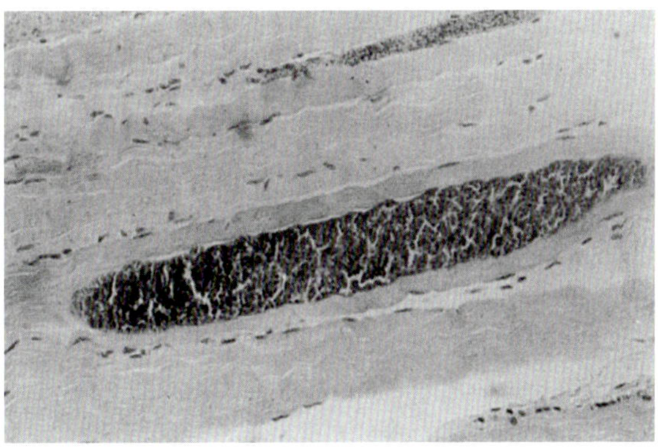

그림 2-48. 근육포자충

이와 같은 충체를 내포한 영양막은 계속 생성되

고 그 속의 충체는 분열을 계속하여 길이 5 cm까지의 긴 포낭이 형성되는데 이것을 육포낭이라고 하며 이 속에는 수천 개의 포자를 내포하게 된다.

3) 병변 및 증세

인체 감염의 경우 인두, 식도, 가로막(횡격막), 흉부, 복부의 근육이나 심장, 사지의 가로무늬근(횡문근)에 침입하여 특징적인 육포낭을 형성한다. 병원성은 확실하지 않지만 중추신경계, 심장, 부신, 장벽 등에 피해를 주는 사코시스틴이란 독소를 분비하나 독성은 심각하지 않은 것으로 추정된다.

4) 진단 및 치료

조직생검이나 사망 후 부검으로 진단하고 특효약이 없다.

9. 폐포자충(*Pneumocystis carinii*)

1) 분포 및 역학

1909년 브라질에서 Chagas가 기니피그의 폐에서 처음 발견하였고 또 1910년 Carini가 쥐의 폐조직에서 발견한 후 개, 생쥐, 토끼, 여우, 염소, 양 및 사람에서도 같은 모양의 낭자가 발견되기 시작하였다. 인체 감염은 1942년 Van der Heer와 Brug에 의해 폐렴의 원인이 된다고 보고되었고, 1952년 Vanek와 Jirovec에 의해 병원체가 규명되었다. 유행지역은 중부 유럽의 여러 나라와 미국, 호주, 캐나다, 칠레, 남아프리카, 이스라엘 등으로 이 지역에서 2,000건 이상 보고되었다. 우리나라에서는 1960년에 4건, 1961년 6건, 1962년의 임상증상 20건 등이 보고되었다.

2) 형태 및 생활사

포낭형은 직경이 7~10 μm의 크기로서 포자 모양으로 생겼고 얇은 막으로 싸여 있으며, 그 속에는 8개의 포낭내소체를 포함하고 있는데, 이 포낭내소체는 길이가 2~4 μm, 폭이 1 μm의 크기로서 반월형이고 중앙보다 약간 한쪽으로 치우쳐서 있으며, 직경 1 μm 정도의 핵이 있다. 전자현미경으로 보면 포낭은 0.1~0.3 μm의 피막으로 덮여있고 포낭내소체는 200Å의 막으로 덮여 있으며, 그 안에는 핵, 인, 미토콘드리아, 조면소포체, 공포 등을 볼 수 있다. 생활사는 아직 확실하게 밝혀지지 않았지만 기니피그, 개, 마우스, 쥐, 고양이, 양, 면양 등이 숙주이고 인체에도 감염되지만 주로 유아 및 소아에 많다.

3) 병변 및 증상

성인에 감염 시는 병변이 심하지 않고 대부분 불현성 감염이므로 문제가 되지 않지만 유아나 소아의 경우 폐렴의 원인이 된다. 그러나 성인의 경우도 면역결핍상태나 면역억제제 투여 중인 사람, 항암제 투여 중인 사람, 허약한 환자에서는 현증으로 나타나기도 한다. 증상은 대개 급성으로 나타나며 호흡증가, 호흡곤란, 심한 청색증, 발열 등이 나타나고, 심하면 폐가 팽창되고 폐포 및 세기관지가 폐쇄되어 이로 인한 질식사망이 발생되기도 한다.

4) 진단

충체는 환자의 객담에서 검출하기는 어렵고 부검에서 확인하는 경우가 많다. 1973년 Norman은 포낭형으로 항원을 만들어 형광항체법을 이용한 결과 환자에서는 44%가 검출되었고 건강한 사람의 혈청에서도 7.3%의 위양성을 나타내었다고 한다. 폐조직에서 원충의 검출을 폐조직을 슬라이드에 표본을 만들고 메탄올로 고정한 후 giemsa 염색하여 관찰하는데, 이때 포낭내소체는 8개가 청색으로 염색되어 원형으로 나타나며 성숙하면 반월형이 되고 핵은 적색으로 염색된다. 증식형은 1~4 μm로 적색으로 염색된다.

환자로부터 직접 원충을 검출하기 어렵고 혈청학적 검사로 판정하는 것도 용이하지 않기 때문에 환자의 임상적 관찰에 의한 예측이 매우 중요하게 작용한다. 임상증상으로는 발열, 호흡곤란, 다호흡, 빈맥, 청색증이 나타나며 흉부 X선상에는 간질성 폐렴을 나타내고, 비만성 미세과립음영, 젖빛 유리상 음영이 보인다. 항생제나 진균제 등의 투여로 발열이나 임상증상이 호전되지 않으면 본증을 의심해 보고 체온, X선 검진 등으로 병의 경과를 추적해야 한다.

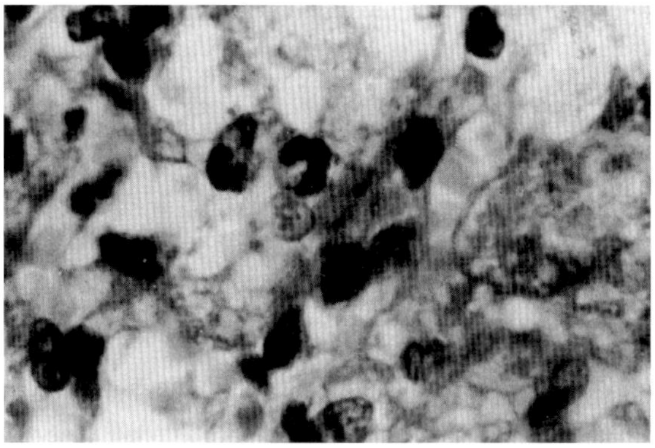

그림 2-49. 폐포자충 silver stain

5) 치료 및 예방

현재까지 특수한 치료제가 없지만 pentamidine, isothionate, stovarsol, emetine, quinine, pamaquine 등의 항원충제가 이용되고 있고 항생제는 효과가 없다. 예방은 생활사나 감염경로가 확인되지 않아 단정할 수는 없지만 각종 쥐에 의한 음식물의 오염이나 환자로부터의 공기감염도 가능할 것으로 추정되므로 주의하여야 될 것이다.

10. 작은와포자충(*Cryptosporidium parvum*)

1) 분포 및 역학

1907년에 마우스의 위선에서 처음 발견된 후 여러 동물에서 발견되었고, 1976년에 인체감염이 처음 확인된 후 세계 각지에서 1,000여명에 가까운 인체감염을 보고하고 있다. 특히 핀란드에서는 일반 외래환자 대변에서 9.1%, 엘살바르도에서는 0~1세의 어린이 설사환자에서 13.9%, 미국에서는 234명의 AIDS 환자의 11%가 *Cryptosporidium* 감염환자라고 보고되었다. 남성동성애의 AIDS 환자에서 다수가 감염되어 있는 것은 oral-anal sex에 의해 분변 중에 난포낭이 경구적으로 섭취되었기 때문이라고 보고 있다. 우리나라의 감염률은 1991년에 첫 환자가 발생한 후 1992년에 서울 일부지역 0.5%, 전남 일부지역 10.6%라는 보고가 있었다.

2) 형태 및 생활사

난포낭은 원형이고 직경이 4.5~5.0 μm이며, 포낭벽은 얇고 그 안에는 4개의 포자소체와 1개의 잔여물질을 볼 수 있다. 난포낭은 modified acid-fast stain에서 적색을 나타낸다. 모든 발육단계는 위나 장의 점막상피세포에서 발견되며 생활사는 사람등포자충과 같다.

3) 병변, 진단 및 치료

면역능력이 정상인 사람은 무증상이거나 증상이 가볍고 1~2주면 회복되지만 면역능력이 저하된 사람은 90% 이상이 심한 설사를 하고 그 다음 오심, 구토, 복통과 체온이 상승하는 경우도 있다. 설사가 계속되면 2차적으로 탈수, 체중감소가 나타나고 그밖에도 이미증, 무력증, 신경쇠약과 두통, 근육통 등이 나타날 수 있으며, 특히 AIDS의 합병증일 때는 사망하는 경우도 많다. 진단 및 치료는 사람등포자충과 비슷하다.

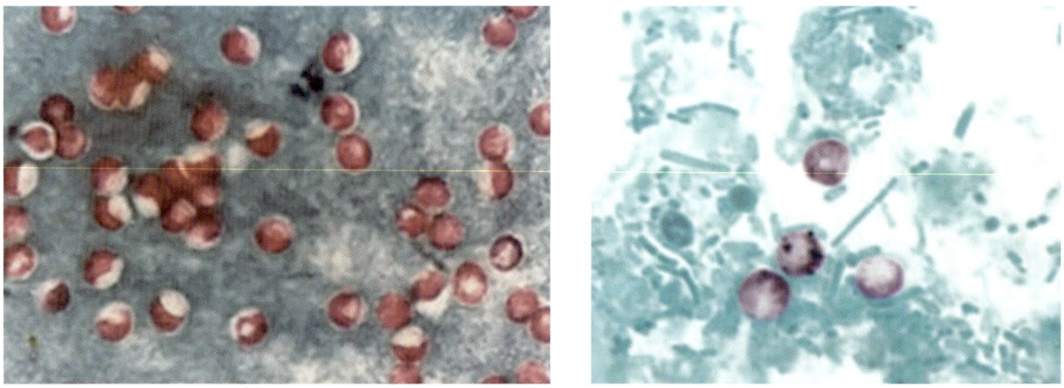

그림 2-50. 작은와포자충 난포낭

기생충학 핵심정리

- 원말라리아 원충 검사의 채혈 시기: **발열 직전**
- 열원충(말라리아)의 중간 숙주: **사람**
- 열원충(말라리아)의 종 숙주: **모기**
- 열원충(말라리아)의 모기체내 종말형: **포자소체(sporozoite)**
- 열원충(말라리아)의 종숙수인 모기에서 사람에게 감염될 때 감염형: **포자소체(sporozoite)**
- 모기체내에서 유성생식의 결과로 생성된 종말형으로 인체 감염형: **포자소체형(sporozoite form)**
- 열원충의 감염형인 포자체(sporozoite)가 유성생식 기간 동안 존재하는 곳: 모기의 타액선
- 열원충(말라리아)의 인체 내 발육단계
  모기타액의 포자소체(sporozoite) → 간에서 분열소체(merozoite)로 성숙 → RBC에 침입 **윤상체(ring form)** → 아메바형 → **분열체(schizont)** → 분열소체(merozoite) → 생식모세포(gametocyte)
- 열원충(말라리아) 진단: 발열직전, 혈액도말(후층, 박층)표본, Giemsa 또는 Wright 염색
- 열원충(말라이아) 진단에서 말초혈액 도말표본에서 검출대상 세포: **윤상체(ring form)**, **생식모세포(gametocyte)**
- 삼일열원충의 생활사 중 환자에서 모기로 감염되는 세포: 암수생식모세포(gametocyte)
- 삼일열 원충: 한국에서 유행, 종숙주는 중국얼룩날개모기(*Anopheles sinensis*)
- 삼일열 원충의 감염체는: **포자소체**
- 삼일열 말라리아(*Plasmodium vivax*) 원충의 특징: **밝은 자색을 띠는 *schuffner* 반점**
- 삼일열 말라리아 감염 특징: **감염 적혈구가 증대**
- 삼일열 사진: 우리나라 가장 빈번. 전방 부대 감염
- **사일열 원충(말라리아)**: 적혈구내 **대상체**(band form) 형의 분열체 형성 Zieman 반점, 국화꽃 모양의 merozoite는 6~12개
- **열대열원충**(*Plasmodium falciparum*): 열원충(말라리아) 환자의 혈액도말표본을 Giemsa 염색한 결과, 정상 크기 적혈구에 2~3개씩의 윤상체가 관찰된다.
- **열대열원충(열대열 말라리아)**: 바나나 모양 생식모세포
- 열대열 말라리아 사진: 생식모세포 열원
- 열대열 말라리아 사진: 적혈구내 분열체
- **톡소포자충**: 고양이 분변 오염, 돼지고기 생식 등으로 감염, 산모로부터 태아 감염
- **톡소플라즈마**: 종숙주는 고양이

Pick up 01

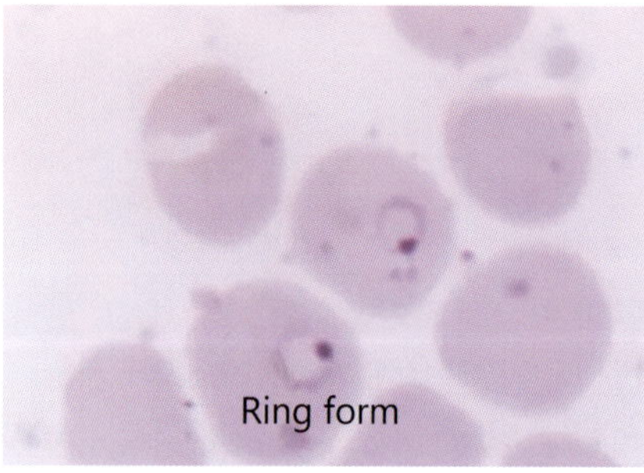

윤상체(ring form)

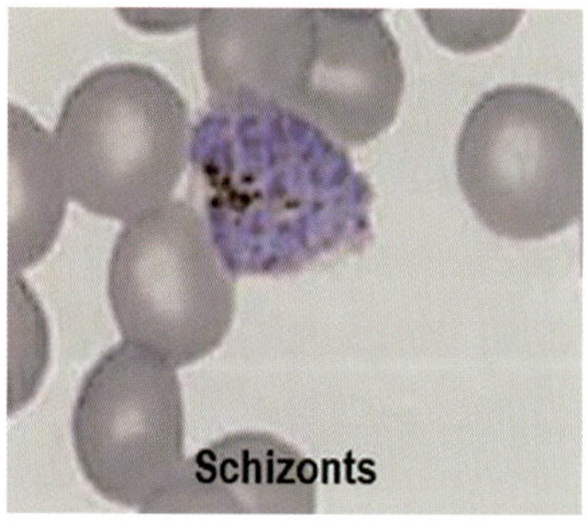

schüffner 반점

감염 적혈구는 정상 적혈구보다 증대

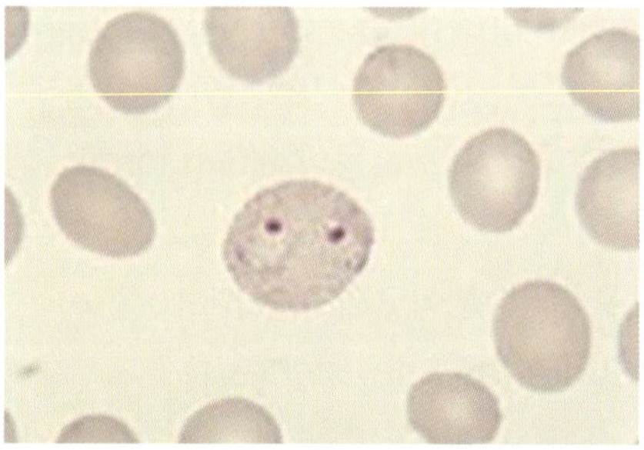

- Plasmodium vivax
- 한국에서 유행
  종숙수는 중국얼룩날개모기
- 밝은 자색을 띠는 schuffner 반점
- 감염특징: 감염 적혈구 증대
- 삼일열 원충의 감염체
  : 포자소체(sporozoite)
- 환자에서 모기로 감염되는 세포
  : 암수생식모세포(gametocyte)

삼일열원충

Pick up 02

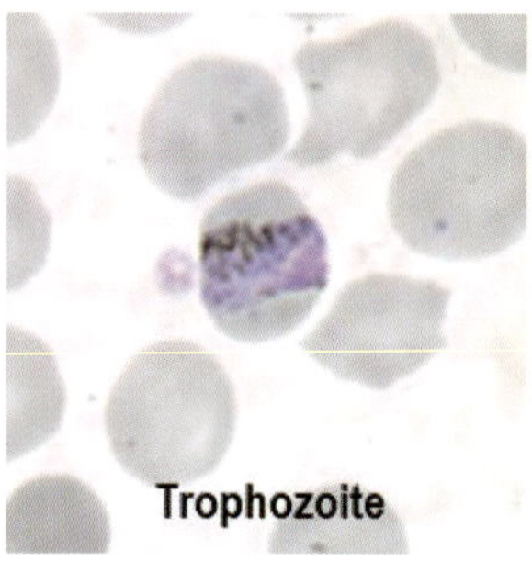

영양형 : 대상체(band form) 형

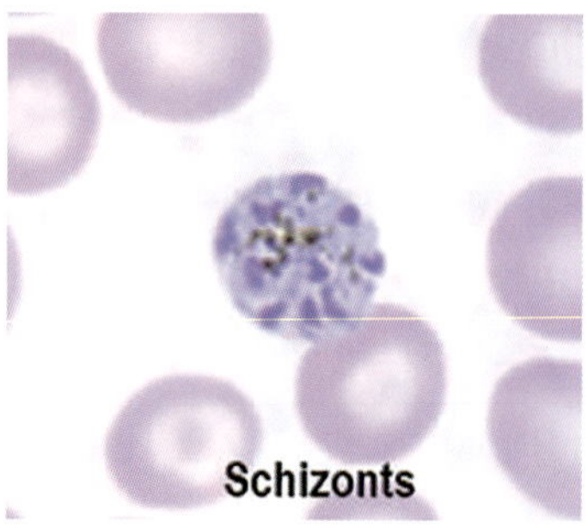

분열체 : 국화꽃 모양의 분열소체 6~12개

사일열원충

Pick up 03

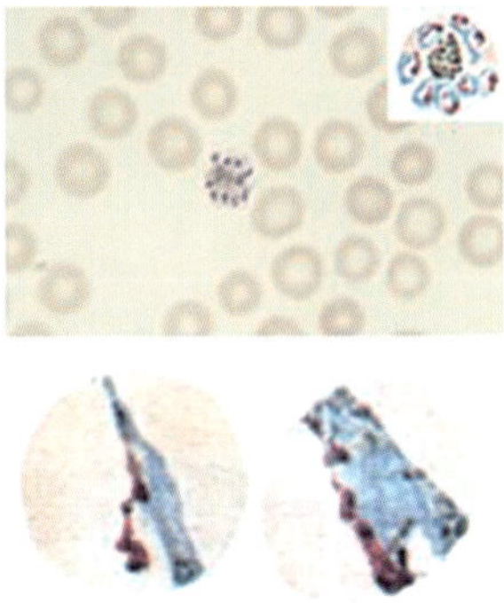

이질아메바 포낭형

- Plasmodium malariae
- Zieman 반점
- 국화꽃 모양의 merozoite는 6~12개
- 적혈구내 대상채(band form)형의 분열체 형성

Pick up 04

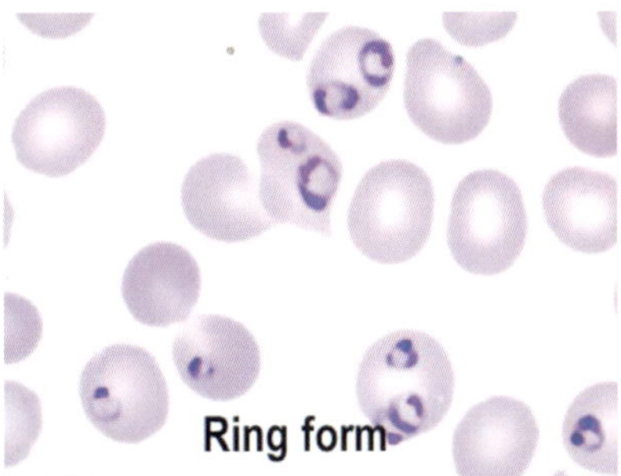

윤상체 : double dot, 이중 윤상체

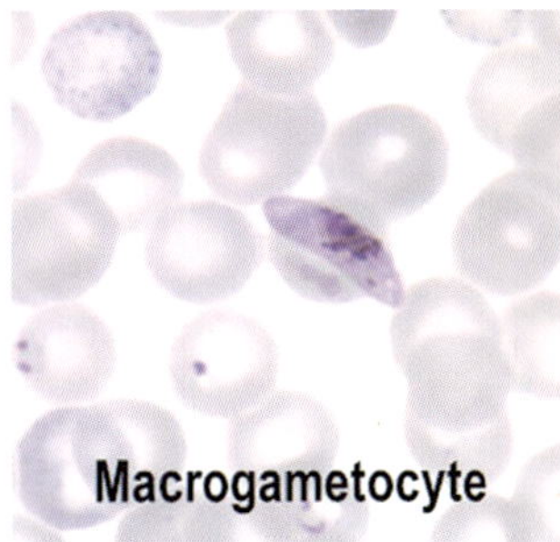

자웅생식모세포 : 바나나 모양

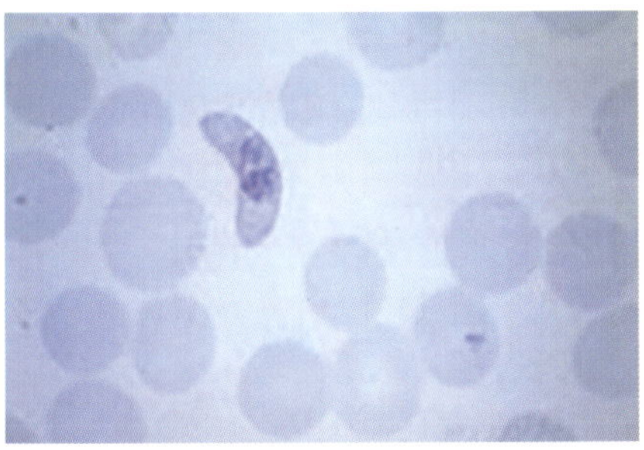

- Plasmodium flaciparum
- Giemsa 염색한 도말표본
- 바나나 모양 생식모세포
- 적혈구내 분열체
- 정상크기 적혈구에 2~3개씩의 윤상체가 관찰

열대열원충(말라리아)

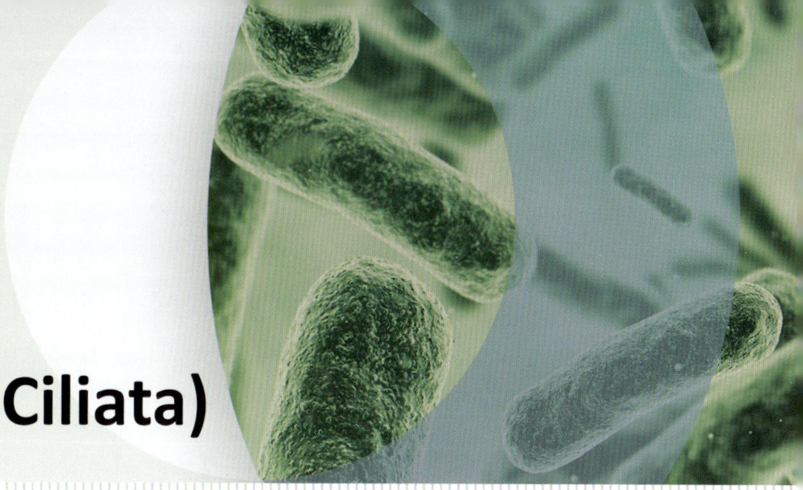

Chapter 04

섬모충류(Ciliata)

섬모충류의 특징은 대핵과 소핵이 존재하고 충체의 전표면에 섬모가 있으며 구기부 및 항문 부위가 있다.

1. 대장섬모충(*Balantidium coli*)

학습목표	1) 대장섬모층의 영양형과 포낭형의 형태학적 특징을 설명한다.(A)

1) 분포 및 역학

1957년 Malmsten이 설사 환자의 대변에서 최초로 발견한 것으로 인체기생은 드물고 주로 돼지에 감염률이 높다. 세계적으로 넓게 분포하지만, 한대지방보다 열대나 아열대지방에 감염률이 높다. 우리나라에서는 1930년에 Maeta에 의해 처음 감염이 보고된 이래 1952년에 1예, 1961년에 2예, 1974년에 1예 등이 보고된 바 있다.

2) 형태 및 생활사

영양형은 난원형으로 전단은 조금 뾰족하고 후단은 약간 넓다. 크기는 길이가 30~110 μm, 폭이 20~70 μm로 차이가 심하며, 다른 장내기생원충보다 훨씬 크다. 충체 전단에는 구기부와 인두가 있고 충체 표면은 섬모로 덮여 있다. 핵은 대핵과 소핵이 있고 2개의 수축공포와 여러 개의 식공포가 있다. 대핵은 아령모양 또는 신장모양으로 보이고, 소핵은 구형에 가까우며 대핵에 근접하여 위치한다. 포낭형은 크기가 직경이 50~60 μm로 난원형이며, 외층은 두터운 막을 싸여 있고 내층은 얇은 층으로 되어 있다. 처음 포낭형이 되었을 때는 충체가 포낭 내에서 움직이지만 시간이 지나면서 정지되고 섬모도 퇴화한다.

본 원충은 소핵, 대핵, 세포질 순서로 횡2분열법에 의하여 증식한다. 소핵은 유사분열을 하며 분열증식에 기여하는 진짜 핵이고, 대핵은 무사분열을 하여 분열증식과 관계없는 영양핵이다. 인체감염형은 포낭형이다.

3) 병변 및 증상

대장 내 또는 조직에 기생하면서 장점막조직을 파괴하여 2차적으로 세균감염을 유발할 수도 있으며 만성 궤양이나 기타 광범위한 병변이 대장 특히 맹장부위에 나타난다. 충체의 분비물인 세포용해성 물질에 의한 병변보다는 충체가 크기 때문에 기계적인 장애가 더 심하다고 볼 수 있다. 증상은 무증상으로 진행되는 경우가 많으나 증상을 나타내는 경우는 복부산통, 오심, 구토, 설사 등을 일으킨다. 특히 이질 같은 점혈변을 볼 수 있는데, 이것을 섬모충성 이질(balantidial dysentery)이라 한다.

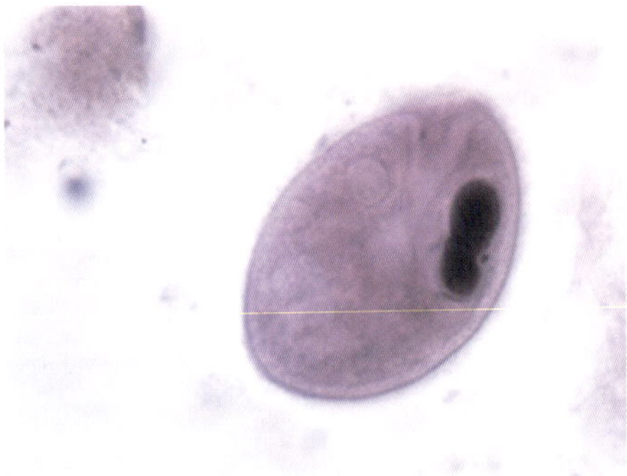

대장섬모충 영양형

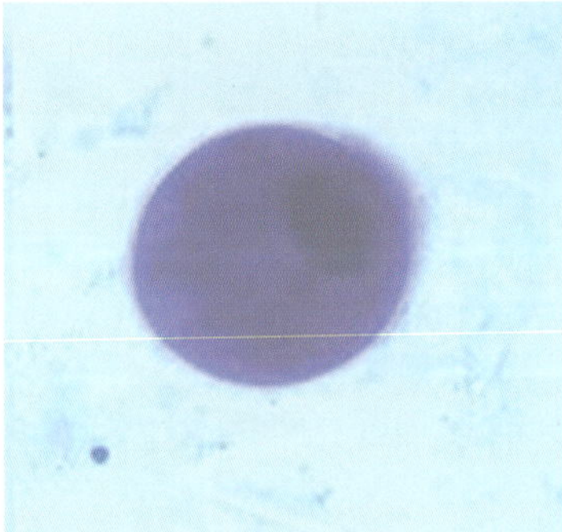

대장섬모충 포낭형

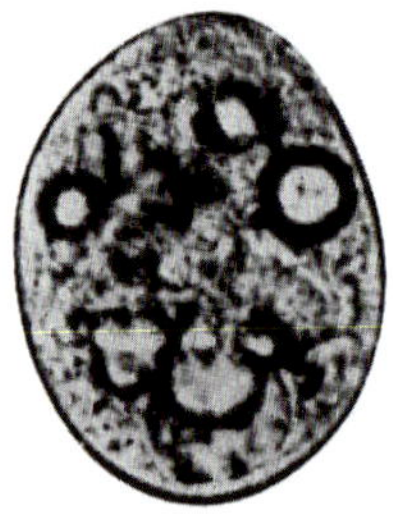

신선표본

그림 2-51. 대장 섬모충

4) 진단 및 치료

환자의 대변 내에서 영양형이나 포낭형을 검출하여 진단하고 병소조직의 생검으로 충체를 발견하기도 한다. Fänkel씨 무단백배지에 혈청 및 rice starch를 가한 배지에 배양하여 확인하기도 한다. 치료제로는 carbarsone 0.25~0.5 g을 1일 2회 복용하고 전량 5~10 g이 될 때까지 계속하거나 metronidazole을 복용하기도 한다. 그리고 oxytetracycline, diiodoquine 등이 이용되기도 하지만 emetine은 효과가 없다.

기생충학 핵심정리

- 대장섬모충(*Balantidium coli*): 원충류의 포낭형 중 크기가 가장 큰 것, 45~75 μm
- 대장섬모충: 분변 검출 원충류, 2개의 핵과 섬모로 둘러싸인 영양형을 가짐.
- 대장섬모충: 영양형 세포질내에 대핵와 소핵을 함께 갖고 있는 원충
- 대장섬모충 사진: 대변 섞인 소변 침사 운동성 활발

Pick up 01

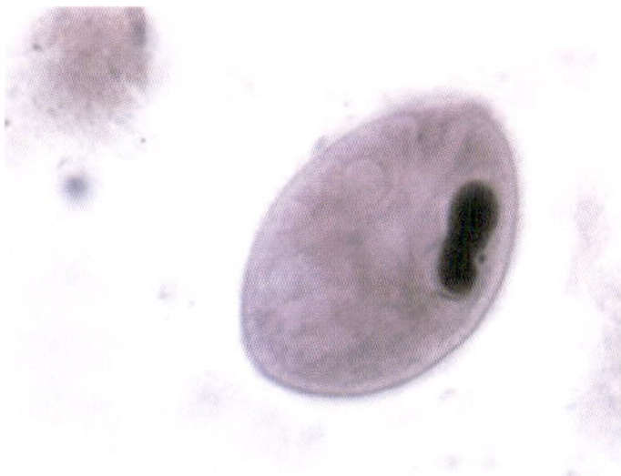

인체 기생형 원충류 중에서 가장 크기가 크고, 섬모(cilia)가 표면을 덮고 있음. 대핵은 신장형으로 충체의 한쪽에 편재

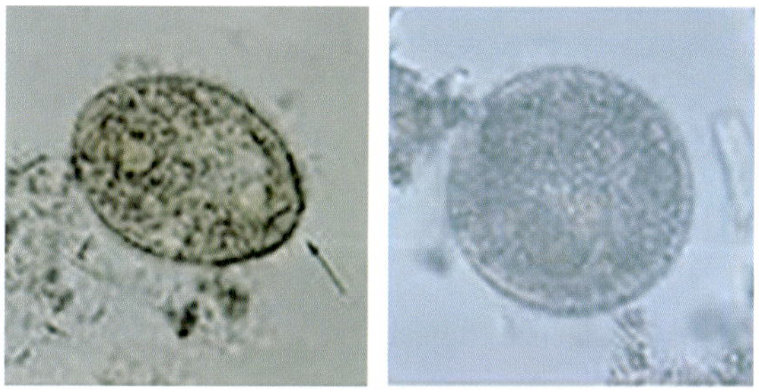

- Balantidium coli
- 대변섞인 소변 침사에서 운동성 활발
- 2개의 핵(대핵, 소핵)과 섬모로 둘러싸인 영양형을 가짐
- 영양형 세포질내에 대핵과 소핵을 함께 갖고 있음
- 원충류의 포낭형 중 가장 큼(45~75 um)

대장섬모충

⊂⊂ 참고문헌 ⊃⊃

1. 具聖會 외 7人 (1980): 臨床寄生虫實習, 新光出版社
2. 문희주, 박성균, 김일택, 황석천(1987): 人體寄生虫圖鑑, 고려의학
3. 민홍기(1984): 기생충학, 수문사
4. 徐丙?(1987): 最新臨床寄生虫學, 一湖閣
5. 蘇鎭琸, 金鍾煥, 具聖會(1978): 人體寄生虫學槪要, 開文社
6. Belding, D.L.(1965): Textbook of Clinical Parasitology, 3rd ed., Appleton Century Crofts, Inc., New York.
7. Chandler, A.C. & Read, C.P.(1961): Introduction to Parasitology 10th ed., John Wiley & Sons, Inc., New York.
8. Cheng, T.C.(1973): General Parasitology, Academic Press, Inc., New York.
9. Hoffman, G.L.(1956): Medical Parasitology, Laboratory Manual, Burgress Publishing Co., Minneapolis, Minnesota
10. Markell, E.K., Voge, M., John, D.T.(1986): Medical Parasitology, 6th ed., W.B. Saunders Company, Philadelphia.
11. Wenyon, C.M.(1963): Protozoology, London.
12. Yamagutsi, S.(1958~1963): Systema Helminthum I~V, Interscience Publisher, New York.
13. 加納六郎, 申中 寬(1987): 新寄生虫病學, 南山堂
14. 江口季雄, 岩田繁雄(1960): 寄生虫病學, 金原出版
15. 赤尾信吉(1987): 醫動物學, 醫學書院
16. 横川 定, 森下 薫, 横川宗雄(1974): 最新人體寄生虫提要, 杏林書院

Part 3

연충류

Chapter 01

선충류(Nematoda)

연충류는 그리스어의 'helmins'(벌레)에서 유래하는 용어로, 원충류(protozoa)와 비교하여 조직과 기관이 발달된 다세포 기생충류를 지칭하는 말이다. 의학적으로 중요한 연충류에는 선충류(nematoda), 흡충류(trematoda)와 조충류(cestoda)가 있다.

표 3-1. 연충류의 특징

	선충류	흡충류	조충류
몸 외형	긴 원통형 round worm	편평한 나뭇잎 모양 fluke	편평한 띠 모양 tape worm
체강	있음(체강액이 차있다)	없음	없음
흡착기구	없음(일부 치아 또는 치판)	2개의 흡반	4개 흡반 또는 흡구
소화기	완전	불완전	없음
생식기	암수딴몸(자웅이체)	암수한몸(자웅동체)	암수한몸(복수)
종류	회충, 편충, 요충 등	폐흡충, 간흡충 등	유구조충, 무구조충 등

1. 일반적인 특징

충체는 가늘고 긴 원통형이고, 암수딴몸이며, 소화관이 완전하다. 크기는 선모충 같이 2 mm 이하부터 메디나충과 같이 1 m 이상인 것까지 다양하다. 일반적으로 암컷이 수컷보다 크다. 형태도 다양하며 생활사도 중간숙주를 가지는 것부터 단순한 것까지 여러 가지가 있다.

1) 형태

(1) 외형

성충은 긴 원통형이며 좌우 대칭이고 머리와 꼬리 부위가 가늘다. 수컷은 암컷보다 크기가 작으며 꼬리 부분이 말려 있고 교미침과 교접낭이 있는 종도 있다.

(2) 체벽

각피(cuticula), 각피하층(hypodermis), 근육층(muscular layer)으로 이루어지고 소화기, 생식기관과 신경, 배설기관들이 들어있는 체강을 둘러싸고 있다.

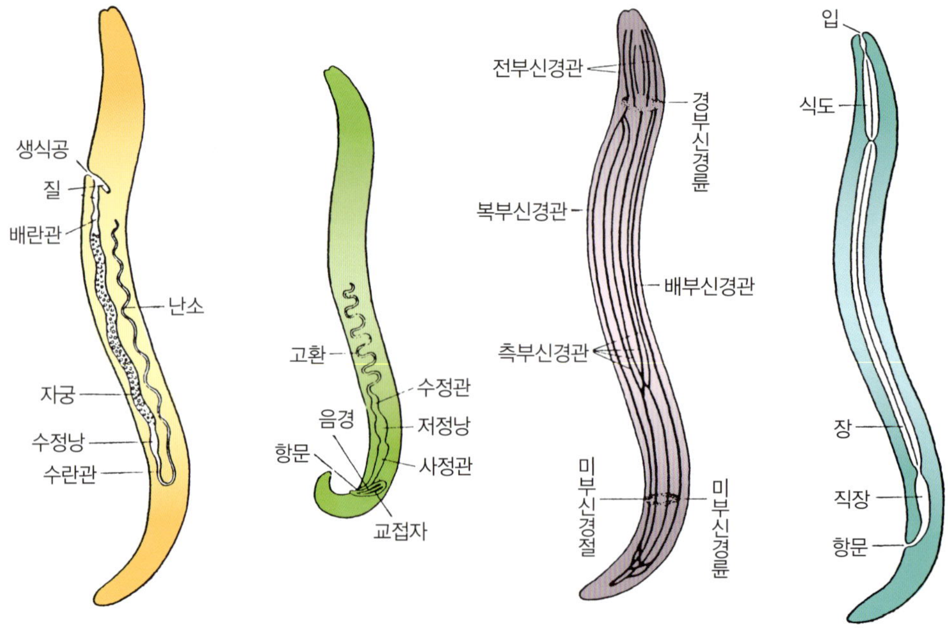

그림 3-1. 선충의 내부구조

(3) 소화계

구강, 식도, 중장, 직장을 지나 항문까지 한줄기로 되어있다. 입은 입술(lip) 또는 유두(papillae)에 둘러싸인 것이 보통이며, 치아(teeth), 치판(plate)이 있는 경우도 있다. 식도(esophagus)는 근육성과 각피성인 것이 있으며 일부 종은 식도 중간부분에 1~2개의 식도구(esophagus bulb)가 있어 이는 종 감별에 중요하다. 항문은 암컷에서는 독립적이나 수컷은 사정관과 같이 열려있어 이 부위를 배설강(cloaca)이라 한다.

(4) 생식계

수컷의 생식기관은 가느다란 고환(testis)에서 시작하여, 수정관(vas deferens), 저정낭(semi-nal vesicle), 사정관(ejaculatory duct)을 지나 항문과 함께 배설강으로 연결된다.

교미보조장치로 1~2개의 교미침(spicule)이 있고 일부 종은 생식길잡이(도자대, gubernaculum), 교접낭(bursa copulatrix) 등이 있으며 교접낭은 늑조(ribs 또는 rays)로 지지된다.

암컷의 생식기는 난소(ovary), 난관(oviduct), 수정낭(seminal receptacle), 자궁(uterus), 배란관(oveijector) 및 질(vagina)로 이루어진다. 질은 보통 짧고 근육질이며, 직접 생식공(vulva)으로 개구된다.

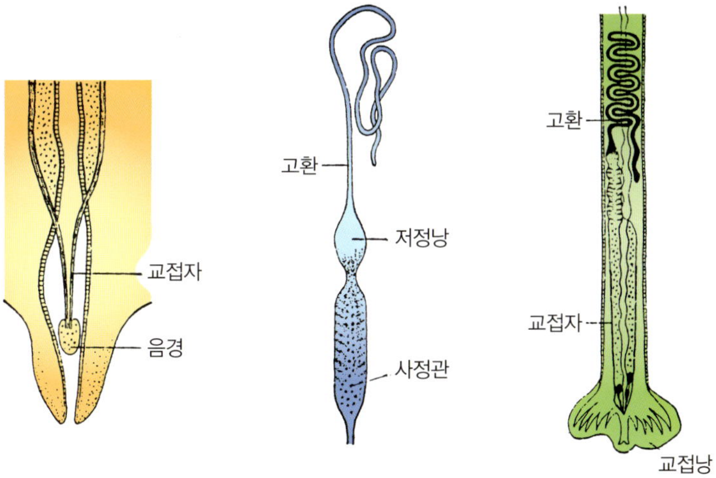

그림 3-2. 개구충의 웅성 생식기(수컷)

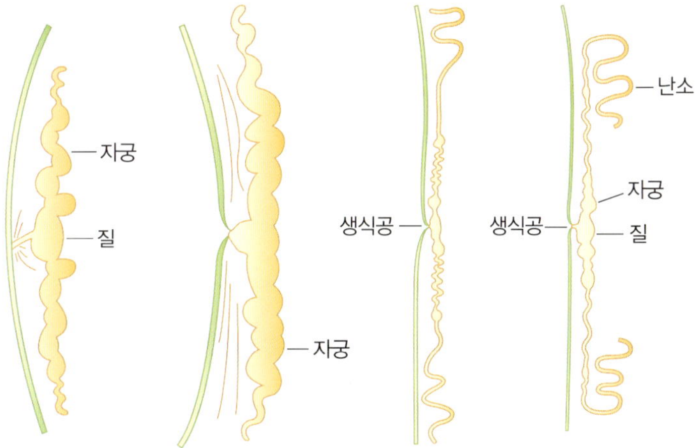

그림 3-3. 개구충의 자성 생식기(암컷)

2) 생활사

선충류의 암컷은 충란(egg) 또는 유충(larva)을 배출하는데 난생종(oviparous)과 태생종(viviparous)으로 분류한다. 어떤 종의 충란은 산란 후 일정시간 지나면 충란 속에 유충이 생기는데 이를 자충포장란(embryonated egg)이라 한다. 선충류는 보통 성충이 되기까지 4번의 탈피(molting, ecdysis)과정을 거친다. 제1회 탈피는 유충이 난각에서 탈출하는 경우가 많지만 어떤 종에서는 난각내에서 2회나 탈피하기도 한다. 또한 제2회 탈피 후 자유생활을 마치고 감염기(infective period)로 들어가 숙주에 침입기회를 기다리며 그 이상의 발육하지 못하면 사멸한다. 그리고 일부 종에서는 제2회 탈피를 못하고 저항력이 큰유충을 피포유충(ensheathed larva)이라 한다.

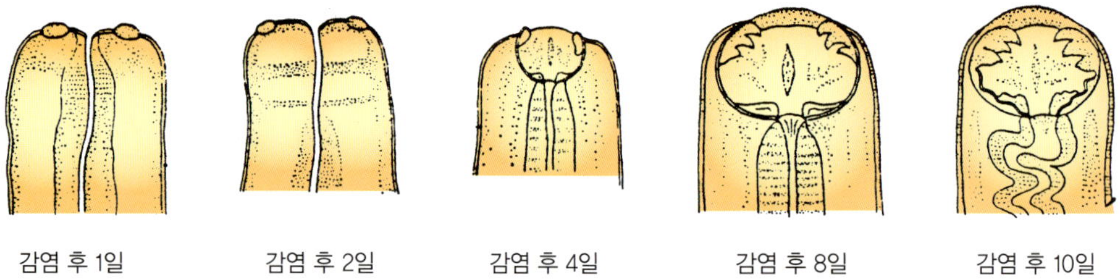

그림 3-4. 개구충의 경구감염 시 구낭 형성

3) 숙주

지구상에 서식하는 대부분의 척추동물은 종숙주(final host)가 될 수 있다. 종숙주는 성충이 기생하거나 유성생식세대가 일어나는 경우이다. 반면 중간숙주(intermediate host)는 유충이 기생하거나 무성생식세대가 일어나는 경우이며 주로 양서류, 어류, 곤충, 갑각류 등이 있다. 척추동물도 중간숙주가 될 수 있다.

2. 회충(Giant intestinal round worm, *Ascaris lumbricoides*)

학습목표	1) 회충의 성충과 충란의 형태학적 특징을 설명한다.(A) 2) 회충의 생활사를 설명한다.(A) 3) 회충감염의 예방관리 대책을 설명한다.(B)

1) 분포 및 역학

세계적으로 널리 분포되어 있으며, 추운 지역보다 온도와 습도가 높은 열대나 아열대지방에 많다. 선진국보다는 개발도상국이나 후진국에 많으며 특히 인분의 처리가 비위생적인 지역에서 감염률이 높다. 우리나라 국민의 회충란 양성률은 1971년 54.9%에서 1992년 0.3%, 2003년 0.06%, 2012년도 0.025%로 급감했으며 최근에는 거의 검출되지 않고 있다.

2) 형태

성충의 크기는 수컷이 15~25 cm, 암컷은 25~35 cm이다. 암컷이 수컷보다 크고 굵으며, 수컷의 꼬리가 배쪽으로 말려있고 끝에 2개의 교접침이 있어 암컷과 구별된다. 두부에는 3개의 입술과 유두가 특징적이다. 암컷은 충체 약1/3 근처에 생식공(vulva)이 있으며 이 부위는 약간 잘록하며 질로 연결된다. 이어 자궁, 수정낭, 수란관, 난소로 연결되며 자궁내에는 충란이 가득차 있다.

3) 충란

회충란은 수정란(fertilized egg)과 미수정란(unfertilized egg)으로 구별된다. 수정란은 65~75 μm×35~50 μm, 미수정란은 80~90 μm×40~45 μm의 크기로 수정란보다 좁고 더 길다. 수정란은 타원형으로 난각이 두텁고 한 개의 난세포를 보이는 반면 미수정란은 불규칙적인 장타원형이며 과립으로 차있다. 미수정란은 보통 암컷의 단독기생이거나 미성숙 암컷의 산란으로 배출된다.

회충란은 바깥층부터 단백막(protein coat), 키틴막(chitinous layer) 지질막(lipoid layer)의 3층막으로 구분되며, 제일 바깥층의 단백막은 답즙 색소에 염색되어 황갈색을 띤다.

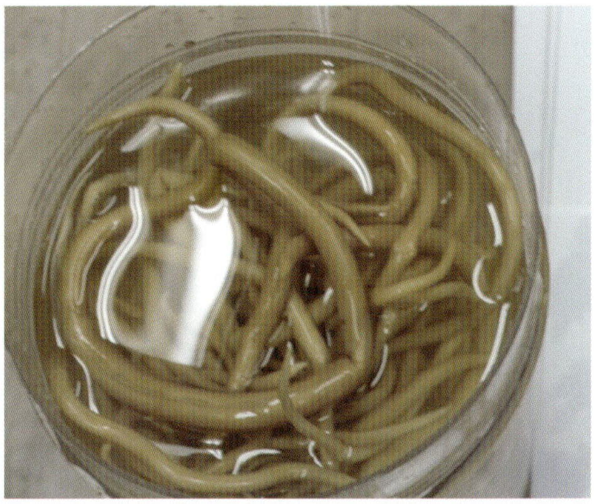

그림 3-5. 회충성충

4) 생활사

성충의 기생부위는 소장이다. 암컷은 매일 약 20만개의 충란을 낳는데 이 충란은 대변과 함께 외부로 나온다. 배출된 수정란은 적당한 습도와 온도(22~30°C)에서 발육하여 약 2주 정도 지나면 충란 내에 유충이 만들어진다. 이 자충포장란(embryonated egg)이 사람에 감염되면 십이지장에서 부화하여 유충이 나온다. 이를 막대유충(rhabditoid larva)이라 하며 크기는 200~300 μm 정도이며 소장벽으로 침입하여 림프관이나 세정맥을 타고 간문맥을 지나 심장과 폐로 이행한다. 폐모세혈관에서 폐포로 나와 기관지, 기관, 후두

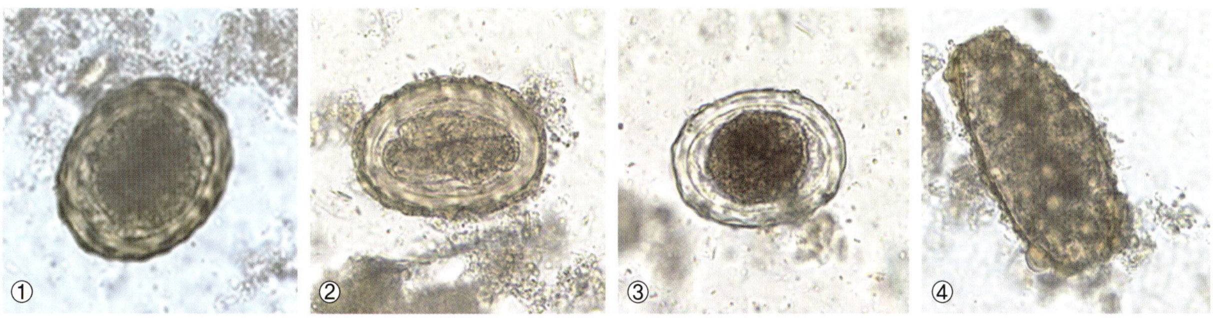

그림 3-6. 회충란의 종류

① 회충 수정란, ② 자충포장란(×200), ③ 탈각란(×200), ④ 미수정란(×200)

를 지나 식도, 위를 통과하여 소장에 성충으로 자란다. 성충이 되기까지는 감염 후 약 60~80일 걸리며 생존기간은 12~18개월이다. 사람의 감염은 인분으로 재배한 채소의 섭취가 가장 흔하며 오염된 토양에 접촉한 손이나 장난감을 통한 경구감염도 가능하다.

5) 병변 및 증상

회충증(ascariasis)은 다양하나 크게 유충의 감염과 성충의 감염에 따라 차이가 있다.

(1) 유충에 의한 병변

장내에서 부화한 유충이 장벽이나 간을 관통할 때 미세출혈과 염증을 일으킨다. 폐이행 과정에서 모세혈관의 파열로 폐포의 출혈, 부종과 호흡곤란, 즉 회충성 폐렴(Ascaris pneumonitis)을 일으킨다. 소아에서 중요한 증상이며 간혹 가래에서 유충이 발견될 수도 있다.

(2) 성충에 의한 병변

성충의 기생으로 기계적인 자극과 독성작용, 알레르기작용 등이 나타날 수 있으나 적은 수의 기생으로는 증상이 없는 경우가 많다.

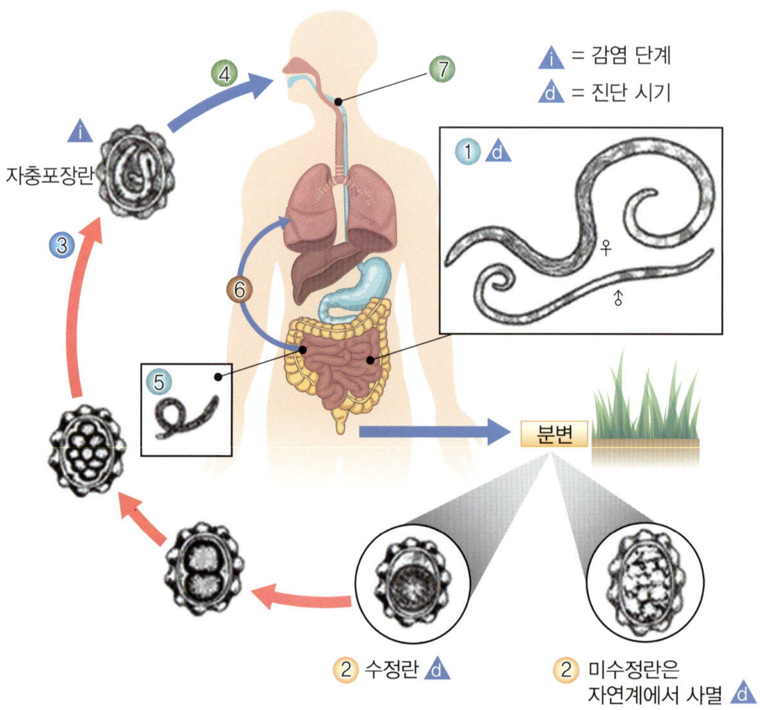

그림 3-7. 회충의 생활사

① 기계적인 장해: 성충이 담관, 충수돌기 등에 침입하여 급성복통을 일으키며 위, 식도, 구강, 비강, 누관 등으로 들어가서 입, 코, 눈으로 나오기도 한다. 이를 미입이행(erratic migration)이라 한다. 췌장관으로 들어가 췌장염, 충수돌기로 들어가 충수염을 일으키며 다수의 충체가 장내에 뭉쳐 장폐쇄증(ileus)을 일으킬 수 있다.

② 화학적 장해: 성충에서 분비되는 대사산물(회충독)의 감작에 의해 알레르기 반응이 나타나며 복통, 오심, 구토, 식욕부진, 이미증(allotriophagy) 등이 나타난다. 혈액소견은 호산구, 림프구가 증가한다.

6) 진단

대변검사에서 충란을 검경하여 진단한다. 1일 산란수가 많으므로 주로 직접도말법을 사용하며, 집란법도 사용한다. 특히 집단검사에는 후층도말법이 유용하다. 암컷만 기생할때는 주로 미수정란이 검출되며 수컷만 기생할 때는 충란이 검출되지 않으므로 면역학적 진단법이나 X-선 진단법 등의 보조진단법이 이용되기도 한다. 인체감염 중 폐이행기 때 객담이나 위흡인액에서 유충을 발견할 수 있다. 성충은 간혹 분변으로 배출되나 입이나 코로 나올 수도 있으며 외형의 특징으로 진단한다.

7) 치료

구충제를 투약하지만 이소적 기생이나 격렬한 회충증은 외과적으로 적출한다. mebendazole이 광범위 구충제로 선충류에 유효하다. 그 외 albendazole, flubendazole 등이 있다.

8) 예방

회충감염은 감염형인 자충포장란의 경구섭취에 의한다. 오염된 야채로 쌈이나 겉절이, 김치를 통해 감염되며 특히 식전에 손을 깨끗이 씻는 습관과 야채나 과일은 흐르는 물에 깨끗이 씻어 먹는 습관을 길러야 한다.

3. 개 회충(Dog ascaris, *Toxocara canis*)

학습목표	1) 유충 내장 이행증(visceral larva migrans)을 설명한다.(B)

1) 분포 및 역학

세계적으로 넓게 분포되어 있다. 최근 우리나라는 높은 소득과 위생관념으로 대부분의 기생충 감염이 큰 폭으로 줄었지만 물고기회나 육회를 먹는 식습관과 반려동물의 선호경향으로 간흡충과 개회충의 감염은 줄어들지 않고 있다. 특히 애완견의 수가 크게 늘어났으나 개 분변의 부적절한 처리로 인해 개회충의 감염이 점차 늘고 있는 실정이다.

2) 형태

성충의 크기는 수컷이 4~6 cm, 암컷이 6.5~10 cm이다. 흰색이며 사람 회충의 소형과 형태가 비슷하다. 충란은 85×75 μm의 크기로 난원형이며, 표면에 단백막이 있고 암갈색을 띤다.

3) 생활사

개의 소장에 기생하며 충란은 대변을 통해 외부로 배출된다. 흙속에서 자충포장란으로 성숙하여 개, 오리, 소 등의 숙주에 침입한 후 주로 간에 기생한다. 개의 경우 4개월 미만의 강아지에 감염되면 장내에서 부화, 장기이행을 거쳐 소장에서 성충으로 기생한다. 그러나 성숙한 개에서는 부화된 유충이 장기나 근육에 기생하여 즉 조직이행(somatic migration)으로 살아간다. 그리고 임신한 개의 경우 유충은 태반을 통과한다. 사람에서는 성숙한 개와 같이 장관에서 부화하여 폐를 통과한 후 전신의 장기나 근육에서 유충으로 기생하게 된다.

4) 병변 및 증상

사람에서 유충은 290~350 μm×14~20 μm의 크기로 간, 폐, 신장, 심장, 뇌, 안구, 근육조직 등의 장기에서 기생하며 다양한 병변을 일으킨다. 발열이나 몸살 등 가벼운 증상부터 눈의 망막박리로 인한 실명이나 뇌경색 등의 중증병변도 일으킨다.

5) 진단

인체 내에서는 유충상태로 기생하여 충란을 발견할 수 없기 때문에 진단은 주로 면역학적 진단법을 이용한다. 호산구증다증 환자에서 ELISA법으로 유용한 결과를 얻었다는 보고가 있다.

6) 치료 및 예방

개의 감염은 유충의 태반 통과, 모유를 통한 유즙감염, 기생충란의 경구감염, 충란 또는 유충에 감염된 작은 동물의 포식 등으로 일어난다. 사람의 감염은 충란에 오염된 흙을 통한 경구감염과 동물의 간 생식으로 일어난다.

최근 보고에 의하면 일부지역 놀이터의 흙속에서 개회충란이 7~17% 검출되었다. 이는 애완견의 수가 급증하였으나 적절한 관리, 특히 야외에서 분변관리가 제대로 이루어지지 않아 놀이터에서 노는 어린이들이 감염에 노출되어 있다. 그리고 폐나 간에 결절이 있는 사람의 혈청에서 개회충의 항체 양성율이 66.7%로 나타났으며, 또한 개회충의 감염자의 약 90%가 소간을 날로 먹은 경험이 있었다. 그리고 땅의 모이를 주워 먹는 습성이 있는 닭이나 오리도 개회충에 감염되며 닭의 생간을 먹어서도 감염된다. 그리고 우리나라뿐만 아니라 베트남, 중국같이 소간을 날로 먹는 나라들에서 감염률이 높게 나타났다.

특별한 치료법은 없고 전신적인 경우는 thiabendazole을 복용한다. 예방법으로는 반려견의 주기적인 구충제 투여와 야외에서 분변관리, 그리고 성인들에서는 동물의 생간의 섭취를 금한다. 다른 예방법과 유사하게 외출 후 손 씻기를 생활화한다.

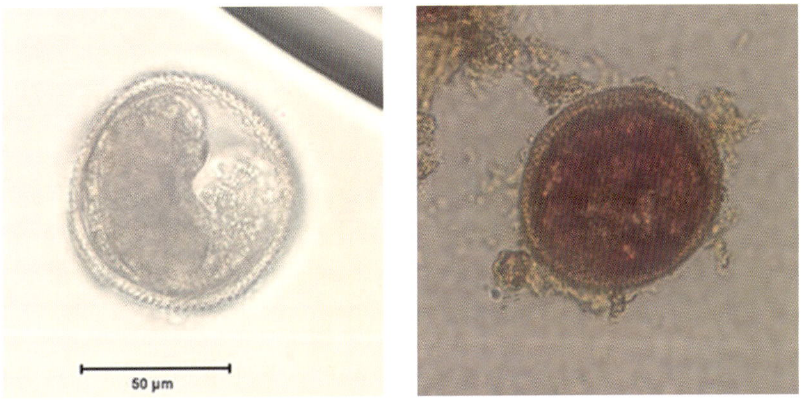

그림 3-8. Toxocara 종(species)의 충란

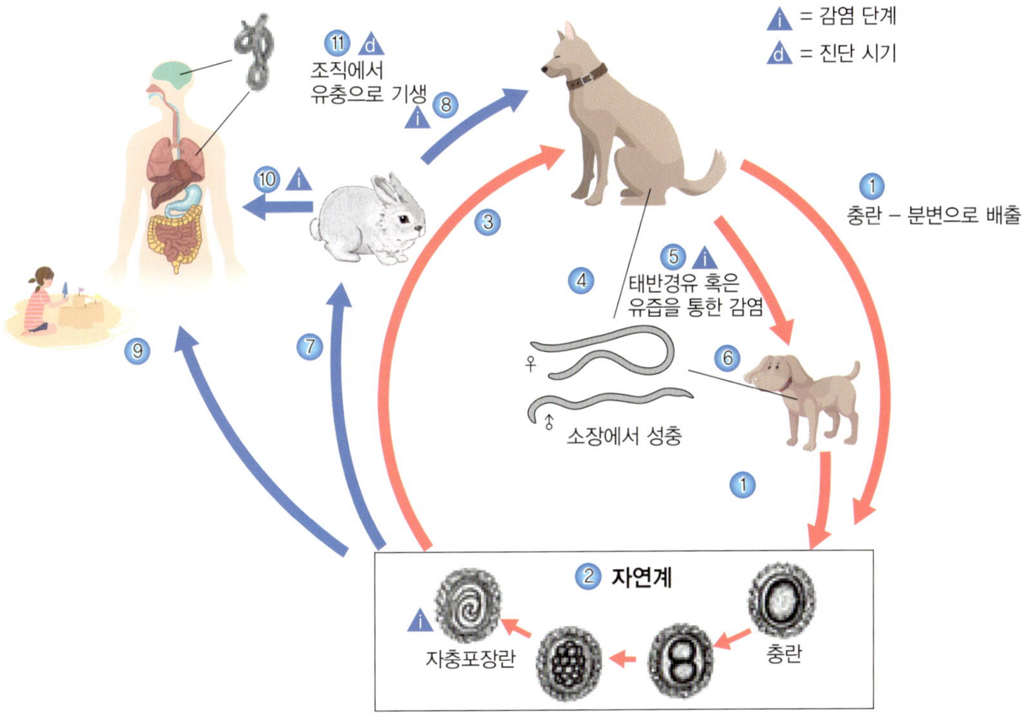

그림 3-9. 개회충의 생활사

4. 고래회충증(*Anisakiasis*)

학습목표	1) 아니사키스증의 병리 및 증상을 설명한다.(B) 2) 아니사키스증의 감염경로를 설명한다.(A) 3) 아니사키스의 진단법을 설명한다.(A)

Anisakis 종은 바다에 서식하는 고래, 돌고래, 물개, 바다표범 같은 포유류의 위에 기생하는 회충이며 고래회충의 유충감염을 고래회충증이라 한다. 주로 바다 생선류의 회를 먹은 후 이 유충이 급성복통이나 메스꺼움, 구토 등을 일으킨다. 식습관이 비슷한 우리나라와 일본 등에서 많이 발생한다.

1) 분포 및 역학

전세계적으로 폭넓게 분포되어 있다. 스시 등의 생선회를 좋아하는 경향이 세계적으로 증가하면서 일본이나 한국 등 동양권은 물론 유럽과 미국 뉴질랜드 등에서도 보고되고 있다. 최근 서울의 한 수산물공판장에서 수집한 생선 중 갈치 100%, 고등어 95% 붕장어 90% 멸치 2.9%에서 유충이 발견되었다는 보고가 있다.

2) 형태

고래회충, 향유고래회충 및 물개회충의 성충은 크기가 서로 다르나 인체 감염형인 유충(anisakid larva)은 대개 20~35 mm × 0.3~1.0 mm의 크기로 실같이 가늘며 전단에는 천치(boring tooth)가 있고 식도는 근육성이며, 장관의 전방에는 배설세포(renette cell)가 위치한다.

3) 생활사

제1중간숙주는 바다새우류(*Euphausiid crustacea*)이고 제2중간숙주는 바다어류인 대구, 명태, 고등어, 갈치, 청어, 꽁치 등과 두족류인 오징어, 낙지 등이며, 종숙주는 고래, 물개 등이다. 산란된 충란은 바닷물로 배출되어 27°C에서 부화하여 제1기 유충이 된다.

이 유충은 제1중간숙주에 섭취되어 제2기 유충이 되며 제2중간숙주에 섭취되고 복강이나 근육내로 이동하여 탈피 후 제3기 유충이 된다. 다시 종숙주에 섭취되어 위벽에 부착하고 3~4일 내에 탈피 후 제4기 유충이 되며, 마지막 탈피 후 성충이 된다. 인체에는 제3기 유충이 포함된 제2중간숙주의 생식에 의해 감염되며 유충인 상태로 기생한다.

4) 병변 및 증상

인체의 주 병변은 급성적인 알레르기반응과 만성적인 소화기계 장애이다. 급성증상은 감염된 생선회를 먹은 후 6~8시간에 나타나며 상복부의 경련성 동통이나 오심, 구토 등으로 식중독을 의심하며, 이는 유충

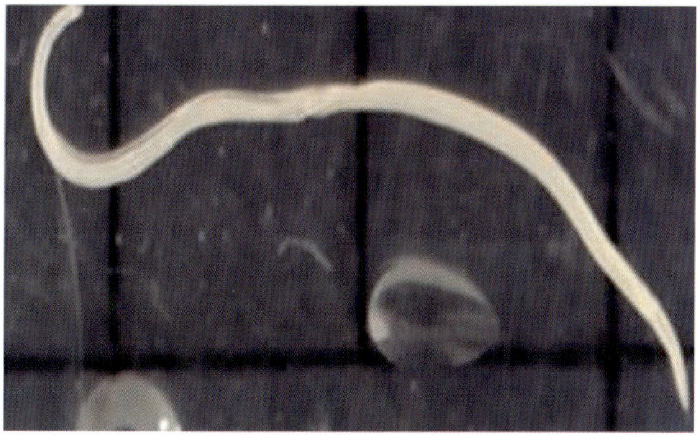

그림 3-10. 고래회충의 성충

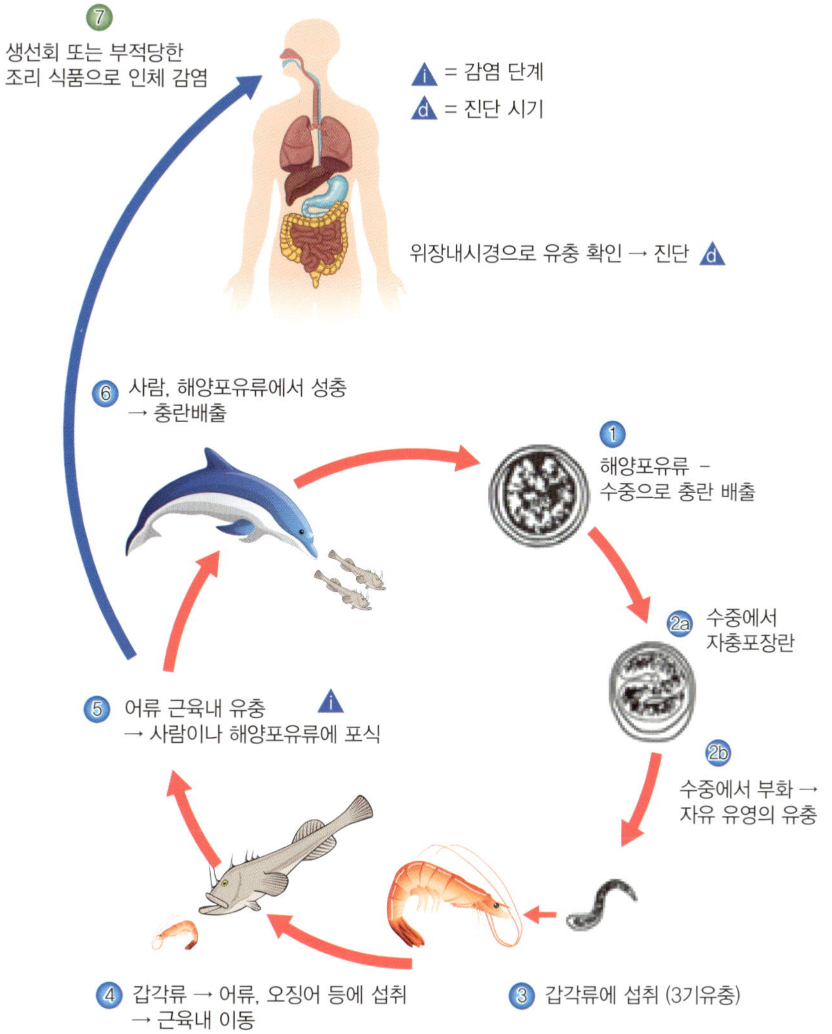

그림 3-11. 고래회충의 생활사

의 대사산물이나 죽은 충체 성분에 의해 일어난다. 만성증상은 유충이 인두, 위벽, 소장 등에 침입하여 호산구성 육아종이나 농양을 만들어 소화장애, 복통 등의 증상이 나타나기도 한다.

5) 진단

바다생선회를 먹은 다음 복통 등의 식중독증세가 나타나면 의심해 볼 수 있으며, 내시경으로 위를 관찰하거나 혈청학적반응으로 진단할 수 있다. 가장 정확한 진단법은 외과적으로 유충을 검출하는 것이다.

6) 치료

치료제는 steroid 제제, thiabendazole, hetrazan이 복용되고 있지만 외과적으로 유충을 적출하는 것이 가장 효과적이다.

7) 예방

유충은 주로 바다생선의 내장에 살고 있다. 냉장보관 등 시간이 지나면 이 유충은 근육내로 이동하는 습성이 있어 바다생선을 잡은 즉시 내장을 제거해야 한다. 그리고 생선회는 신선한 생선으로 만든 것을 먹어야 한다. 유충의 생존기간은 식염수서 175일 이상, 1%식초에서 100일 이상이므로 요리에 사용하는 정도의 식초와 소금 절임으로도 죽지 않는다. 그러나 70 ℃의 고온이나 −20 ℃의 저온에서는 즉시 사멸하고 냉장온도에는 감염력이 있다.

5. 요충(Pin worm, seat worm, *Enterobius vermicularis*)

학습목표	1) 요충의 성충 및 충란의 형태를 설명한다.(A) 2) 요충의 생활사와 검사방법을 설명한다.(A)

1) 분포 및 역학

전 세계적으로 분포한다. 열대지방보다는 온대와 한대지방에 더 많다. 우리나라의 감염률은 1981년 조사에서 전체 12.0%, 도시 10.3%, 농촌 14.6%였고, 1992년 조사에서는 전체 0.9%, 도시 0.7%, 농촌 1.4%으로 도시 보다 농촌이 감염률이 높았다.

2) 형태

성충의 크기는 수컷이 2~5 mm, 암컷이 8~13 mm이며 머리 부분에는 한 쌍의 머리날개(두익, cephalic alae)가 있다. 수컷은 꼬리가 말려있으나 암컷의 꼬리는 뾰족하여 핀과 비슷하게 보이므로 pin worm 으로 불린다. 3개의 입술과 잘 발달된 식도구(eospphageal bulb)가 특징적이며 암컷은 항문주위에서 잘 발견되나 수컷은 찾기 어렵다.

3) 충란

크기는 50~60×20~30 μm로 감씨 모양이다. 난각은 투명하고 두 겹이며 가볍다. 충란은 산란할 때부터 감염력이 있는 자충포장란이다.

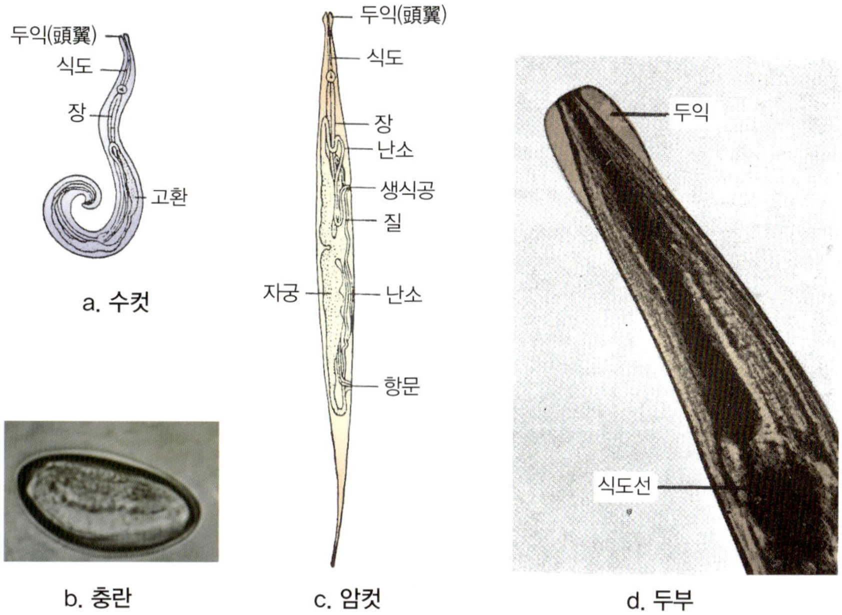

그림 3-12. 요충의 성충 및 충란 형태

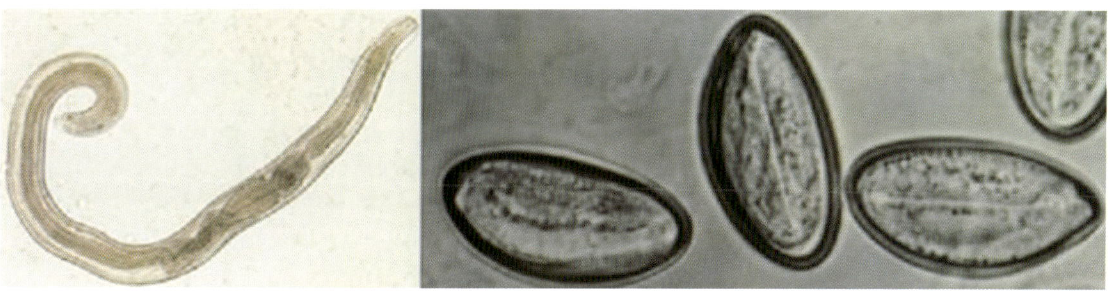

그림 3-13. 요충 성충(수컷)과 요충란

4) 생활사

충란이 먼지, 손가락 및 음식물을 통해 입을 통해 감염되며 십이지장에서 부화한다. 점막을 따라 아래로 이동하며 회장 부근에서 성충이 된다. 산란은 주로 야간에 항문주위에 한다. 암컷 한 마리가 약 10,000개의 충란을 산란하고, 감염에서 산란까지는 2개월 정도 소요된다. 수명은 약 1개월이며 사람이 유일한 숙주이다. 간혹 변비 등으로 대장 안에서 분변이 지체될 때 충란이 부화하여 숙주에게 역감염(retroinfection)을 일으키거나, 소양감으로 항문주위를 긁을 때 손톱 밑의 충란이 입으로 감염되는 자가감염(autoinfection)도 가능하다.

5) 병변 및 증상

야간에 항문주위에 산란하기 때문에 항문가려움증이 가장 특징이다. 그로 인해 피부염, 두통, 습진 등이 있다. 여성의 경우 음문 주위에 산란하여 질분비물이 증가하기도 한다. 어린이의 경우 수면방해로 식욕부진, 체중감소, 주의력 산만 또는 행동장애를 일으킬 수 있다

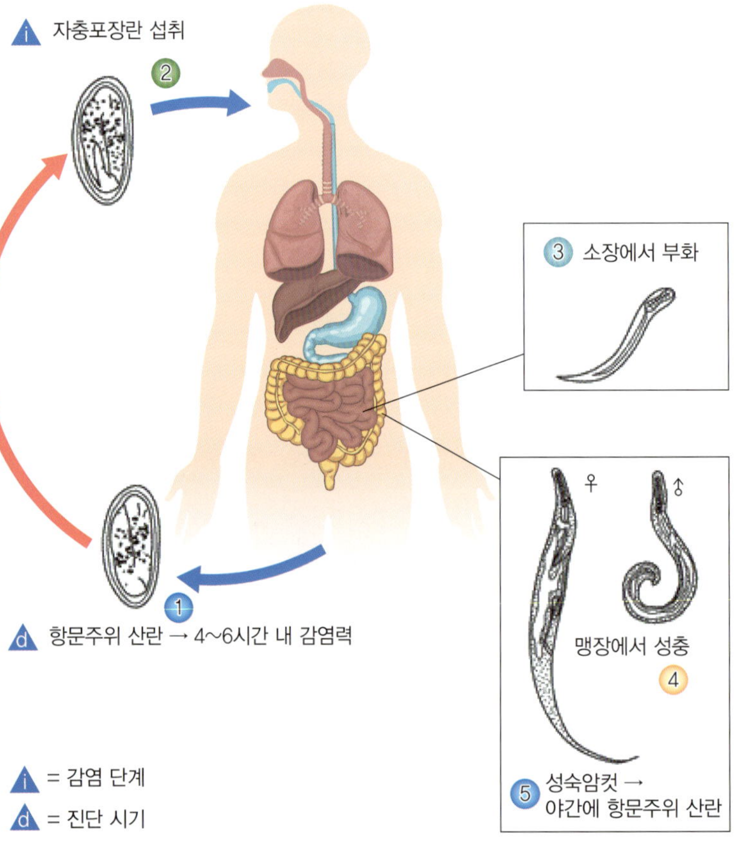

그림 3-14. 요충의 생활사

6) 진단

충란의 검출은 항문 주위, 손톱 밑, 대변, 질분비물 등에서 가능하다. 성충은 야간에 항문 주위에서 발견할 수 있다. 충란은 대변검사로 발견율이 5% 미만이므로, 주로 항문주위도말법인 스카치테이프(scotch tape)법을 이용한다. 이 방법으로 충란 검출율을 높이기 위해서는 ① 기상직후 ② 목욕 전에 ③ 배변 전에 ④ 3~4회 반복검사를 실시한다.

7) 치료

Mebendazole, albendazole 등이 이용된다.

8) 예방

요충의 감염률은 저소득층이나, 인구밀집지역 주민, 보육원 등 단체생활을 하는 집단에서 높다. 특히 초등학교 저학년 어린이들에서 높게 나타난다. 요충은 특성상 재감염이 쉽게 일어나기 때문에 구충제는 반복적으로 투여하고, 집단감염이 잘 일어나기 때문에 가족 또는 집단생활자가 동시에 복용해야한다. 그리고 손을 깨끗이 씻고 이불같은 침구류와 내의 등을 청결하게 하며 일광소독을 자주하며 환기를 잘 시킨다.

6. 편충(Whip worm, *Trichuris trichiura*)

학습목표	1) 편충의 성충 및 충란의 형태학적 특징을 설명한다.(A) 2) 편충의 검사법을 설명한다.(A)

1) 분포 및 역학

전 세계적으로 분포하며, 한대지역보다 온도와 습도가 높은 열대나 아열대지방에 많다. 토양을 매개로 전파된다.

2) 형태

채찍 모양으로 머리 부분은 가늘고 길며 충체 뒤쪽 2/5의 몸통부분은 굵다. 그래서

whip worm이라 불린다. 수컷의 크기는 3~4 cm이고 암컷은 4~5 cm이며, 수컷의 꼬리부위는 배쪽으로 말려있고 교미침이 있다. 성충은 맹장이나 충수에 기생하면서 점막층에 머리 부분을 박고 매몰된 상태로 기생한다.

3) 충란

충란은 황갈색으로 크기는 40~50×23 μm이다. 장타원형으로 레몬이나 술통모양으로 양쪽의 투명한 점액마개(mucoid plug)가 특징이다. 신선한 충란은 난황으로 차있고, 외부환경에서 성숙하면 감염형인 자충포장란이 된다.

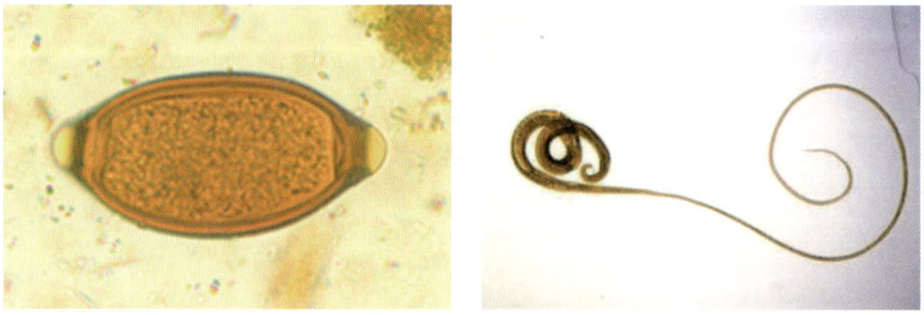

그림 3-15. 편충의 충란과 성충(♂)

4) 생활사

분변과 함께 배출된 충란은 적당한 온도와 습도의 흙속에서 약 2~3주 후 자충포장란으로 성숙한다. 인체 내 입으로 들어온 자충포장란은 소장하부에서 부화하여 제1기 유충이 되고 약 7일간 소장점막 내에 침입하여 발육하고 그 후 장강내로 나와 맹장으로 이동하여 성충이 된다.

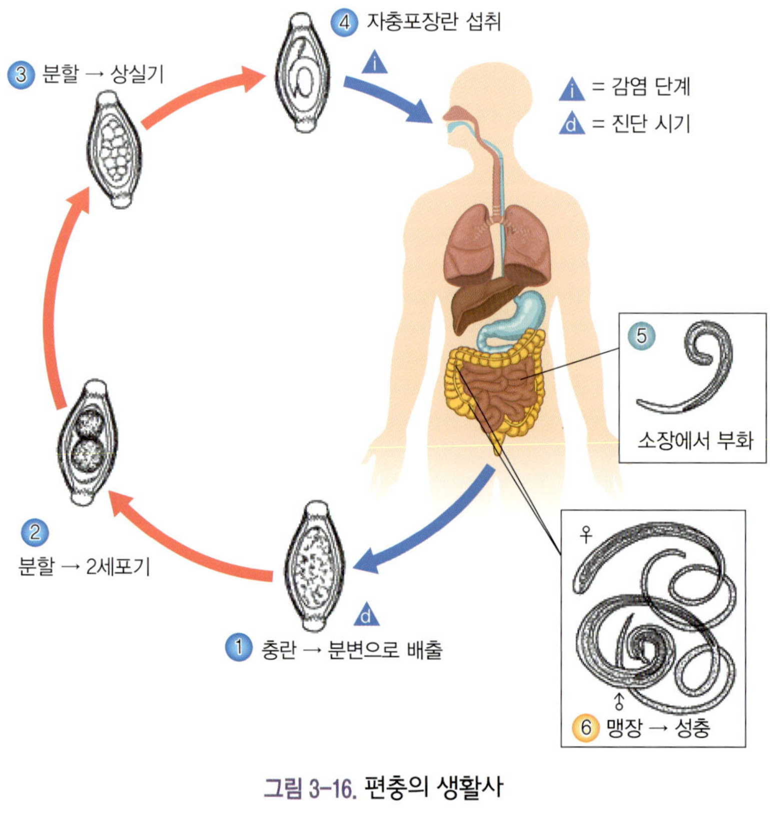

그림 3-16. 편충의 생활사

5) 병변 및 증상

적은 수가 기생할 때는 증상이 거의 없으나 500마리 이상 많은 수의 경우 맹장부위의 염증과 출혈, 빈혈이 오고 중증인 경우에는 궤양이나 항문탈장이 오기도 한다.

6) 진단

대변검사에서 특징적인 충란의 형태로 진단한다. 적은 수의 감염에서는 충란의 검출이 어렵기 때문에 집란법을 이용한다. 대장 점막에서 직장경 검사로 성충을 찾을 수 있다.

7) 치료 및 예방

Mebendazole, oxantel pamoate, thiabendazole 등이 이용되며, 예방법은 회충과 동일하다.

7. 선모충(Trichina worm, *Trichinella spiralis*)

학습목표	1) 선모충의 생활사를 설명한다.(A) 2) 선모충의 진단법을 설명한다.(A)

1) 분포 및 역학

전 세계적으로 분포한다. 주로 야생동물을 먹어서 감염되며 회교국가 같이 돼지고기를 금하는 나라에서는 감염의 보고가 없다. 최근 우리나라에서도 야생멧돼지를 육회로 먹은 주민들한테 집단적으로 감염된 사례가 있다.

2) 형태

수컷의 크기는 1.4~1.5 mm이고 암컷은 3~4 mm이다. 암컷의 충체는 앞쪽이 더 가늘고 후반부는 굵게 되어 있고, 구강과 항문이 양끝에 위치한다.

수컷의 꼬리 부분에 있는 한 쌍의 원추형 돌기는 교미를 돕는 역할을 하고 교미침은 없다. 암컷의 자궁에는 유충으로 차있다. 유충의 크기는 출생할 때는 80~120 μm이나 근육내에 기생하는 피포유충은 900~1,300 μm의 크기이다.

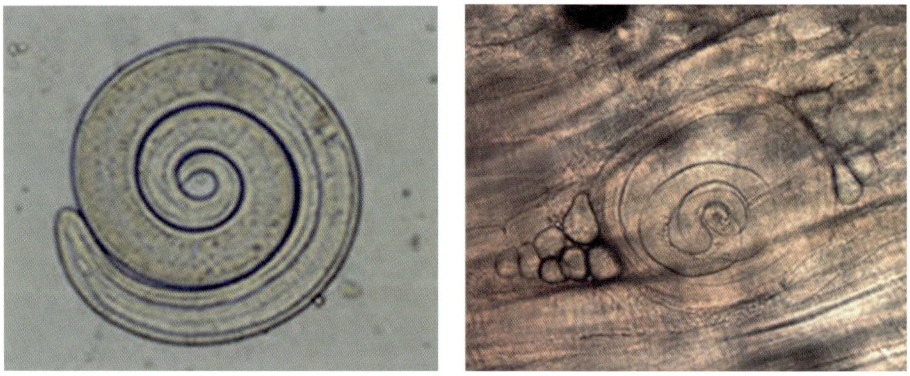

그림 3-17. 선모충의 유충

3) 생활사

선모충은 태생(viviparity)을 한다. 피포유충(encysted larva)이 포함된 동물의 조직을 생식하면 소장 상부를 지나면서 피막이 소화되어 유충이 방출된다. 점막으로 침입하여 2~3일 사이에 성충이 되며 짝짓기를 시작하여 유충을 태생한다. 수컷은 짝짓기 후 바로죽지만 암컷은 5~7주 동안 살면서 유충을 낳는다. 근육내로 침입한 유충은 코일모양으로 말리고 피막으로 싸여 피포유충이 되며 이 피포유충은 1년 정도 지나면 차츰 석회화 된다.

4) 병변 및 증상

(1) 감염초기

피포유충을 섭취한 후 1~3주에 나타나는 증상으로, 유충을 낳을 시기에 이질, 복통, 발열 등을 있으며 호산구가 증가한다.

(2) 유충이행기

감염 후 2~6주에 유충이 근육을 통과할 때 나타나는 증상이다. 발열, 근육통, 안면부종, 국소적 염증, 괴사, 출혈 등이 나타난다.

(3) 유충피포 형성기

감염 6주 이후에 나타나며 중증(근육 1 g당 1,000마리 이상)이면 빈혈.부종을 일으켜 급성심부전, 폐렴 등이 나타나 사망하는 경우도 있지만 오래되면 피포유충이 서서히 석회화 된다

5) 진단

근육의 생검과 효소면역진단법(ELISA)으로 검사한다. 호산구가 30% 이상 증가한다.

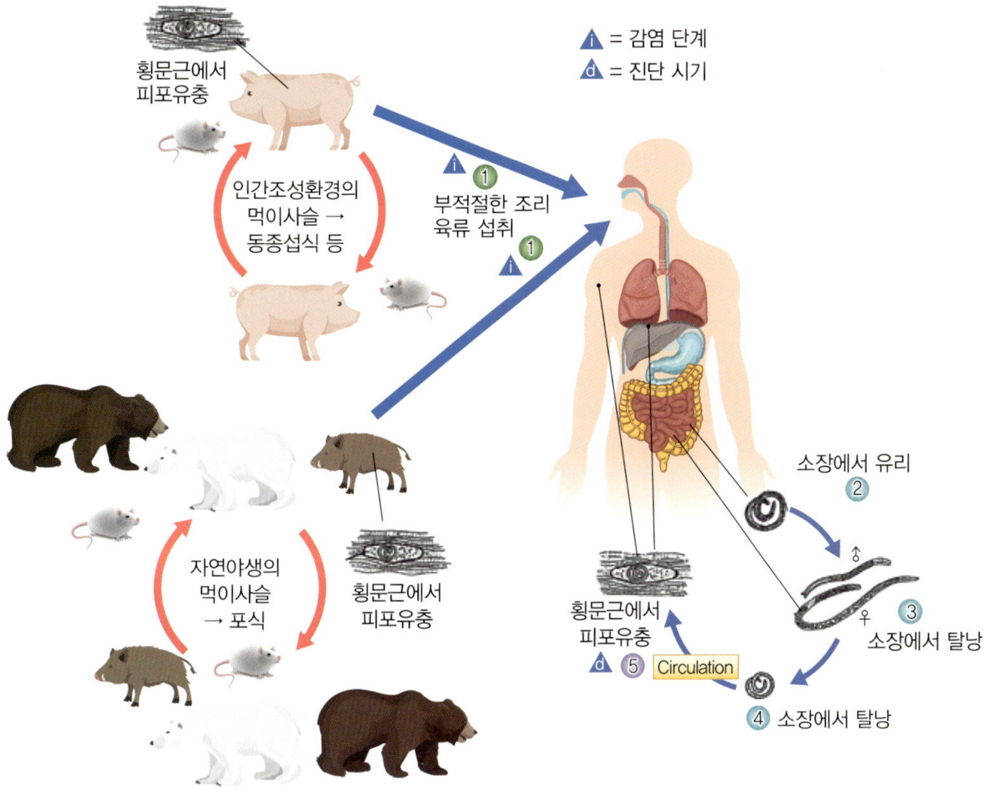

그림 3-18. 선모충의 생활사

6) 치료

Mebendazole 이나 albendazole이 유효하다. 증상의 완화를 위하여 스테로이드 제제를 병용한다.

7) 예방

자연계의 감염은 동물 상호간의 포식에 의해 일어나며, 사람은 육류의 생식으로 감염된다. 예방법으로는 육류는 반드시 익혀서 먹도록 하며, 특히 오소리, 멧돼지 같은 야생동물을 날로 먹지 않도록 한다.

8. 간모세선충(*Capillaria hepatica*)

1) 분포 및 역학

전세계적으로 폭넓게 분포되어 있으며 인체기생은 드물고 주로 쥐(rat)의 간에 기생한다. 우리나라에 서식하는 집쥐에서 높은 감염률을 보이며 최근 생태계 교란종인 뉴트리아의 담즙에서 보고된 적이 있다. 종숙주는 쥐를 포함한 개, 고양이, 토끼, 원숭이 등이다.

2) 형태

성충의 크기는 수컷이 3~4 mm, 암컷이 8~10 mm로 편충과 외형은 비슷하나 편충보다 크기가 약간 작다. 수컷은 1개의 교접침이 있고 암컷은 질구가 식도 부근에서 위치한다.

3) 충란

충란의 크기는 52~67×30~35 μm로서 양극에 점액마개(mucoid plug)가 있다. 편충란과 아주 비슷하나 점액마개가 돌출되지 않는다. 난각에 많은 구멍이 있으나 현미경검사에서는 방사선 모양의 선으로 보인다.

4) 생활사

기생부위가 간의 실질조직이므로 충란이 외계에 나오는 경우는 숙주가 죽어서 부패되거나 혹은 강한 동물에 잡아먹혀 다른 육식동물의 변을 통하여 배출된다. 자연계에서 부화되어 감염형인 자충포장란이 된다. 이 충란이 경구 감염되어 소장에서 부화하며, 부화된 유충이 장벽을 뚫고 간문맥을 통해 간으로 이동해서 성충으로 기생한다.

5) 병변 및 증세

급성간염, 간비대, 간경화 등을 볼 수 있고 발열, 복부팽대, 빈혈 등의 증상을 볼 수 있으며 혈중에는 호산구의 이상증가를 볼 수 있다.

6) 진단

충란이 분변으로 배출되지 않는다. 간 생검에 의해 특징적인 충란이나 충체를 확인한다. 효소면역법(ELISA) 또는 형광항체법을 이용한다.

7) 치료 및 예방

Ivermectin이나 Thiabendazole을 투여하고 정기적인 구충제투여로 예방이 가능하다.

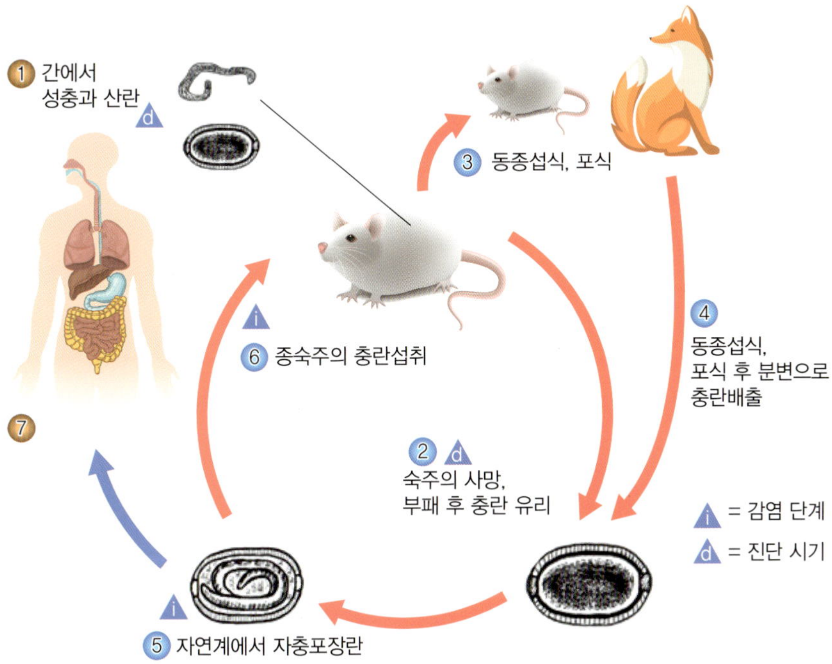

그림 3-19. 간모세선충의 생활사

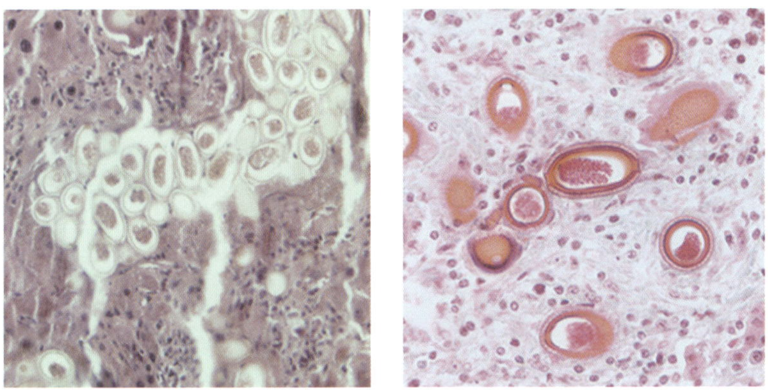

그림 3-20. 간조직에서 간모세선충의 충란(H&E 염색)

9. 구충류(Hook worm)

학습목표	1) 두비니구충과 아메리카구충의 성충과 충란의 형태학적 감별점을 설명한다.(A) 2) 구충의 생활사를 설명한다.(A) 3) 구충감염의 예방 및 관리방법을 설명한다.(B) 4) 구충증 빈혈을 설명한다.(B) 5) 구충의 검사방법을 설명한다.(B)

머리부분에 갈고리(hook)가 있어 구충으로 불린다. 십이지장에서 최초로 발견하여 십이지장충이라고 불렸으나 지금은 두비니구충이라 부른다. 기생부위는 소장이며 사람을 고유숙주로 하는 종은 두비니구충과 아메리카구충이 있다.

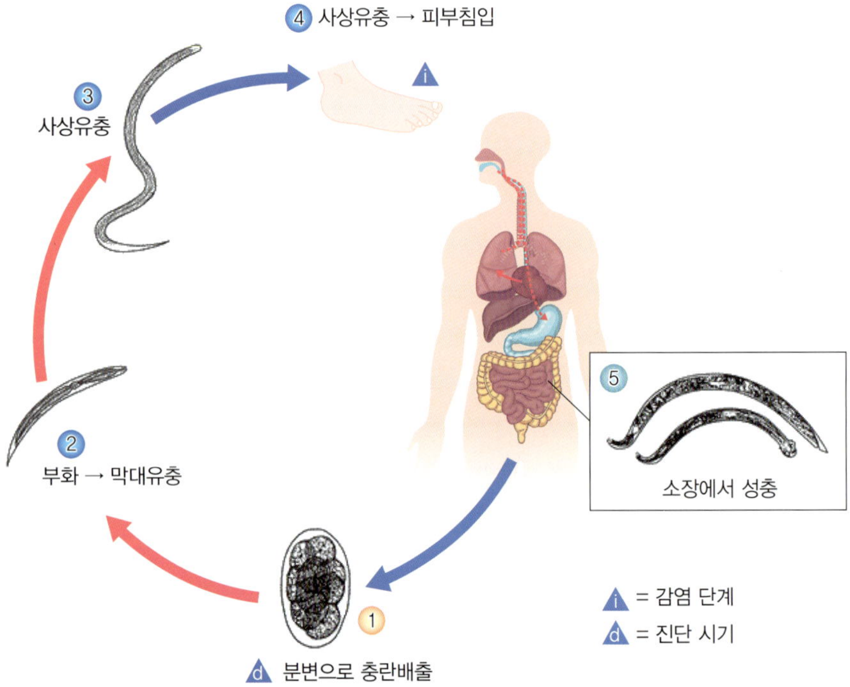

그림 3-21. 구충의 생활사

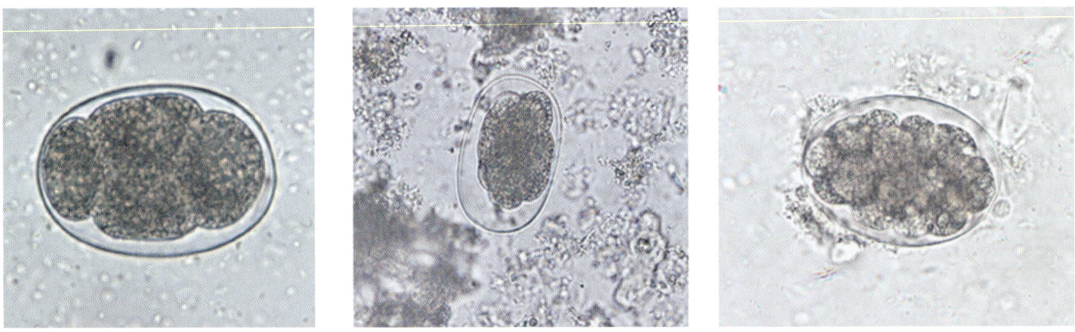

그림 3-22. 구충란의 종류

9-1. 두비니구충(*Ancylostoma duodenale*)

1) 분포 및 역학

1838년 Dubini에 의해 발견되었다. 세계적으로 널리 분포되어 있으며, 한 대지역보다 열대나 아열대 지역에 많다.

2) 형태

성충은 수컷이 8~11 mm, 암컷은 10~13 mm이며 회백색 또는 담홍색이다. 구강에는 갈고리 모양의 2쌍의 치아가 있다. 수컷에는 교접낭(copuratory bursa)이 있는데 이는 종감별에 중요하다. 2개의 교접침이 있다. 암컷에는 난소, 수정관, 수정낭, 자궁, 질, 생식공으로 이어진 생식기계가 있다. 성충의 전체적인 모습은 약간 굽어져 C자형으로 보인다.

3) 충란

충란의 크기는 60×40 μm로서 타원형이고 난각은 얇고 무색투명하다. 배란직후에는단세포이지만 신선변에서는 보통 4세포기(4-cell stage)이상으로 아메리카 구충란과는 구별이 어렵다.

4) 생활사

자연계로 배출된 충란은 적당한 온도와 습도 조건에서 1~2일 내 부화하여 0.3 mm의 막대유충(rhabditoidal form larva)이 된다. 이 유충은 먹이를 섭취하며 탈피하여 감염형인 사상유충(filariform larva)이 된다. 조건만 적당하면 수개월 생존한다. 사상유충의 인체감염은 주로 경구감염이나 경피감염도 가능하다. 경구감염은 음식물과 함께 들어온 유충이 잠점막을 통해 혈류로 들어가 간, 심장을 거쳐 폐에서 발육한 후 다시 기관지 후두식도를 지나 소장에서 기생한다. 경피감염은 사상유충이 피부를 통과하여 혈류나 림프계를 따라 폐, 기관, 인두, 식도, 위를 거쳐 소장점막에 기생한다. 감염 후 약 2개월이면 성충이 되고 수명은 6~8년이며 1일 산란 수는 약 10,000개 정도이다.

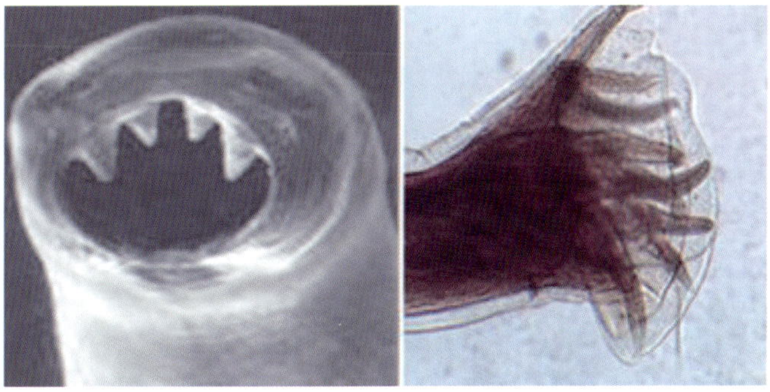

그림 3-23. 두비니구충의 치아와 교접낭

5) 병변 및 증세

(1) 유충기

피부의 감염으로 심한 소양감과 작열감을 보이는 피부염(ground itch)을 일으킨다. 2차적 세균감염으로 농포나 궤양이 생긴다. 유충이 인후부를 통과하거나 폐순환을 할 때 경련성 기침을 동반한 폐렴증상이 나타난다.

(2) 성충기

특이한 구조의 치아로 장점막에 달라붙어 기생한다. 흡혈과 상처부위 출혈로 빈혈을 일으킨다. 적혈구수와 혈색소가 감소되는 전형적인 철결핍성빈혈로 소구성저색소성빈혈(microcytic hypochromic anemia)의 양상을 보인다. 마리당 1일 흡혈량은 0.1~0.2 ml 정도이다.

6) 진단

경피감염에 의한 피부염이나 채독증과 같은 임상소견으로 참고가 되지만 확진은 대변에서 충란을 검출하는 것이다. 아메리카구충과는 충란으로 구별이 어렵기 때문에 충란을 배양하여 유충으로 감별한다.

7) 예방

분변의 위생적 처리와 오염된 토양에서 작업을 할 때 피부감염에 주의한다. 야채나 과일은 깨끗이 씻어 먹는다.

9-2. 아메리카구충(American hook worm, *Necator americanus*)

1) 분포 및 역학

열대나 아열대 지방에 많이 분포되어 있다. 특히 남아프리카, 아시아 남부, 폴리네시아등에 분포한다.

2) 형태

성충의 수컷은 6~8 mm, 암컷은 10~12 mm로서 두비니구충보다 조금 작다. 암수 모두 등쪽으로 심하게 굽어 있으며 전체적으로 S자 형태로 보인다. 구강낭에는 반월형의치판(cutting plate)이 있다. 교접낭에서 배늑(dorsal costa)이 두비니구충은 시작부터 2분지 되고 말단은 3분지인데 비해 아메리카구충은 처음부터 2분지 되고 말단은 작은 2분지이다.

3) 충란

충란의 형태는 두비니구충과 구별하기 어렵다. 감별은 충란을 배양하여 유충으로 감별한다.

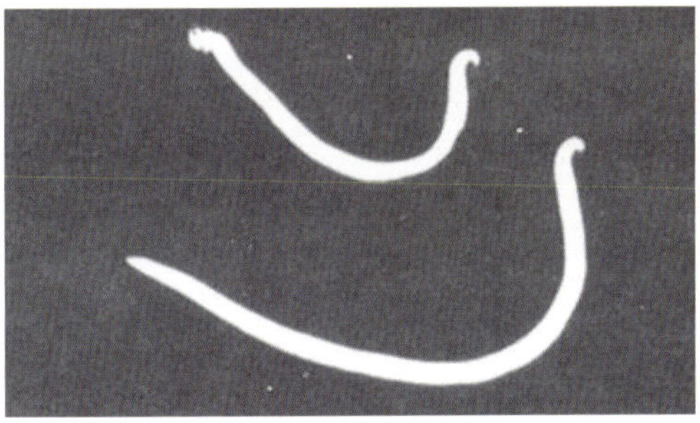

a. 충체를 고정한 것. 위: 수컷, 아래: 암컷

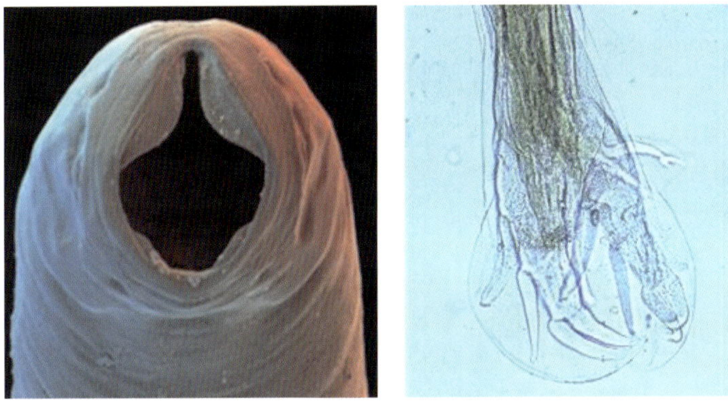

그림 3-24. 아메리카구충

4) 생활사

두비니 구충의 생활사와 비슷하게 충란에서 부화하여 막대유충이 되고 성숙하여 감염형인 사상유충이 된다. 두비니구충은 경구로 감염되나 아메리카구충은 주로 경피감염한다. 노출된 피부와 접촉한 사상유충은 표피를 뚫고 피하조직내로 들어와 소정맥 또는 림프관을 타고 우심, 폐, 기관지, 후두를 거쳐 다시 소화기 내로 들어와 소장에 정착한다. 경피감염 후 약 2개월이면 성충이 되고 수명은 4~5년이며 1일 산란수는 5,000개 정도이다.

5) 병변 및 증세

두비니구충과 비슷하지만 흡혈량이 적다. 다수의 기생이 아니면 증상은 심하지 않다. 주로 경피감염되므로 채소를 날것으로 섭취하여 발생하는 채독증은 볼 수 없다.

6) 진단, 치료 및 예방법

두비니구충과 동일하다.

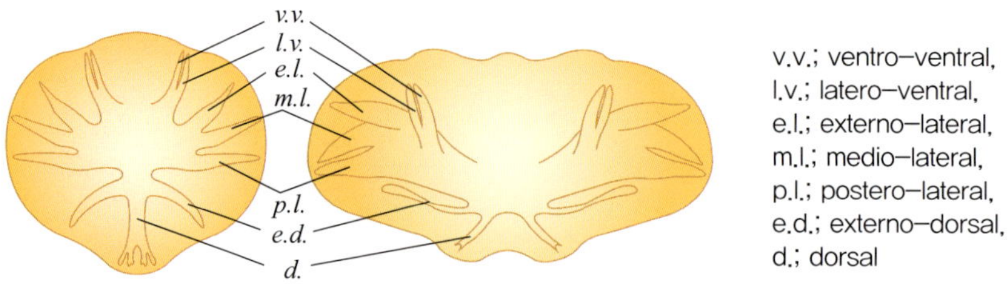

그림 3-25. 두비니구충과 아메리카구충의 교접낭 비교

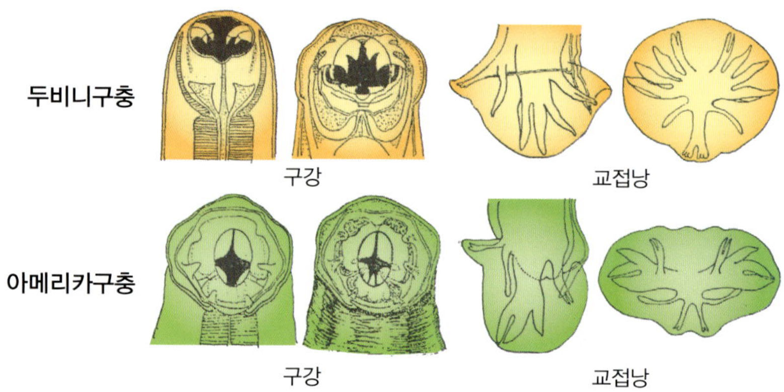

그림 3-26. 구충의 형태학적 감별

표 3-2. 두비니구충 및 아메리카구충의 형태학적 차이점

	두비니구충	아메리카구충
구강	2쌍의 치아(teeth)	2쌍의 치판(cutting plate)
각피	무수한 가로무늬(transverse striation)있음	가로무늬 없음
수컷		
교접낭 내의 dorsal costa	얕게 2분지, 각 분지의 말단은 3분지	길게 2분지, 각 분지의 말단은 2분지
교접침	말단이 분리되어 있음	말단이 합쳐져 있음
암컷		
생식공	충체 중앙에서 뒤쪽에 개구	충체 중앙에서 앞쪽에 개구
소극(mucron)	체 후단에 있음	없음
감염형 유충		
모양	가늘고 길다	굵고 짧다
두부	창형구조 불명료	창형구조 명료
생식원기	충체 중앙에서 뒤쪽에 위치	충체 중앙에서 앞쪽에 위치

9-3. 실론구충(*Ancylostoma ceylanincum*)

대만, 필리핀, 태국, 말레이시아, 스리랑카, 인도, 싱가포르 등의 동남아 지역과 남아프리카에 분포한다. 고유숙주는 개, 고양이 등이지만, 사람에게도 기생한다. 성충의 크기는 수컷이 8~10 mm이고 암컷은 10~15 mm이며, 구강낭에 치아가 있고 교접낭은 폭이 넓다. 병변은 호산구증가를 볼 수 있고, 복통과 설사를 동반한다.

9-4. 브라질구충(*Ancylostoma braziliense*)

동남아시아, 브라질, 쿠바, 남아프리카에 분포하고 있으며, 개, 고양이의 소장에서 발견된다. 성충의 크기는 수컷이 7~8 mm, 암컷은 8~10 mm이며 구강낭에는 2쌍의 치아가 있다. 인체에 주는 피해는 성충에 의한 것보다는 유충이 피하에 기생하면서 피부포행증(creeping disease)을 일으킨다.

9-5. 개구충(Dog hook worm, *Ancylostoma caninum*)

전세계적으로 분포되어 있으며 주로 북반구의 개에서 발견된다. 성충은 수컷이 12~14 mm, 암컷이 16~17 mm이다. 구강에는 3쌍의 치아가 있다. 인체에 주는 피해는 성충의 기생 시 복통이나 설사와 같은 소화기 증상을 볼 수 있지만 드물고, 유충에 의한 포행증이 많다.

10. 유충체내이행증(*Larva migrans*)

선충류의 유충이 비정상숙주에 기생하거나 또는 정상숙주이지만 부적당한 조건하에서성충으로 자라지 못하고 숙주체내를 돌아다니는 현상을 말한다. 병소에 따라 유충피내이행증(cutaneous larva migrans)과 유충장내이행증(visceral lavar migrans)으로 분류한다.

유충피내이행증은 개구충, 브라질구충, 분선충, 유국악구충 등의 유충이 피부층을 뚫고 매일 수 mm를 이동한다. 발적과 구진, 가려움증을 동반하며 심하게 긁으면 세균의 2차감염이 일어난다.

유충장내이행증은 반려동물의 증가로 최근 증가하고 있으며 유충이 사람의 내장기관을 침범하여 임상증상을 일으키는 질환이다. 개회충이 대표적이며 고양이회충, 돼지회충, 유극악구충, 광동주혈선충 그리고 스파르가눔이나 유구낭미충 같은 흡충류나 조충류에서도 볼 수 있다.

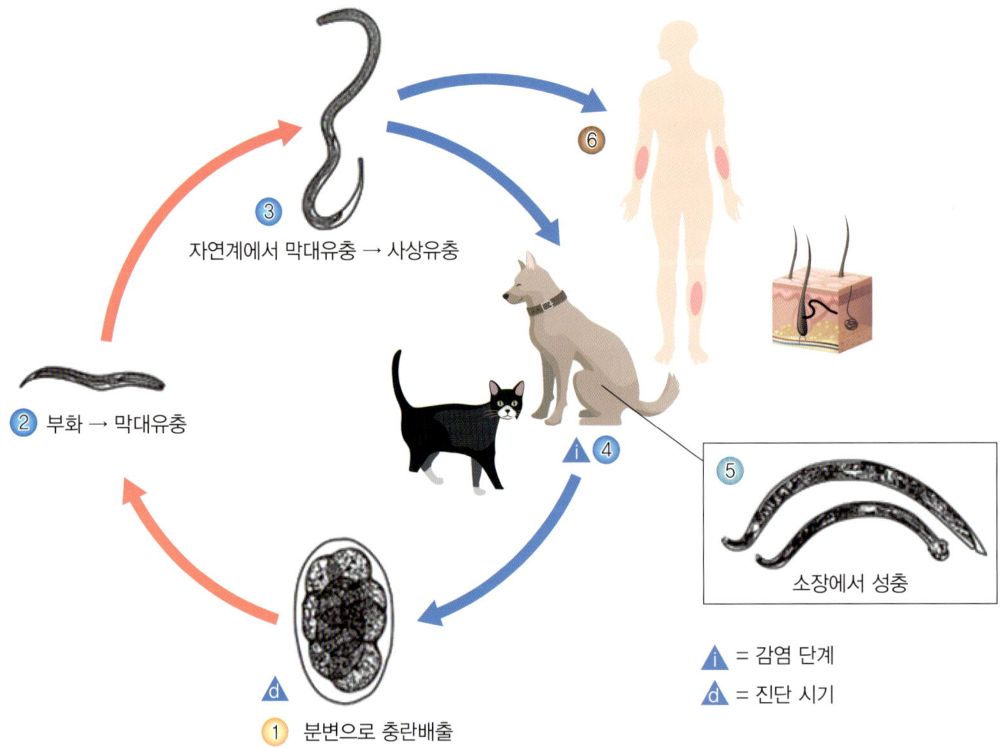

그림 3-27. 유충피내이행증 과정

11. 동양모양선충(*Trichostrongylus orientalis*)

학습목표	1) 동양모양선충의 충란의 형태를 설명한다.(A)

1) 분포 및 역학

전 세계적으로 분포한다. 모양선충과(Family *Trichostrongllidae*)의 종들은 주로 초식동물에게 흔하게 감염된다. 모양이란 “머리카락 같은 모습”으로 이 종들은 충체가 가늘고 길다.

2) 형태

성충은 수컷이 3.8~4.8 mm, 암컷은 4.9~6.7 mm로서 가는 실모양이며 반투명하고 회백색을 띤다. 구강낭이 없고 식도는 매우 짧다. 수컷은 식도의 후단 근처에 고환이 있고 1개의 굵은 관으로 해서 후방으로 연결되어 있다. 교접침은 항문직전에 있고 길이는 0.13 mm로 담황갈색이다. 암컷의 질은 충체의 후방에서 1/5 위치에 있고 불규칙하게 굽은 횡렬로 보이고 매우 짧다. 이어서 자궁, 수란관, 난소로 연결되고 자궁에는 15~20개의 충란이 일렬로 배열되어 있다.

3) 충란

충란의 크기는 91~95×37~47 μm로서 장타원형이고 난각이 얇고 무색투명하다. 난내용은 난세포가 16~32개로 분열되어 있고 상실기로 보인다. 구충란과 구별이 필요하다.

4) 생활사

외계에서 비교적 발육이 빨라 적당한 온도와 습도에서 1~2일이면 부화하여 막대유충이 된다. 이 유충은 여러 번 탈피하여 사상 유충(filaria form larva)이 되어 인체에 감염된다. 주로 경구 감염되고 폐이행 없이 소장에 도달하여 성충이 된다. 감염형인 사상유충이 피부를 뚫는 힘이 약해 주로 경구 감염된다.

5) 병변 및 증상

정상 기생부위가 소장 또는 십이지장이므로 다수 감염 시는 복통, 설사, 빈혈 등의 증상이 나타나지만, 소수 감염 시는 거의 무증상으로 진행된다.

6) 진단

대변검사에서 충란의 형태로 진단한다. 적은 수의 감염에서는 충란의 검출이 어렵다. 그리고 1일 산란 수가 적기 때문에(100개/일) 집락법을 사용하며, 특히 부유법이 추천된다.

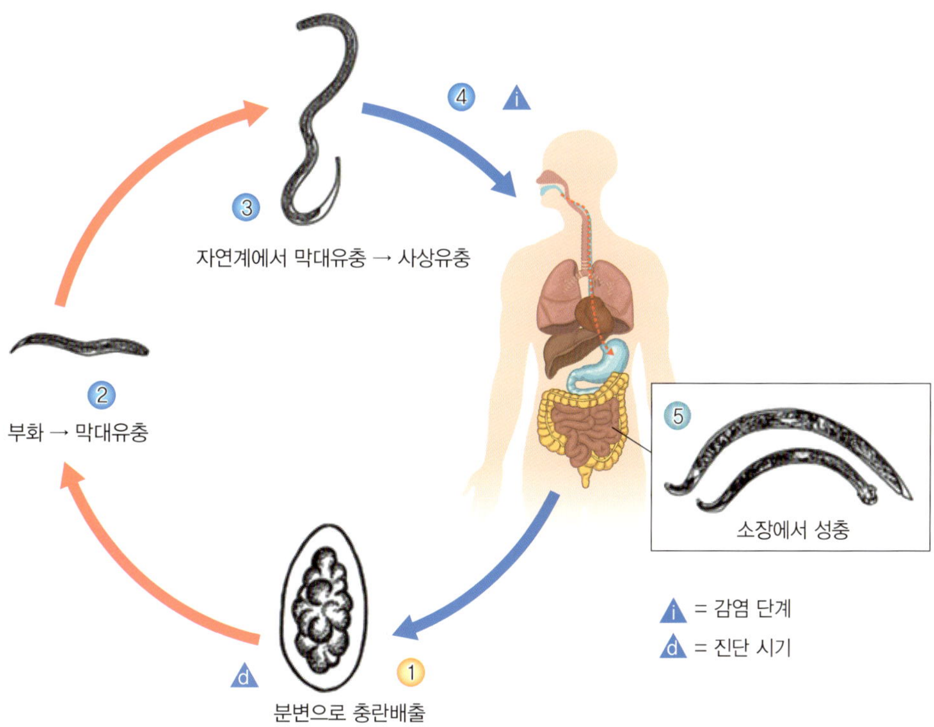

그림 3-28. 동양모양선충 생활사

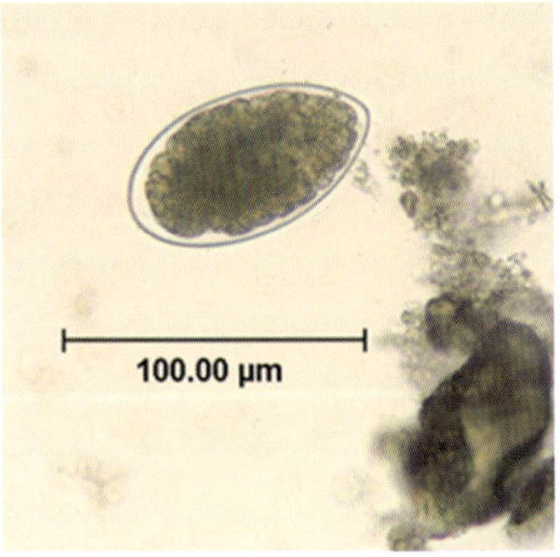

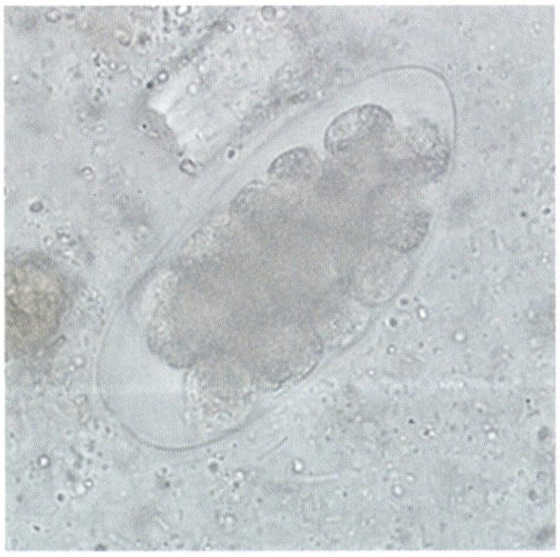

그림 3-29. 분변에서 동양모양선충류 종의 충란

7) 치료

두비니구충에 준한다. Combantrin 10 mg/kg 1회 복용으로 88.4%가 충란 음성으로 나온다.

8) 예방

두비니구충에 준한다. 경피감염보다 경구감염을 주로 하므로 야채나 과일을 깨끗이 씻어 먹어야 하며 감염형 유충은 저온에서 저항력이 강하므로 한랭지역에도 만연된다는 것을 기억해야 한다.

12. 분선충(Thread worm, *Strongyloides stercoralis*)

1) 분포 및 역학

열대부터 온대지역까지 광범위하게 분포하지만 주로 아프리카나 동남아시아에서 유행하였으며, 1876년에 베트남에서 설사로 사망한 프랑스 병사의 부검에서 처음으로 기록되었다. 대부분이 가벼운 감염이지만 면역기능이 떨어져 충체 수가 급격하게 증가하면 자가감염까지 겹쳐 치명적일 수 있다.

2) 형태

분선충의 생활사는 기생세대와 자유세대가 있으며 성충의 크기도 각 세대별로 서로 다르다. 기생세대에서는 암컷만 발견되는데 성충의 크기는 2.2~2.5 mm이다. 자유세대의 성충은 수컷이 0.7 mm이고 암컷은 1.0 mm이다. 교미침은 2개이고 암컷의 자궁에는 충란이 일렬로 배열돼 있다.

3) 충란

충란의 크기는 55×32 μm이다. 산란 후 수 시간 이내에 점막에서 부화하여 막대유충으로 성숙하여 대변으로 배출된다. 그리고 일부는 사상유충으로 발육하며 장벽으로 다시 침입하여 자가감염도 일으킨다.

4) 생활사

(1) 자유생활세대

분변으로 자연계로 배출된 막대유충은 고온다습한 토양 내에서 성충으로 자란다. 암컷은 수컷과 짝짓기 후 산란한다. 충란은 토양에서 부화, 막대유충을 거쳐 성충으로 발육을 되풀이한다. 환경조건이 좋지 않으면 사상유충으로 변하여 사람한테 감염을 대비한다.

(2) 기생생활세대

자가감염이나 흙속에서 피부감염된 사상유충이 인체에 감염되어 폐순환을 거쳐 소장상부에 기생한다. 기생형은 길이 2 mm 정도의 암컷만 관찰되며, 단성생식(parthenogenesis)으로 충란을 낳는다. 감염 8~14일 후에는 성충이 된다.

5) 병변 및 증상

사상유충이 침입한 피부에 발적과 가려움증이 나타난다. 심하면 피부염으로 발전한다. 또 폐이행 시 모세혈관의 파열로 출혈이 있고 폐렴을 일으키며 가래에 유충이 나올 수도 있다. 그리고 장점막에 감염 시 설사와 궤양을 동반한다. 전신증상으로 발열과 두드러기, 호산구증가, 빈혈 등이 나타나며 탈수와 탈진으로 사망하기도 한다.

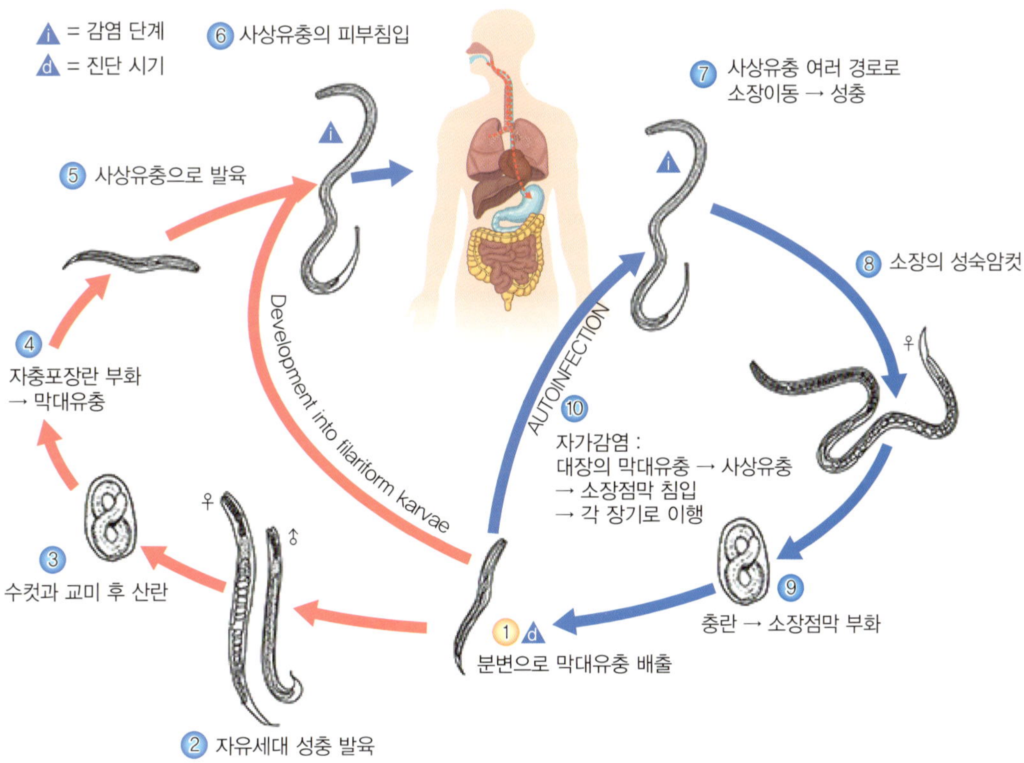

그림 3-30. 분선충 생활사

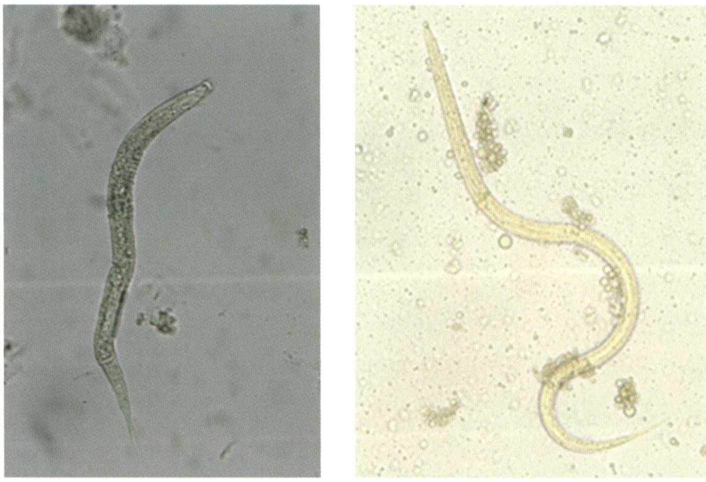

그림 3-31. 분선충의 막대유충과 사상유충

6) 진단

대변검사에서 충란은 발견되지 않고 유충 만 검출되기 때문에 진단은 대변이나 십이지장액에서 유충(막대유충이나 간혹 사상유충)의 확인에 의한다. 구충, 동양모양선충의 유충과 감별이 요구된다.

7) 치료

Ivermectin이나 thiabendazole을 투여한다.

8) 예방

피부감염의 기회를 피하고 감염되었을 경우 자가감염과 재감염이 생기지 않도록 한다. 특히 변비로 인한 자가감염도 가능하며, 조기에 치료하도록 한다.

13. 사상충류(Filarial parasites)

사상충은 인체의 조직이나 체강에 기생하는 선충으로 실모양(絲狀)처럼 가늘고 긴 형태로 실타래같이 엉켜서 기생한다. 암컷은 유충(microfilaria)을 직접 낳으며(태생; viviparous), 이 미세사상충은 숙주의 조직이나 혈액에서 기생한다. 미세사상충은 종에 따라 피막(sheath)에 둘러싸여 있다. 그리고 미세사상충이 혈류에 일정한 시간대에 집중적으로 나타나는 현상을 정기출현성이라 하며 야간정기출현성, 주간정기출현성, 부정기출현성으로 구분한다. 매개체는 곤충으로 모기, 파리 등이다.

인체감염에 중요한 종은 반크롭트사상충(*Wuchereria bancrofti*), 말레이사상충(*Brugia malayi*), 회선사상충(*Onchocerca volvulus*), 로아사상충(Loa loa), 개심장사상충(*Dirofilaria immitis*) 등이 있다.

13-1. 말레이사상충(Malayan filarial worm, *Brugia malayi*)

1) 분포 및 역학

우리나라에서 유행했던 사상충이다. 제주도와 흑산도 등의 서남해지역의 섬과 해안지방, 그리고 경북내륙에서도 유행한 적이 있었다. 근래 우리나라의 말레이사상충증이 완전히 소멸되었음을 WHO에 보고하였다(NIH, 2007). 세계유행지역은 중국 양자강 하구, 말레이시아, 인도네시아를 비롯한 동남아 일대이다. 우리나라의 매개모기로는 섬과 해안지대에는 토고숲모기(*Aedes togoi*)가, 경북 내륙지역에서는 중국얼룩날개모기(*Anopheles sinensis*)이었다. 유충은 전형적인 야간정기출현성이다.

2) 형태

성충 크기는 수컷이 약 23 mm, 암컷이 43~55 mm이며, 가늘고 긴 유백색이다. 림프관의 팽대부에 암.수가 쌍을 이루어 서로 엉켜서 코일모양으로 기생한다. 전체 모양은 반크롭트사상충과 비슷하지만 크기가 약간 작다. 미세사상충은 180 μm로 피막(sheath)이 있다. 충체의 꼬리부분에 있는 2개의 미핵(terminal nuclei)이 특징이다.

3) 생활사

모기가 흡혈할 때 환자혈액에 있던 미세사상충은 모기의 체내에 들어가 피막을 벗고 중장(mid gut)을 거쳐 모기흉근에서 성숙한 후 모기 입 주변에 대기하며 인체흡혈을 기다린다. 감염된 모기가 사람을 흡혈 때 혈류에 의해 인체 내에 침입한 유충은 탈피를 반복하여 성충으로 성숙한 후 미세사상충을 낳는다. 주 기생부위는 림프절이나 눈, 피하, 폐등에 이소기생을 하는 경우도 있다. 인체 내의 미세사상충의 출현은 혈액에 있어서는 야간정기출현성(밤10시~새벽 2시) 이나 림프액이나 유미뇨에서는 주.야간 구별 없이 나타난다. 성충의 수명은 4~5년이다. 매개모기는 여러 종이나 대표 종은 *Culex quinquefasciatus* 이다.

4) 병변 및 증상

기생부위와 병변은 반크롭트사상충의 감염과 유사하다. 전신의 림프관 및 림프절, 특히 다리의 림프절에서 흔히 기생한다. 암수가 서로 휘감겨 기생하여 림프관을 막아 림프액이 정체되어 내피세포와 조직구의 증식, 섬유소의 침착 등으로 비후해진다. 다만 비뇨생식기계에 침범하지 않아 유미뇨와 음낭수종 등이 거의 없다. 사지 특히 다리의 림프관염, 부종, 상피증이 흔히 발견된다. 유미뇨의 원인은 림프액이 정체되어 요로에 누출되어 온다고 판단된다. 오줌의 혼탁은 지방 및 단백에 의해서 나타나고 또 출혈을 동반하는 유미혈뇨가 나오기도 한다. 말레이사상충에는 상피병이 많지만 유미뇨는 나타나지 않는다.

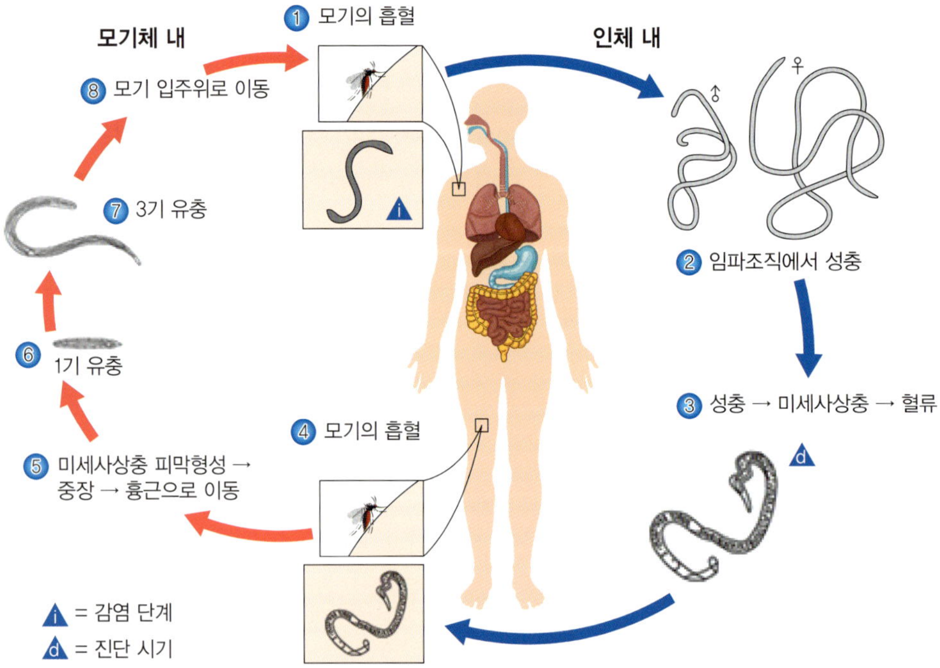

그림 3-32. 말레이사상충 생활사

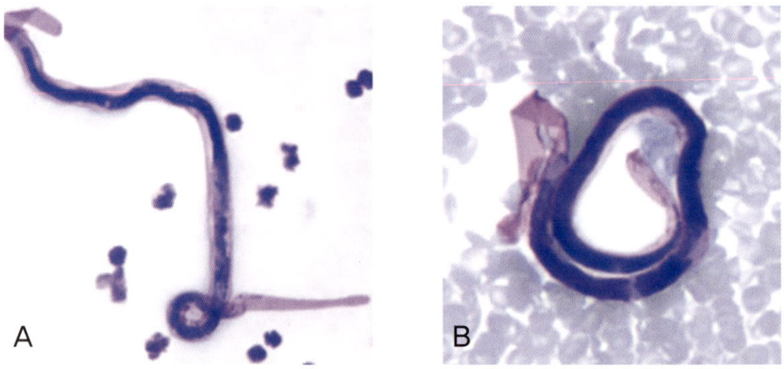

그림 3-33. 말레이사상충의 미세사상충(Giemsa 염색) A: 후층도말, B: 박층도말

5) 진단

혈액도말검사를 시행하여 미세사상충을 검출한다. 감염초기에는 미세사상충의 검출 이용 이하므로 야간에(오후 10~오전 2시) 말초혈액을 채혈하여 후층과 박층도말표본을 만든다. Giemsa나 Wright 염색을 실시하여 미세사상충을 검출하며, 만성기에는 미세사상충의 발견이 어렵기 때문에 면역학적 진단법을 이용한다.

6) 치료

미세사상충에는 diethylcarbamazine (Supatonin, Hetrazan) 또는 ivermectin을 사용한다.

7) 예방

매개곤충인 모기의 박멸과 모기에게 물리지 않도록 한다. 보균자를 치료하여 감염원을 없앤다.

13-2. 반크롭트사상충(Bancroft's filarial worm, *Wuchereria bancrofti*)

1) 분포 및 역학

세계적으로 널리 분포되어 있지만 열대나 아열대지역에서 유행하며 중요한 열대성 풍토병으로 세계보건기구에서 집중 관리하는 전염병의 하나이다. 중간숙주는 모기이며 종숙 주는 사람이다.

2) 형태

성충의 크기는 수컷이 30~46 mm, 암컷은 70~100 mm이고, 혈액에서 검출되는 유충의 크기는 평균 260μm로 미세사상충(microfilaria)이라고 한다. 성충은 유백색이며 미세 사상충은 무색투명하다.

가늘고 긴 유백색의 성충은 림프관의 팽대부에 코일모양으로 말려서 기생한다. 미세사상충의 머리부분은 둥글고 꼬리부분은 약간 가늘게 되어 있고 피막(sheath)에 싸여 있다. 피막은 충체보다 훨씬 길어서 전단과 후단에 공간이 많고 꼬리부분의 핵(미핵)은 없다.

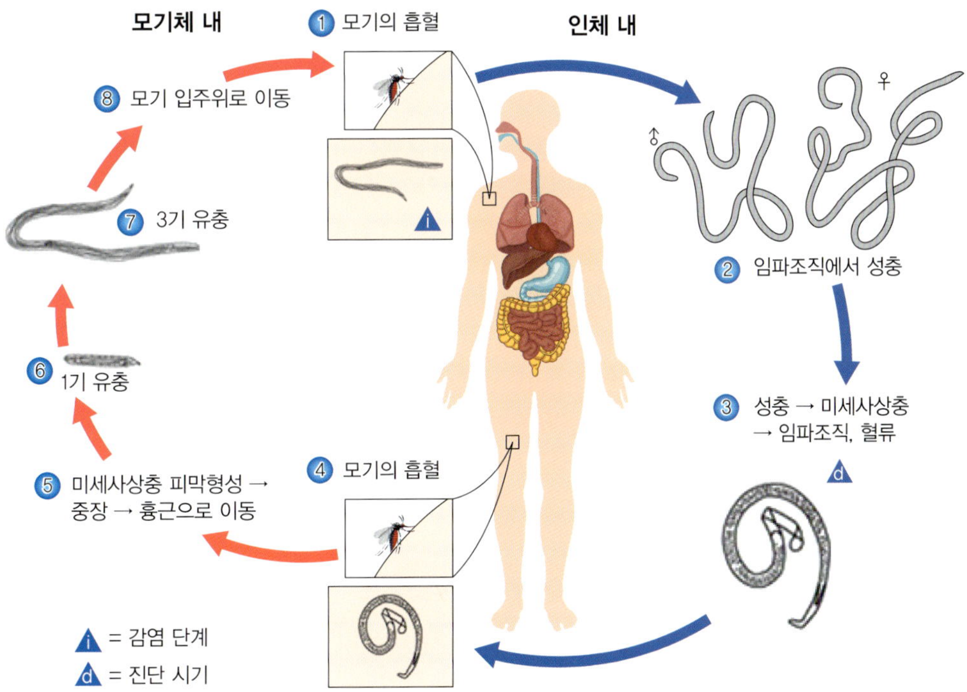

그림 3-34. 반크롭트사상충 생활사

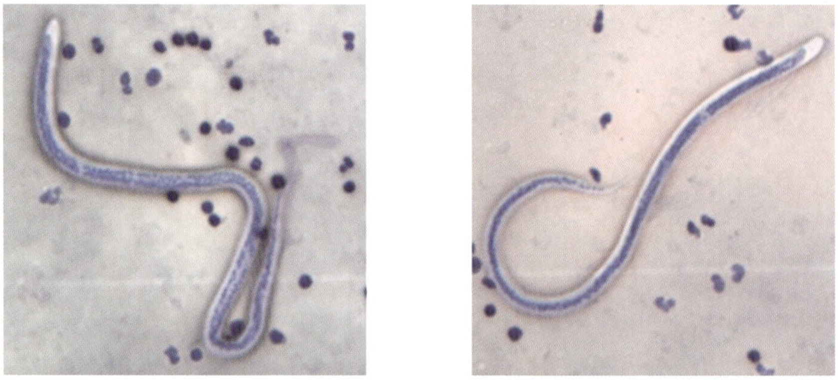

그림 3-35. 반크롭트사상충의 미세사상충(후층도말, Giemsa 염색)

3) 생활사

말초혈액에 있던 미세사상충은 모기가 흡혈할 때 모기 위장으로 들어가 피막(sheath)을 벗고 성숙한 뒤 흉근을 거쳐 모기입 주변에 모여 인체흡혈을 기다린다. 모기가 흡혈할 때 인체로 침입한 유충은 혈류를 따라 림프절에 도달하여 성충으로 성숙한다. 성충은 전신의 림프선이나 림프절에 기생하며 특히 사타구니 주변의 임파절에잘 기생한다. 감염자의 혈중에 오후 6시부터 새벽 4시 사이에 나타나는 야간 정기출현성을 보인다. 인체 내 수명은 약 4~5년이며 사람이 고유숙주이다. 매개모기는 여러 종이나 대표 종은 *Culex quinquefasciatus* 이다.

13-3. 회선사상충(*Onchocerca volvulus*)

1) 분포 및 역학

아프리카의 적도지역의 강유역과, 중남미의 고산지대에 유행한다. 실명을 초래하며,
하천 실명(river blindness)으로 더 잘 알려져 있다.

2) 형태

수컷은 20~40 mm, 암컷은 300~500 mm로서 가늘고 길며 피하에 코일(coil)모양으로 기생하여 혹을 만든다.

3) 미세사상충(microfilaria)

미세사상충의 크기는 250 μm이며 말단에 핵이 없다 피막도 없다. 말초혈액에서 나타나지 않고 피하 림프관내 또는 피하조직에 분포하며, 혈액에는 거의 나타나지 않는다.

4) 생활사

중간숙주는 먹파리(black fly: *Simulium* spp.)이다. 먹파리가 흡혈할 때 미세사상충이 곤충의 체내로 이행하여 감염형인 사상유충(filariform larva)으로 변태하고, 이 파리가 새로운 숙주를 흡혈할 때 침과 함께 옮겨진다. 성충은 약 10년간 미세사상충을 배출하며, 수명은 약 15년이다. 미세사상충의 혈액내 정기출현성은 없다.

5) 병변 및 증상

피하조직에 염증반응을 일으키고 성충이 기생하는 부위에 종양을 만든다. 지역에 따라 감염부위가 다르며 멕시코에서는 안구에, 아프리카에서는 가슴, 하복부에, 멕시코에서는 머리와 눈에 잘 생긴다. 결절의 크기는 2~10 mm이고 중심부에는 여러 쌍의 성충과 많은 유충이 들어 있다. 일부에서는 안구에 침입하여 시신경을 손상시켜 시력장애를 일으킨다.

6) 진단

진단은 주로 피부생검조직(skin snips)에서 미세사상충의 검출이나 피부결절의 생검에서 성충을 발견하는 것이다. 정기출현성이 아니면 피부 생검을 통해 언제든 검출이 가능하다.

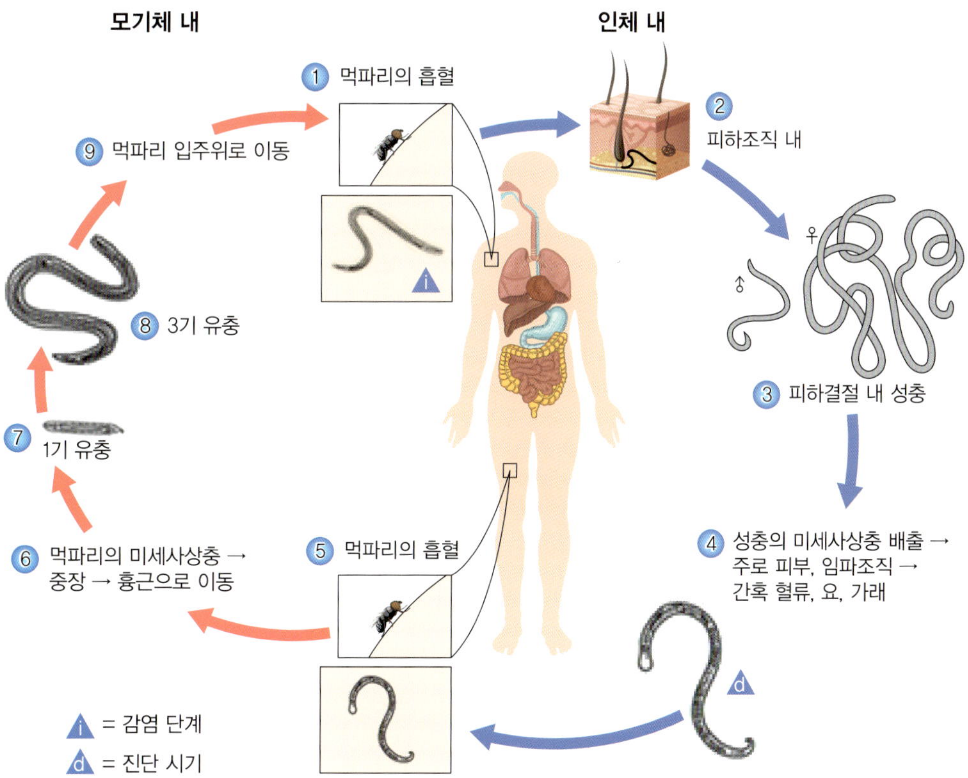

그림 3-36. 회선사상충 생활사

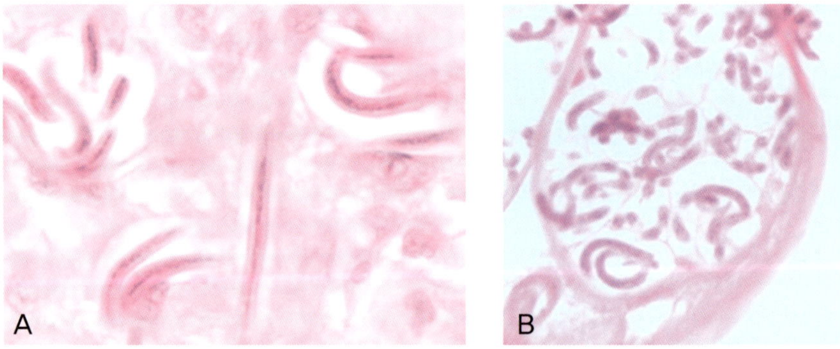

그림 3-37. A: 피부결절 내의 회선사상충의 미세사상충 ×1,000 B: 회선사상충의 자궁 내의 미세사상충(H&E 염색)

7) 치료

결절을 외과적으로 적출하거나 ivermectin으로 치료한다.

13-4. 로아사상충(Eye worm, Loa loa)

1) 분포 및 역학

아프리카 중부의 거의 전역에 분포하고 있으며 사람에만 기생한다. 결막의 기생으로 아프리카 안구벌레(african eye worm)라 불린다. 매개곤충은 등에(horse fly, *Chrysops* sp.)이다.

2) 형태

성충의 크기는 수컷이 25~35 mm이고 암컷은 45~70 mm로서 유백색의 실모양이다. 수컷은 꼬리에 교접침이 있고, 총배설공의 전방에 5쌍, 후방에 3쌍의 유두돌기가 있다. 암컷의 생식공은 경부에 위치하며, 자궁 내에는 충란 및 유충이 들어 있다.

3) Microfilaria

유충의 크기는 250~300 μm로서 피막(sheath)을 가지며 주간정기출현성이다.

4) 생활사

등에는 주로 낮에 흡혈한다. 미세사상충은 체내에서 10~12일 후 사상유충이 되고 곤충의 두부에 이행하여 입술에 모인다. 이 유충이 인체에 감염되면 발육함에 따라 신체의 각 장기로 이동한다. 고유숙주는 오직 사람으로서 약 1년의 잠복기를 거친 후 발병하여 수명은 15년 정도이다.

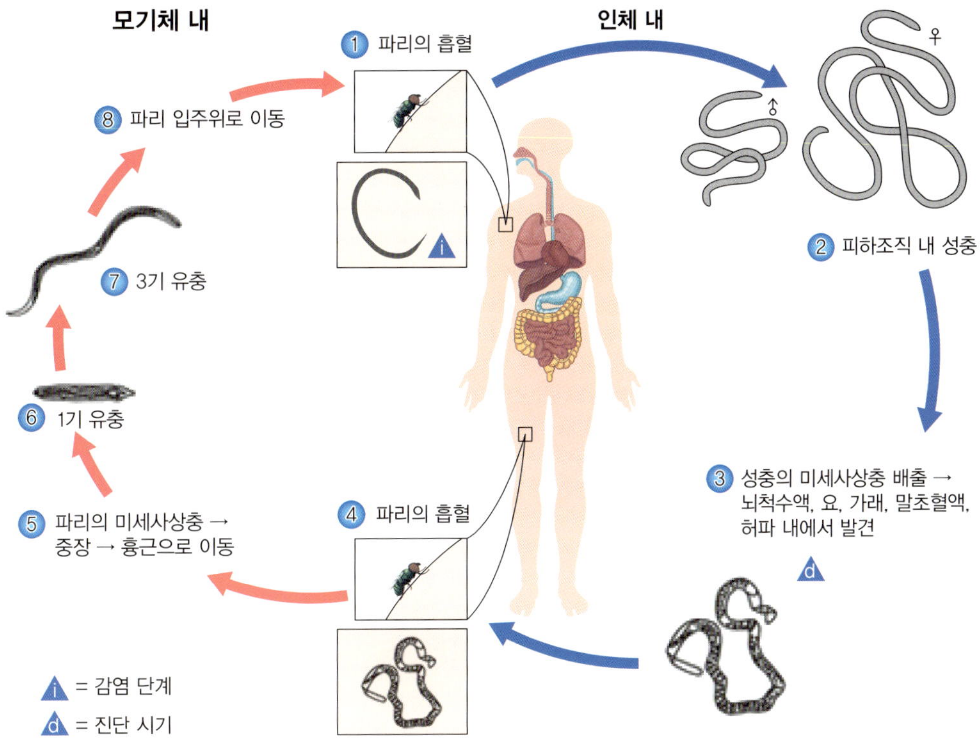

그림 3-38. 로아사상충 생활사

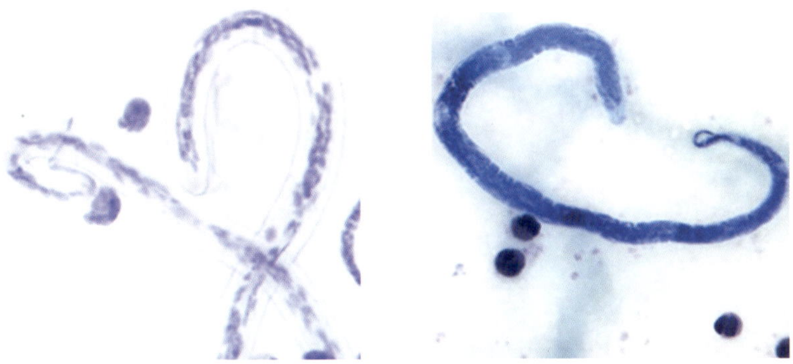

그림 3-39. 로아사상충의 미세사상충(후층도말, Giemsa 염색)

5) 병변 및 증상

인체의 기생부위는 피하조직이나 흔히 안구의 결막 하에 흔하다. 통증이나 소양감이 있으며 피하조직을 이행할 경우 성충의 움직임과 주변부의 부종이 생긴다. 이를 이동성부종(fugitive 혹은 calabar swelling)이라고 부른다.

6) 진단

주간정기출현성이고 혈액에서 유충을 증명하거나 환부 특히 결막에서 성충을 증명한다.

7) 치료

Diethylcarbamazine이나 suramin을 투여한다. 외과적으로 안결막이나 종양에서 성충을 적출한다.

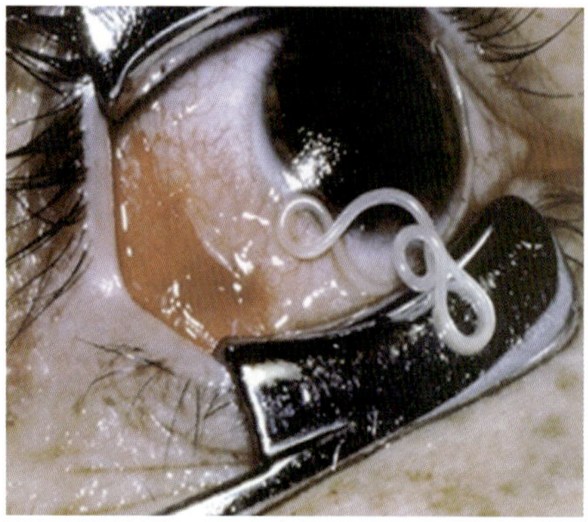

그림 3-40. 로아 사상충

14. 개심장사상충(*Dirofilaria immitis*)

1) 분포 및 역학

개가 종숙주이고 모기가 중간숙주인 인수공통감염성 기생충이다. 최근 반려견의 증가로 국내에서도 감염이 증가하고 있다. 성충은 주로 개의 우심실이나 폐동맥에 기생한다. 감염된 개는 전혀 증상을 보이지 않다가 돌연사하는 경우가 흔하다. 사람은 모기 흡혈에 의해 감염될 경우 일시적으로 호산구증가가 생기고, 폐에 호산구성 염증을 일으킨다. 대개의 충체는 성장하지 못하고 죽지만, 드물게는 대정맥이나 심장에서 성충이 발견되기도 한다.

2) 형태 및 생활사

수컷의 크기는 120~20 mm이고 암컷은 250~300 mm로서 가늘고 길다. 생활사는 다른 사상충과 비슷하다. 모기가 감염동물을 흡혈할 때 모기체내로 들어온 미세사상충은 여러 차례 탈피하여 감염형으로 변한 후 모기의 입주위에 모여서 흡혈을 기다린다. 모기가 숙주를 흡혈할 때 숙주체내로 침입한 유충은 성충으로 자라서 짝짓기를 한 후 미세사상충을 낳는다. 미세사상충은 220~330 μm의 크기이며 피막이 없다. 야간정기출 현성이지만 주간에도 나타나기도 한다. 수명은 1~2년이다.

3) 병변 및 증상

개의 경우 초기에는 증상이 나타나지 않아 치료시기를 놓치는 경우가 많다. 성충이 되면 폐동맥과 우심실에서 기생하여 여러 가지 병변을 일으킨다. 심해지면 호흡곤란, 빈혈, 복수가 생기면서 사망한다. 사람에 감염되면 미세사상충은 여러 조직에서 자라다가 일정기간 후에는 사멸한다. 2세대로 자라지 못하기 때문에 치명적이지 않다.

호산구성염증을 동반한 병변을 일으키며, 죽으면 석회화된다. 안면, 몸통, 팔, 유방 등의 피하조직에 발견되지만 특히 폐에 많이 발견된다.

개의 경우 증상을 4기로 나눈다.

① 1기: 우연한 검사에서 발견되며 무증상이다.

② 2기: 가벼운 호흡곤란과 기침, 피로와 식욕부진, 가벼운 신부전과 간장 이상이 나타난다.

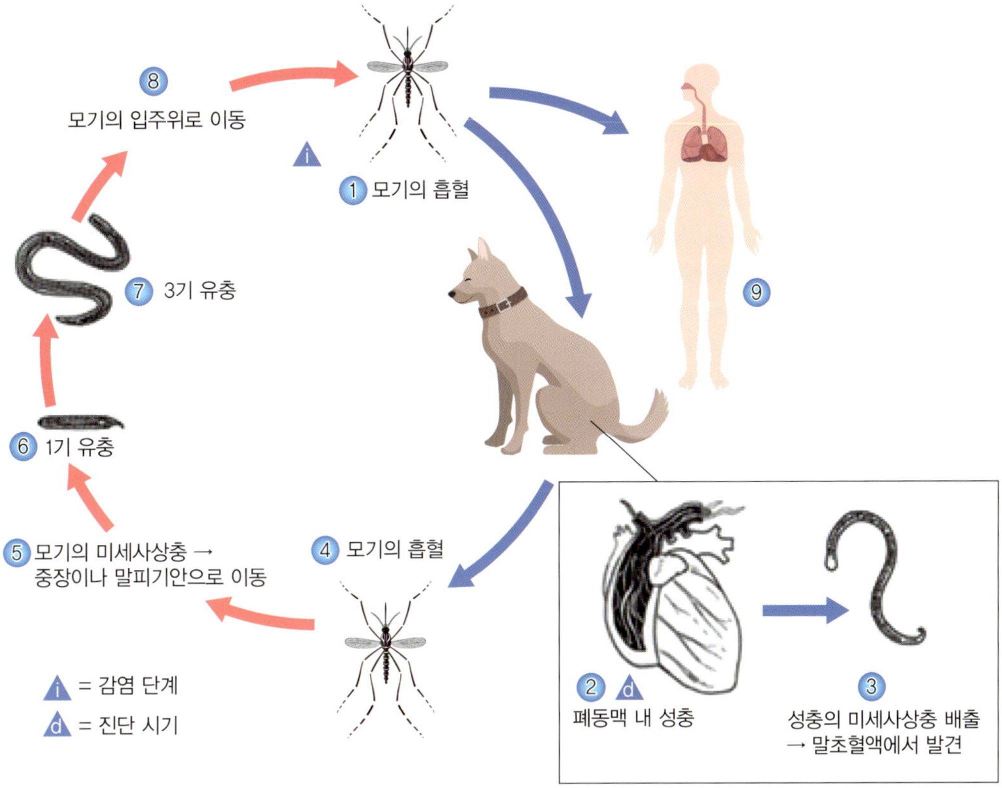

그림 3-41. 개심장사상충의 생활사

③ 3기: 개홍역과 유사하다. 간부전과 신부전으로 핍뇨와 다뇨, 복수가 차며, 심한 기침과 호흡곤란 등이 동반된 심각한 증상을 보인다.

④ 4기: 혈색소뇨, 복수가 차고 청색증을 보인다. 보행과 호흡이 어렵고 쇼크로 사망할 수 있다.

4) 진단

폐 X-선 검사에서 동전모양병소(coin lesions)의 발견이 중요하다. 우폐 하엽이 가장흔하고 우폐 상엽, 좌폐 상엽 순으로 병소가 발견된다. 피하결절의 생검에서 성충의 발견도 가능하다. 최근 면역학적 진단법이 많이 이용된다.

5) 치료 및 예방

Ivermectin을 투여한다. 워낙 감염율이 높고 치명적이기 때문에 예방이 중요하다. 감염초기의 유충은 치료약에 효과적이지만 성충은, 특히 심장으로 전이된 경우는 치료가 어렵다. 반려견은 해마다 4월에 심장사상충 검사를 실시하고, 집중적으로 예방약을 투여한다. 최근에는 예방약의 연중투약을 권고하고 있다. 그리고 모기에 물리지 않도록 주의 한다.

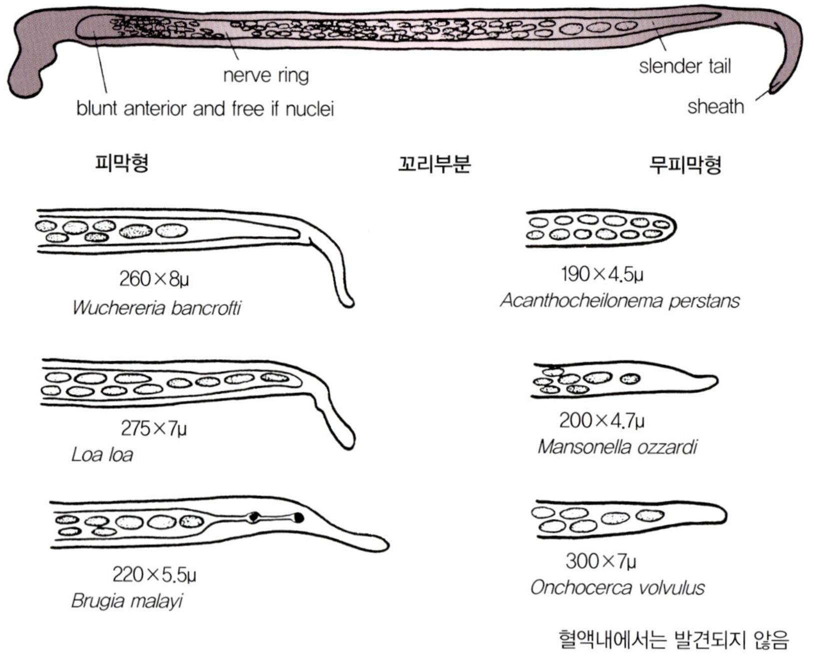

그림 3-42. 인체 내 미세사상충(microfilaria)의 진단적 특징

15. 메디나충(Guinea worm, *Dracunculus medinensis*)

1) 분포 및 역학

아프리카 서해안, 인도, 이란, 남미의 브라질, 서북부 아시아 등에 분포한다. 중간숙주는 검물벼룩(Cyclops)이며, 사람 이외에 원숭이, 소, 말, 개, 여우 등에도 감염되는 인수공통기생충이다.

학명과 연관해서 메디나(Medina)는 이슬람의 성지인 도시이며, 기니웜(Guinea worm)은 서아프리카의 기니 해안을 따라 이 기생충이 많이 발생해서 붙여진 이름이다.

2) 형태

성충의 크기는 수컷의 12~20 mm이며 암컷은 700~1,200 mm로서 인체에 기생하는 선충 중 가장 길다. 수컷의 말단을 굽어져 있고, 2개의 교미침이 있다.

3) 생활사

기생부위는 체내 근육과 피하조직이다. 암컷은 유충을 낳을 때가 되면 사지의 피하로 이동하여 다리의 피부에 수포를 만든다. 이때 강한 통증(불타는 고통)을 일으켜 물에 가서 발을 담그도록 유도한다. 물에 닿으면 수포가 터져서 많은 유충이 물속으로 방출되며 중간숙주인 물벼룩에 잡아먹힌다. 사람은 물벼룩에 오염된 물을 마셔 감염되며 물벼룩은 위산에 의해 죽지만 유충은 조직 내로 침입한다.

유충은 장관의 장벽을 통과하여 복강 내로 들어갔다가 피하로 이동하여 성충이 된다. 암컷은 복강 등에서 기생하며 8개월에서 1년 후 성충이 되어 유충을 낳고 짝짓기 이후 수컷은 곧 죽는다.

4) 병변 및 증상

기생부위의 심한 소양감, 발목부근의 궤양 등을 볼 수 있다. 초기에는 홍반, 두드러기모양의 발진을 보이며 곧 황색의 수포가 생기고 환부 안에서 암컷이 기생한다. 수포가 파괴되면 2차 감염을 받아 궤양, 궤사로 된다. 충체의 독소에 의해 알레르기, 오심, 구토, 호흡곤란 등이 나타난다.

5) 진단

발목주변의 궤양, 수포부분에서 유충과 성충을 검출한다.

6) 치료

Diethylcarbamazine, niridazol(ambilbar), hetrazan 등의 화학요법을 사용하고, 충체를 외과적으로 적출한다. 충체가 끊어지지 않도록 천천히 빼낸다.

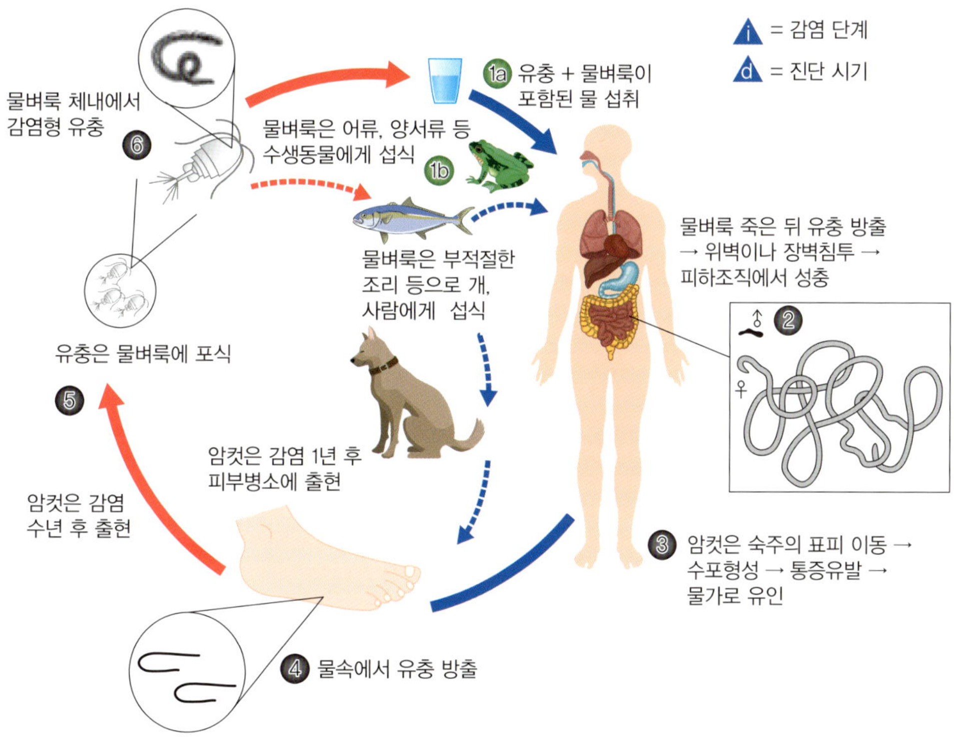

그림 3-43. 메디나충의 생활사

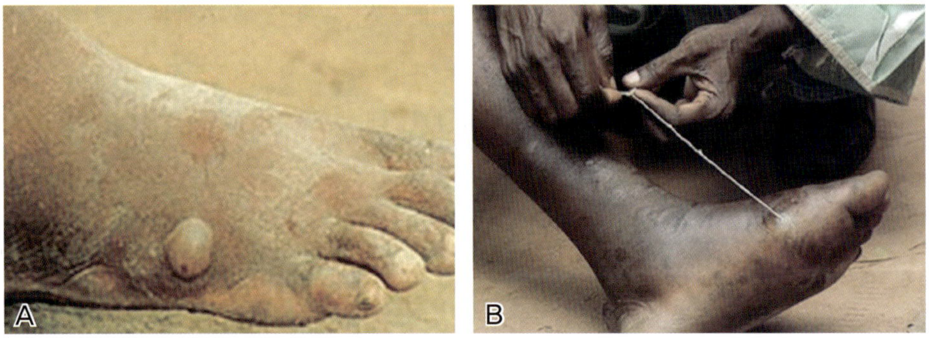

그림 3-44. A: 메니나충의 감염으로 생긴 수포, B: 수포가 터진 자리에서 나오는 흰색 실모양의 메디나충

7) 예방

열대지역의 강이나, 우물, 수영장 등에서 오염된 물벼룩을 섭취하지 않는다. 최근 아프리카 등 오염지역에서 필터를 이용한 식수를 공급하여 감염을 현저하게 감소시켰다.

16. 유극악구충(*Gnathostoma spinigerum*)

1) 분포 및 역학

한자풀이로 유극은 "가시가 있다" 와 악구는 "턱과 입"이란 뜻이다. 특징으로 유충과 성충의 머리 부분에는 갈고리(hooklet)가 여러 줄로 나열되어 있다. 온대, 열대아시아에 분포하고 태국, 일본, 필리핀, 인도 등의 동아시아에서 보고되었다. 종숙주는 개, 고양이, 호랑이, 표범 등이고, 제1 중간숙주는 물벼룩(Cyclops)이며 제2 중간숙주는 담수어, 파충류, 양서류, 조류 등이다.

2) 형태

수컷은 11~25 mm, 암컷은 25~55 mm이다. 성충은 담홍색의 약간 굵은 원통상이며 복면으로 만곡 되어 있다. 체표면에는 다수의 작은 돌기가 있고 두부에는 2개의 입술이 있으며, 각질로 된 머리융기(cephalic swelling)에는 8~11줄의 가시가 배열되어 있다.

3) 충란

개, 고양이의 변에 배출되는 충란은 65~70×40 μm로서 원래는 무색이지만 숙주의 장을 거치면서 황색으로 염색된다. 난각은 2중으로 투명하여 한쪽 끝에 투명한 점막마개(mucoid plug)가 있고 내용은 1개의 난세포이다.

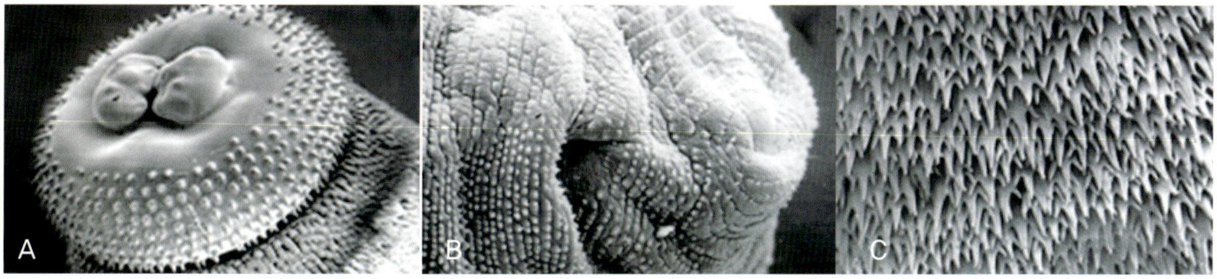

그림 3-45. 유극악구충 A: 머리부분, B: 체표의 각질형 돌기, C: 각질형 돌기의 확대

4) 생활사

외계로 배출된 충란은 물속에서 부화하여 제1기 유충이 된다. 제1중간숙주인 물벼룩(*Cyclops*)에 잡아먹힌다. 이 물벼룩이 제2중간숙주(담수어, 파충류, 양서류, 조류 등)에게 섭취되면 장벽을 관통하여 근육,

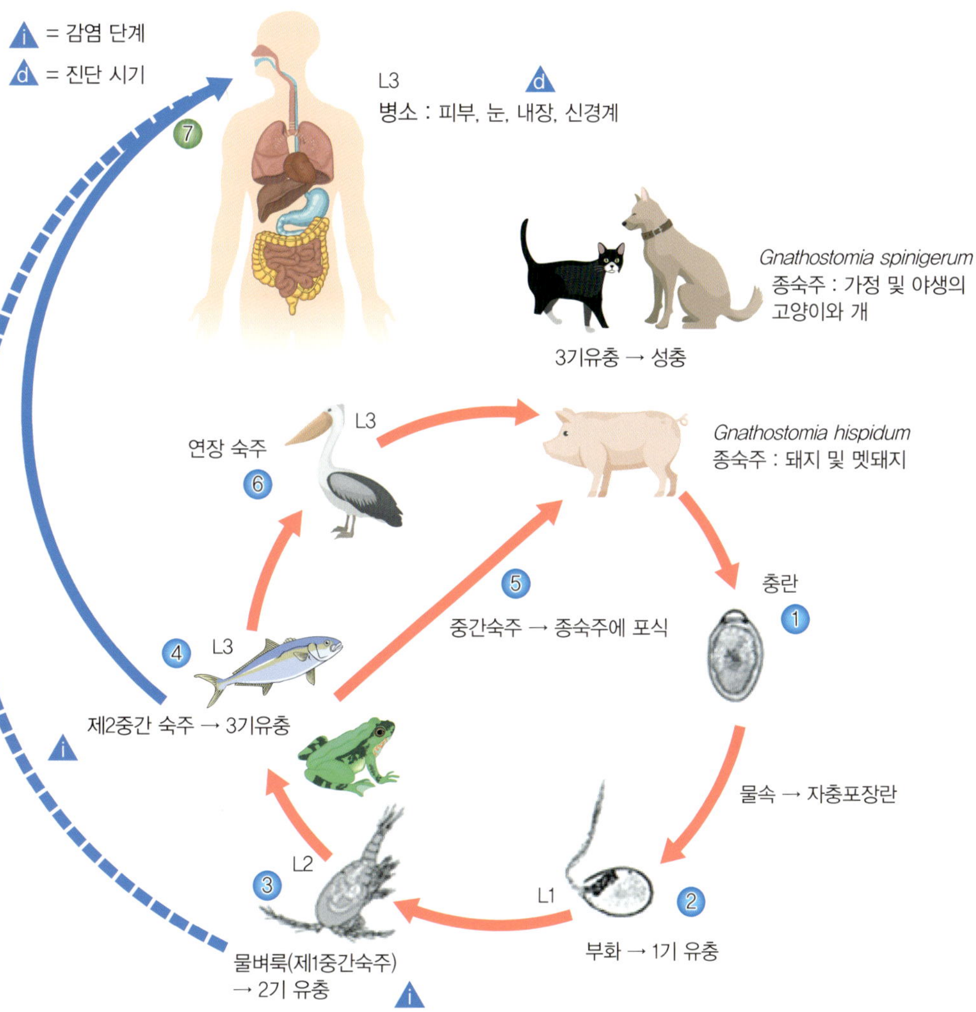

그림 3-46. 유극악구충 생활사

피하에서 제3기 유충이 된다. 고유숙주인 개, 고양이가 이 3기 유충을 섭취하면 위, 장을 관통하여 조직이행 후 다시 위벽에 침입하여 종양을 만들어 그 속에 기생한다. 인체의 감염은 제2 중간숙주인 담수어를 섭취함으로써 감염되는 일이 많다.

5) 병변 및 증상

사람은 제1차, 2차 중간숙주를 경구섭취해서 감염된다. 감염된 유충은 피하를 이동, 이동성 종창과 이행발진(creeping eneption)을 일으키고 피하조직층에 농양이나 결절을 만든다. 혈액상의 백혈구, 호산구 증가가 현저하다. 유충의 수명은 1년이다.

6) 진단

사람에서 유극악구충증의 진단은 피부의 생검으로 유충을 발견하는 것이다. 호산구증 가증을 보이고 피하의 특이한 이동성 종창이 특징이다. 혈청학적 방법은 진단에 큰 도움이 없는 것으로 보고되고 있다.

7) 예방

제1차, 2차 중간숙주의 생식을 피한다.

17. 동양안충(Oriental eyeworm, *Thelazia callipaeda*)

1) 분포 및 역학

개의 결막에서 처음 발견하였다. 인도, 태국, 버마, 중국, 한국 등에 분포하여 숙주는 개, 고양이, 원숭이, 토끼, 사람 등이고 성충은 안결막, 누관 등에 기생한다.

2) 형태

성충의 수컷은 5~13 mm이고 원형의 큰 구강을 가졌으며 꼬리는 말려있다. 외피에는 항문주위에 8~10쌍의 돌기가 있다. 암컷은 6~17 mm로서 백색의 가는 선충이다. 암수모두 외피애는 톱날 모양의 각피횡선(cuticula striation) 주름이 있다.

3) 충란

크기는 54×60 μm×34~37 μm의 난형으로 난각은 얇고 배란시 자충포장란이다.

4) 생활사

주로 개, 고양이의 결막낭과 누관에 기생하며 사람한테 감염을 일으킬 수 있다. 중간숙주는 초파리류로서 *Amiota magna, A. nagata* 등이다. 이들 초파리가 감염된 개 등의 눈물과 눈꼽을 섭취하여 유충에 감염된다. 체내에서 감염유충이 되고 이것이 다른 숙주로 전파되는 것이라고 생각되어 진다.

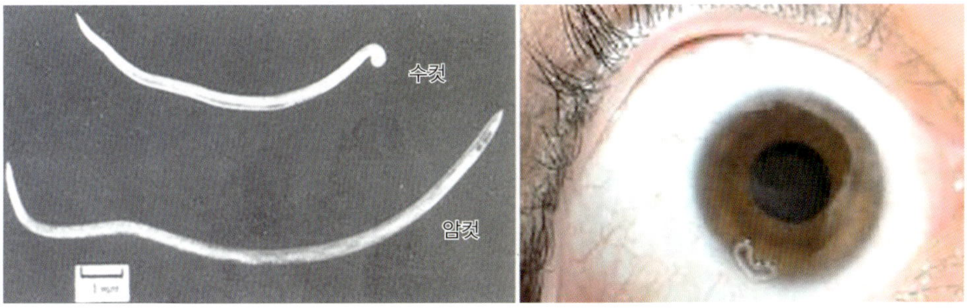

그림 3-47. 동양안충의 성충

5) 병변 및 증상

성충이 결막하 조직을 이행하면 톱날같은 외피에 의한 손상으로 심한 이물감, 결막출혈, 안구동통, 눈꼽 등을 볼 수 있으며 상처조직의 형성으로 시력감퇴, 실명 등을 초래할 수 있다.

6) 치료 및 예방

결막에서 성충을 적출하거나 눈곱이나 누관에서 유충을 검출한다. 치료는 1~2% cocaine을 점안하여 충체를 제거하고 예방은 초파리 같은 곤충을 주의 한다. 눈에 충체가 관찰되더라도 눈을 비비거나 눈 세척을 하면 유충을 자극하여 더 깊은 조직으로 숨어든다. 자가 치료보다 신속하게 병원진료를 받아야 한다.

18. 광동주혈선충(Rodent lung worm, *Angiostrongylus cantonensis*)

1) 분포 및 역학

Chen이 1935년 광동지역에서 쥐의 심장과 기관지에서 발견한 기생충이다. 인체에는 중추신경계에 기생하며 호산구성 수뇌막염을 일으킨다. 분포는 동남아시아나 호주 등 이다. 중간숙주는 아프리카 왕달팽이(*Achatina fulica*), 민물새우, 개구리, 굴 등이다. 종숙주는 시궁쥐 또는 집쥐, 큰도깨비쥐, 모자이크검은쥐(*Melomys rufescens*) 등의 설치류 이다.

2) 형태

수컷의 크기는 16~19 mm이고 암컷은 22~34 mm이다. 암컷의 장관에는 혈액이 충만해 있으며 장관을 둘러싸고 있는 자궁이 백색이기 때문에 명암이 있는 나선상을 하고 있고 암컷이 1일 산란 수는 약 1,500개이다. 수컷은 교접낭과 1쌍의 교접침을 가지고 있다.

3) 생활사

성충은 쥐의 폐동맥에 기생하면서 충란을 배출하고 배출된 충란은 폐모세혈관을 폐쇄하고, 유충으로 부화된다. 유충은 폐포에서 기관, 위, 식도를 거쳐 장에 이르러 대변과 함께 외계로 배출된다. 외계로 나온 유충은 중간숙주인 아프리카 왕달팽이 같은 민물패류(snail) 등에 경피적, 경구적으로 침입해서 감염유충이 된다. 쥐가 패류를 섭취하면 유충은 장벽에서 혈류를 타고 간, 폐, 폐정맥, 심장에서 뇌로 이동한다. 뇌에서 일정한 기간을 보낸 후 심장을 거쳐 폐동맥에서 성충이 된다.

4) 병변 및 증상

대부분은 감염되더라도 저절로 회복되나 간혹 호산구성 수막염(eosinophilic meningoencepalitis)을 일으킨다. 호산구성 수막염은 갑작스러운 두통, 목근육의 경직, 감각 변화를 일으키며 발열, 구역과 구토, 복부 통증, 무력감과 변비 등이 병 초기에 나타나기도 한다. 때로 유충이 뇌에서 눈으로 이동하여 안구통과 시야장애를 유발하기도 한다. 잠복기는 1~30일이다.

5) 진단

뇌척수액검사를 한다. 수액을 원심 침전시키고 그 침사에서 충체를 검출하고 호산구의 증가를 관찰한다. 면역혈청학적 검사법과 PCR 등으로 진단한다.

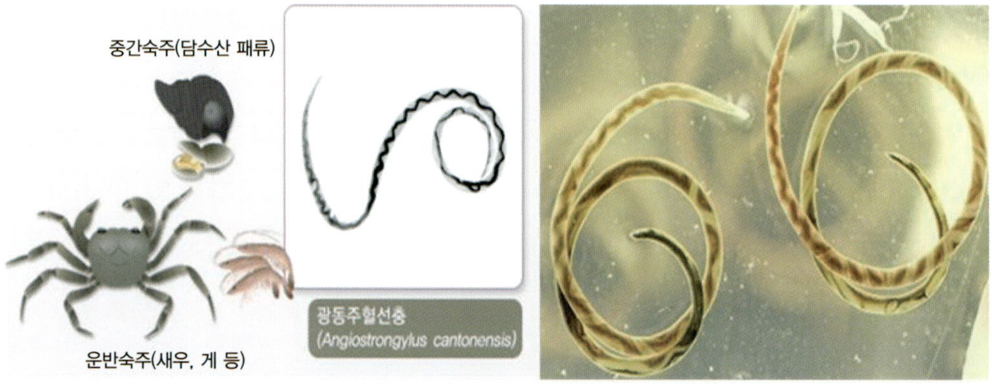

그림 3-48. 광동주혈선충의 중간숙주와 성충

6) 치료 및 예방

음식물을 씻는 것과 불로 가열하는 것만으로도 쉽게 예방가능하다. 유행지역을 여행할 때는 패류나 민달팽이 등의 중간숙주와 새우 등 을 생식하지 않도록 하며 생수나 생야채도 가능하면 섭취하지 말아야 한다. 그리고 중간숙주를 만져서 일어나는 경피 침입도 가능하다.

19. 거대신충(Giant kidney worm, *Dioctophyme renale*)

1) 분포 및 역학

유럽, 아메리카대륙, 중국 등 세계적으로 분포한다. 개와 밍크에서 가장 많이 발견되지만 물고기를 먹는 야생동물과 가축에서도 발견된다. 우리나라의 개에서도 충란이 발견되나 인체감염의 보고는 확실하지 않다.

2) 형태

수컷의 크기는 14~40 cm, 암컷은 20~100 cm이다. 양끝이 뾰족하고 수컷의 꼬리에는 총배설공을 에워싼 교접낭이 있고 1개의 교접침이 있다. 암컷의 생식공은 충체의 앞부분 약 5~7 cm의 복부정중선에 있다.

3) 충란

크기가 66×42 μm로서, 난원형이고 황갈색을 띠나, 양끝은 백색이다. 난각면에 움푹파인 함몰상 구조를 보인다. 난각 내에서 유충으로 발육하는 데 6개월 정도를 요하고 저항력이 강해서 5년 정도 생존할 수 있다고 한다.

4) 생활사

소변으로 배출된 충란은 자연계에서 자충포장란으로 성숙한다. 중간숙주인 환형동물에 섭취되어 장내에서 유충으로 부화한다. 감염된 환형동물이 어류 또는 양서류에 섭취되면 이들 어류나 양서류는 연장숙주 또는 운반숙주의 역할을 하게 된다. 어류를 생식하는 종숙주인 개, 사람, 늑대, 고양이, 소, 족제비 등이 감염되며 성충이 되기까지는 2년이 소요된다.

5) 병변 및 증상

종숙주의 체강에서 많이 발견되고 신우, 요관, 방광, 심장 등에서 나타난다. 인체의 감염은 주로 신장이며 충체가 감염되면 신장의 실질조직이 파괴되고 주머니모양으로 확장되며 그 속에 코일처럼 말려서 기생한다. 이로 인해 신우염, 신수종, 혈뇨, 요독증 같은 증상이 일어난다.

6) 진단

요 중에서 특이한 충란을 발견한다. 그러나 충란이 잘 나타나지 않는 경우도 있으므로 수회 반복 검사를 하여야 하며 수컷만의 기생이나 요관 폐쇄로 인해 충란이 나타나지 않을 수 있으므로 유의해야 한다.

7) 치료 및 예방

외과적으로 충체를 적출한다. 인체감염은 감염된 환형동물이 들어 있는 자연수를 섭취하여 발생할 수 있고 운반숙주인 어류 또는 양서류를 날것으로 먹을 때도 가능하다. 따라서 예방은 유행지역의 어류 또는 양서류의 생식을 금한다.

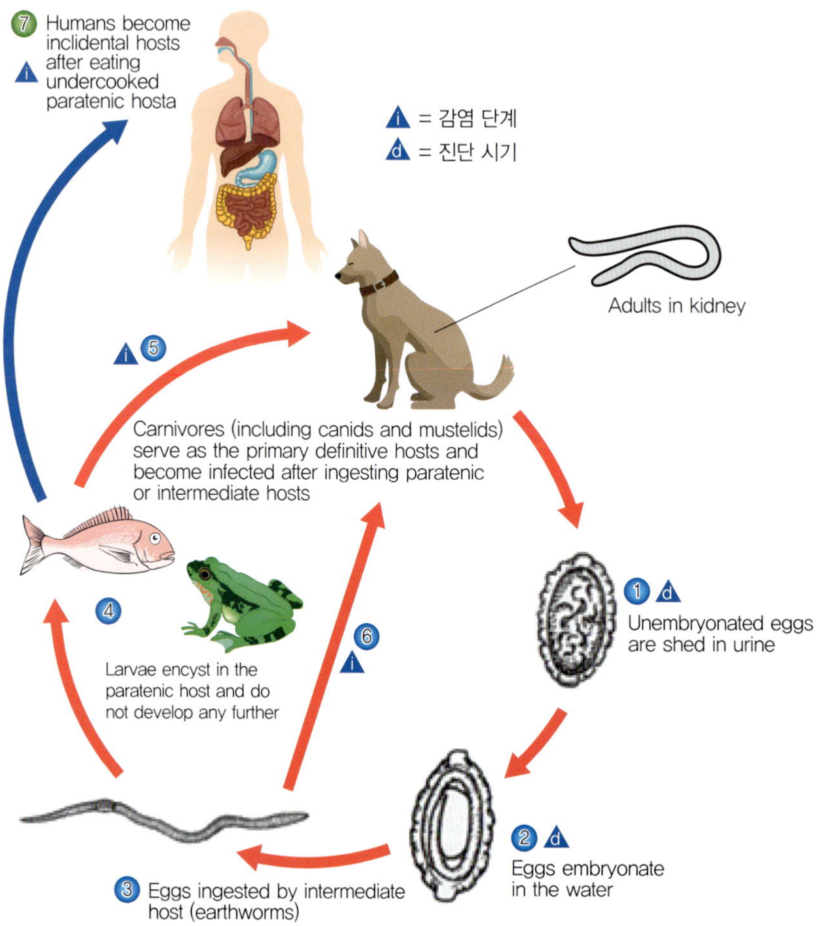

그림 3-49. 거대신충의 생활사

기생충학 핵심정리

- 대변에서 소화성궤양, 암종 등 진단하는 검사법: **잠혈검사**
- 회충: 야채에 부착된 자충포장란이 경구 감염되어 폐순환과정을 거치는 선충류
- 회충: 충란의 경구감염 → 소장에서 탈각 → 혈류로 우심방 → 기관지 → 소장기생의 생활사
- 회충란의 종류별 크기순서: **미수정란(불수정란) 〉 수정란 〉 탈각란**
- 회충감염 환자의 대변에서 미수정란만이 검출되는 경우는 암컷만 기생하고 있기 때문
- 회충 사진(그림 3-5)
- 회충 충란 사진: 난각의 3층구조(단백막, 키틴막, 지질막), 혈액내 호산구 증가(그림 3-6)
- **고래회충(아나사키스)**: 바다 생선회를 먹고 감염될 수 있는 기생충
- 아나사키스: 바다 생선회를 먹고 위 내시경 검사를 하여 진단하는 기생충
- 요충: 산란 때부터 감염이 가능한 충란(자충포장란)을 가지는 기생충
- 요충: 어린이의 항문주위에 산란하며 스카치테이프법으로 검출하는 기생충
- 요충 생활사 중 인체 감염형: **자충포장난**
- 항문스카치테이프법 사진: 요충
- 요충 충란 사진: 감씨 모양(그림 3-13)
- 편충 감염의 진단법: **분변의 Formalin-Ether 침전법**(MGL)
- 편충의 성충과 충란의 형태: 말채찍 모양, 술통 모양(점막마개=점막전)
- 편충 사진: 굵은 채찍 모양(그림 3-15)
- 편충 충란 사진: 술통 모양(그림 3-15)
- **두비니구충**: 충체길이 12 mm, 구강에는 2쌍의 절치, 수컷 끝 부위에 교미낭 관찰
- 두비니구충의 충란 검출법: **황산아연 부유법**
- 충란의 모습으로 종 감별이 불가능한 기생충: **두비니구충, 아메리카구충**
- **동양모양선충란**: 무색 투명한 충란내에 여러개로 분할된 상실기의 많은 난세포가 포도알처럼 존재 (그림 3-29)
- **분선충**: 환경에 따라 기생생활세대와 자유생활세대의 생활사를 가지는 기생충
- **분선충**: 대변 내에서 간상유충이 발견되며, 자유생활 유충으로 토양에서 생활
- 분선충 사진(p. 116, 그림 3-31)
- **선모충**: 자충(larva)을 태생하는 기생충
- 선모충 보유 숙주: **돼지, 쥐**
- 사상충: 혈액도말표본에서 microfilaria 검출, 인체의 혈액, 림프, 근육 등에 기생
- 사상충 중간 숙주: 반크롭사상충(모기), 말레이사상충(모기), 로아사상충(흡혈성 파리)
- 로아사상충: 눈에 감염되는 기생충(사진)(p. 123~124, 그림 3-39, 40)

Pick up 01

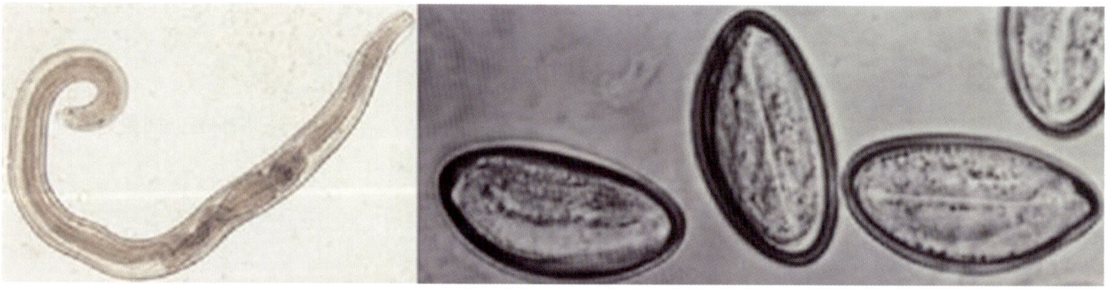

요충 성충(수컷)과 요충란

Pick up 02

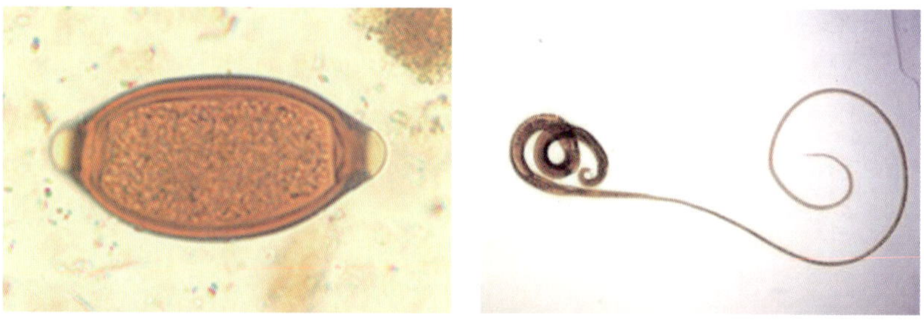

편충의 충란과 성충(♂)

Pick up 03

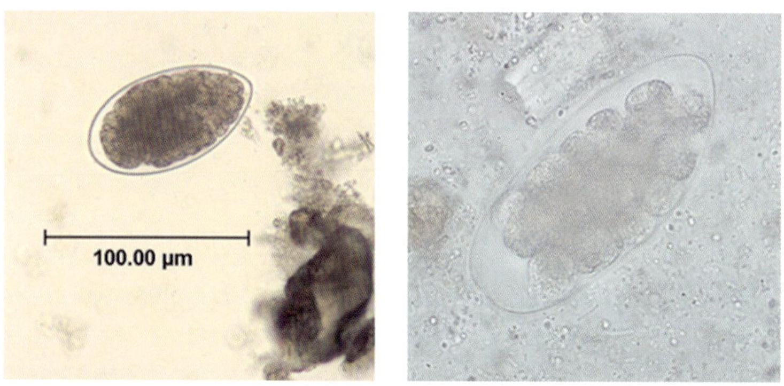

분변에서 동양모양선충류 종의 충란

Pick up 04

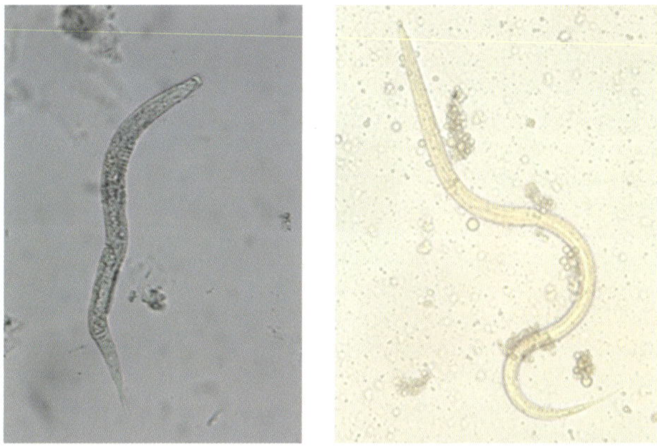

분선충의 막대유충과 사상유충

Pick up 05

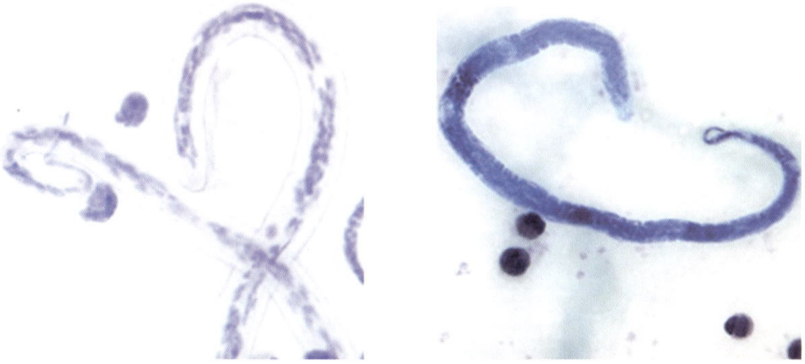

로아사상충의 미세사상충(후층도말, Giemsa 염색)

Pick up 06

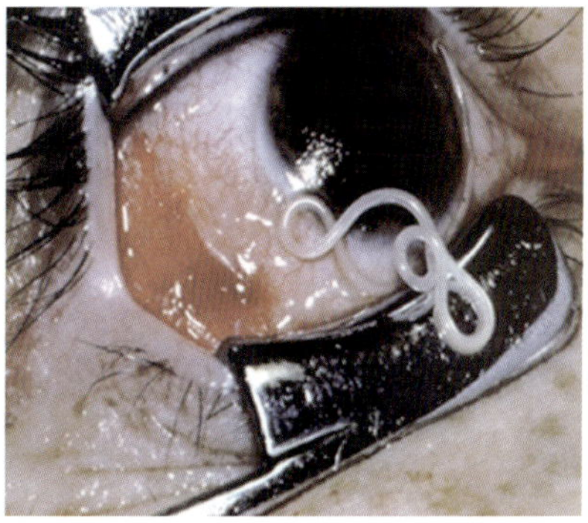

로아 사상충

용어정리

자웅동체(hermaphrodite)
세대교번(metagenesis)
난각(egg shell)
탈낭(Excystation)
화학주성(chemotaxis)
비중(Specific gravity, Gs 또는 G)
풍토병(endemic disease)
ELISA(효소면역측정법, enzyme-linked immunosorbent assay)
민감도(sensitivity)
특이도(specificity)
비후(thickening)
포합
정맥총(venous plexus)

Chapter **02**

흡충류(Trematode)

1. 일반적인 특징

편형동물문에 속하며, 충체의 모양은 나뭇잎 모양 또는 난원형으로 편평하다. 2개의 흡반(sucker)을 갖고 있으며 소화관이 불완전하다. 주혈흡충류를 제외한 흡충류는 자웅동체(hermaphrodite)이며, 충란은 난개(operculum)를 가진다. 그리고 반드시 세대교번(metagenesis)을 한다.

1) 형태

- 외형: 외형은 나뭇잎모양 또는 난원형이며 크기는 수 mm에서 수 cm까지 다양하다. 표피(integument)는 각피(cuticula)로 덮여 있고 극(spine)이나 소결절(tubercle)로 덮여있다. 체벽(body wall)은 견고한 근육질로 신축할 수 있다. 2개의 흡반이 있는데 구부에 위치하는 구흡반(oral sucker)에는 입(mouth)이 개구되고 복부에 위치하는 복흡반(ventral sucker)은 숙주에 부착하는 기능을 갖고 있다.
- 소화계: 소화기관이 불완전하여 항문이 없다. 즉 구부에서 인두, 식도, 장관으로 연결되고 장관은 전방에서 2분지되어 내려와 맹장으로 끝난다.
- 신경계: 신경계는 중추부와 말초부로 나눌 수 있는데 중추부는 충체의 전단에 인두를 포함하는 좌우 양측에 있는 신경절 세포군과 인두륜을 형성하고 있는 부분이고 말초부는 중추부에 연결하는 신경간과 말초섬유로 되며 신경간은 각 신경절로 부터 전후로 뻗고 배부, 복부, 측부에 나와 있다.
- 배설계: 좌우의 양측이 집합관(collecting tube)으로 구성되었고 이것이 충체 후방에서 합하여져 방광(excretory bladder)을 형성하며 후단을 배설공(excretory pore)이 개구되어 밖으로 배출한다. 집합관에는 모세관이 많이 연결되어 있고 이 모세관의 말단에는 염상세포(flame cell)가 있어 이 특수세포에서 체액에서 노폐물을 분리하여 모세관으로 배출하는 작용을 갖고 있다.
- 생식기계: 주혈흡충류를 제외한 대부분의 흡충류는 자웅동체이다. 수컷의 생식기는 고환(testis), 정관(vas deferens), 정낭(seminal vesicle), 사정관(ejaculatory), 생식공(genital pore)으로 연결된다. 고환은 일반적으로 2개이지만 형태나 크기는 기생충의 종류에 따라 다르다. 암컷의 생식기는 난소(ovary), 난황선(vitellarium), 난황관(vitelline duct), 난관(oviduct), 자궁(uterus)으로 연결된다.

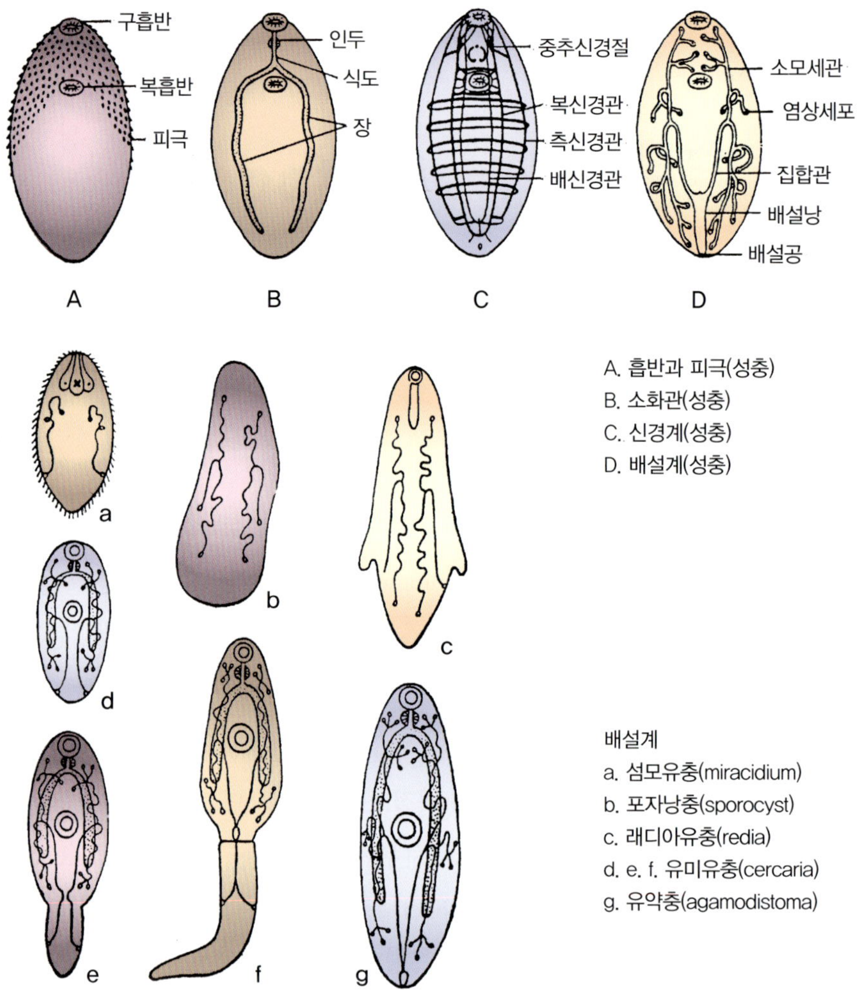

그림 3-50. 흡충류의 형태 및 발육

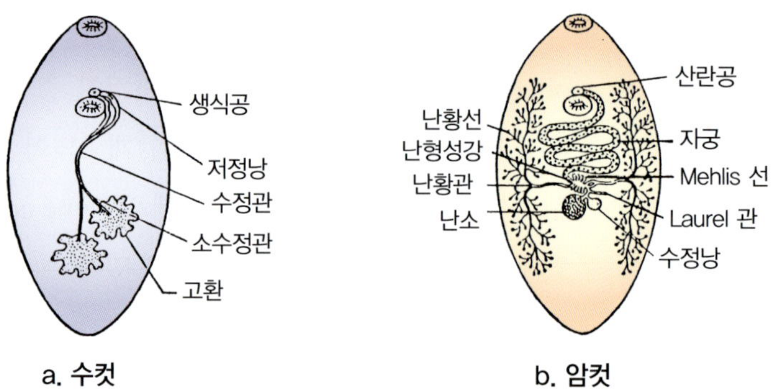

그림 3-51. 흡충류의 생식기

2) 생활사

흡충류는 세대교번을 하며, 인체에 기생하는 흡충류는 모두 1~2개의 중간숙주를 필요로 하게 된다.

성충으로부터 배출된 충란(대부분 난개(operculum)를 가짐) 수중에서 자연 부화하여 miracidium이 되는 종과 제1 중간숙주 체내에 들어가서 부화하여 miracidium이 되는 종이 있다.

전신에 섬모를 갖고 있는 섬모유충(Miracidium)은 제1 중간숙주에 침입하여 포자낭충(sporocyst)이 되고, 분열 증식하여 래디아유충(redia)가 된다. 이 래디아유충(redia)는 여러 번 분열 발육한 후 유미유충(cercaria)이 되어 수중에서 헤엄치다가 제2 중간숙주에 침입하여 피낭유충(metacercaria)으로 된다. 이 피낭유충을 종숙주가 섭취하게 되면 각각의 기생장소에서 성충이 된다. 그러나 주혈흡충의 경우는 유미유충(cercaria)이 직접 사람의 피부를 뚫고 침입하여 감염이 성립된다.

표 3-3. 주요 인체 기생 흡충류

기생충명	기생부위	인체감염형	1-2 중간숙주	검사법
간흡충	간(담관)	피낭유충 (metacercaria)	왜우렁-담수어 (참붕어)	대변검사
폐흡충	폐	피낭유충 (metacercaria)	다슬기-가재, 게	객담과 대변검사
요코가와흡충	소장	피낭유충 (metacercaria)	다슬기-은어 등	대변검사
간질	간	피낭유충 (metacercaria)	우렁이-수초	대변검사
비대흡충	소장	피낭유충 (metacercaria)	우렁이-수초	대변검사
일본주혈흡충	소장의 정맥	유미유충 (cercaria)	패류(snail)	대변검사, 간
만손주혈흡충	대장의 정맥			대변검사, 간
방광주혈흡충	방광의 정맥			요검사

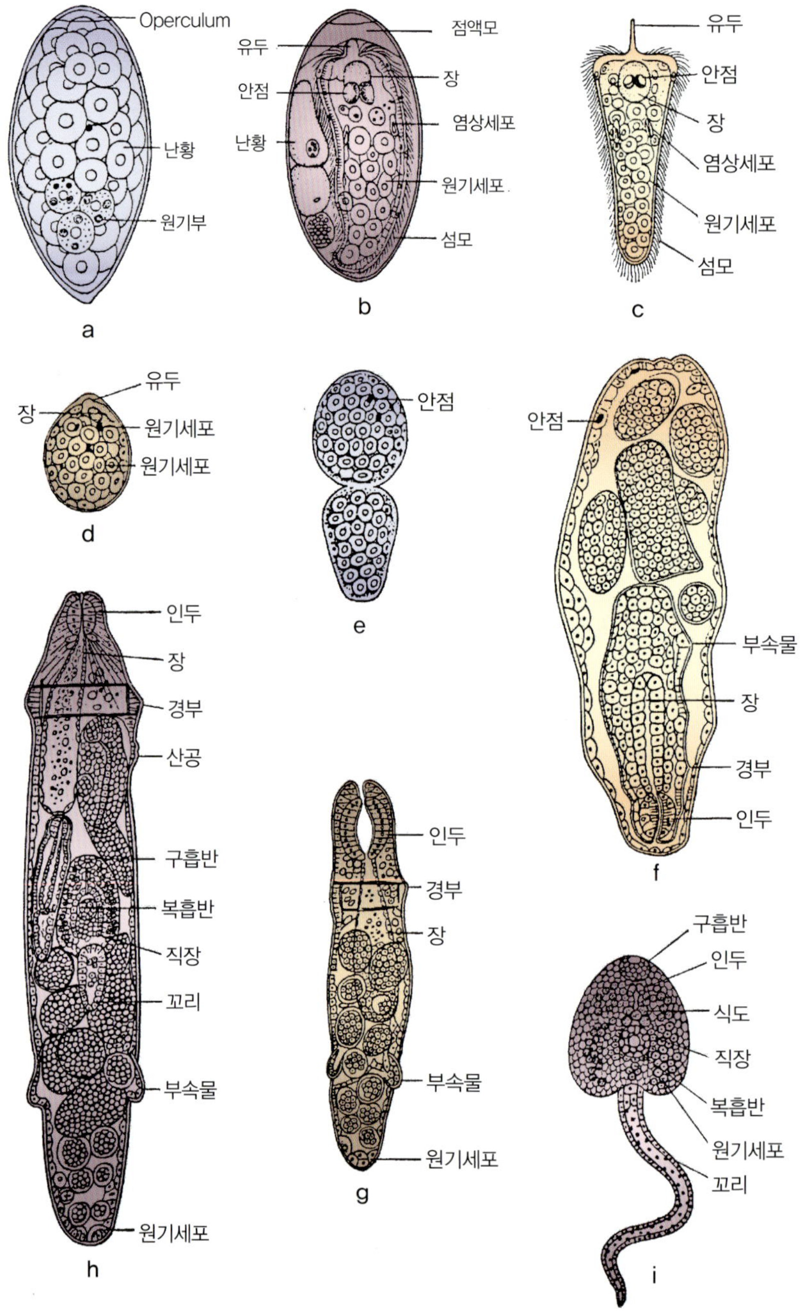

그림 3-52. 흡충의 발육단계

a, b : 충란, c : 섬모유충, d, e, f : 포자낭충, g, h : Redia유충, i : 유미유충

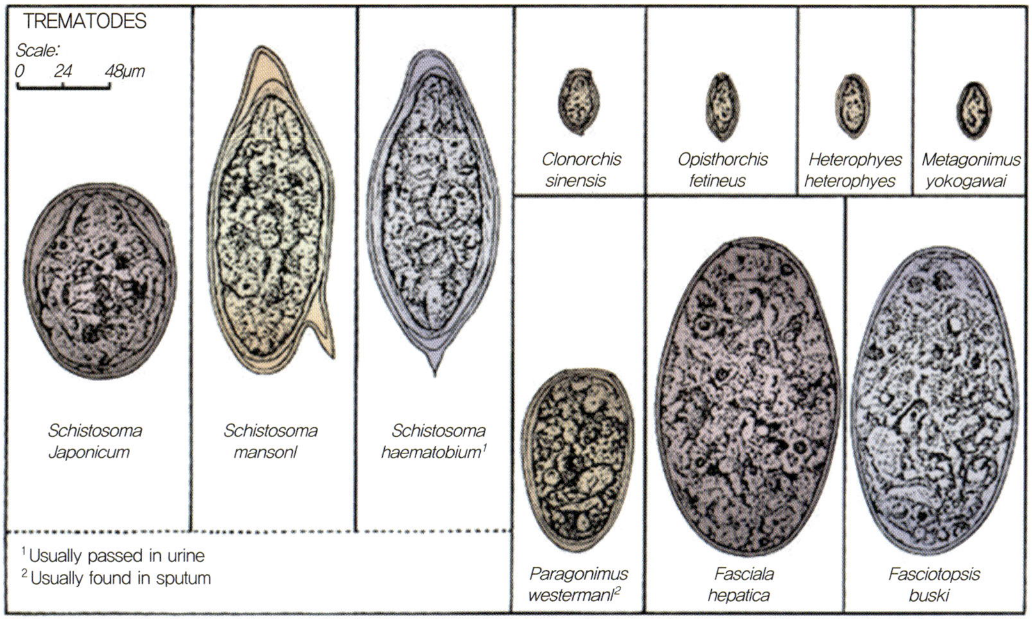

그림 3-53. 흡충류의 충란

2. 간흡충(*Clonorchis sinensis*)

학습목표

1) 간흡충의 성충과 충란의 형태를 설명한다.(A)
2) 간흡충의 제1, 제2중간숙주 및 생활사를 설명한다.(A)
3) 간흡충증의 인체 감염원 및 예방 대책을 기술한다.(B)
4) 간흡충의 검사방법을 설명한다.(A)

McConnel이 1874년 캘커타의 중국인 담관에서 처음 발견하였고 Cobbold가 1875년 *Distoma sinensis*라고 명명하였으나 Loss가 1907년 *Clonorchis sinensis*라 개명하였다.

극동지역과 동남아시아에만 분포하고 있어 'Chinese liver fluke'이라 알려져 있다. 우리나라에는 5대강 유역에 분포하며 낙동강 유역에 농후하게 분포되어 있다. 최근 조사에 따르면 2022년 유행지역 장내기생충 감염률은 5.3%이고, 이 중 간흡충(*C. sinensis*)은 3.3%를 차지하여 우리나라에서 기생충 질환 감염증 중 1위를 차지하고 있다. 또한 2016년 중앙암등록본부에서 발표한 1999년부터 2013년까지 15년간의 암 통계종합분석 자료에 의하면 과거 중감염 이상의 감염률을 나타냈던 곳에서 담관암 발생이 다른 지역의 평균보다 훨씬 높게 나타나 간흡충과 담관암과의 상관관계가 연구 확인되었다.

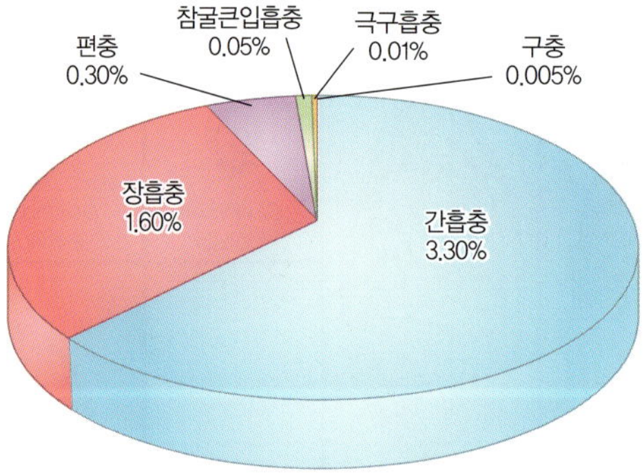

그림 3-54. 2021년 기생충별 양성률(%)

표 3-4. 연도별 유행지역 장내기생충감염 실태조사 결과 및 2022년 5대강 유역별 장내기생충 감염율

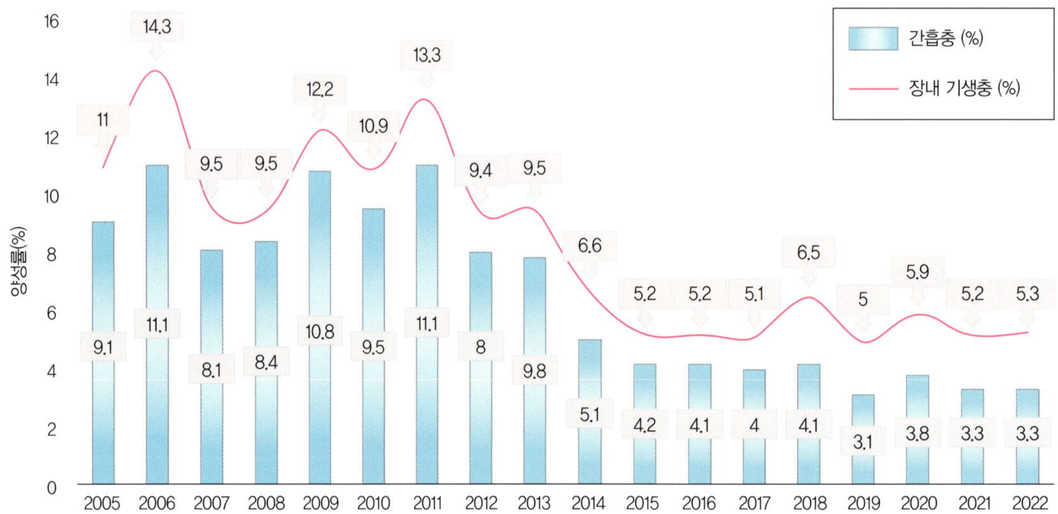

연도별 유행지역 장내기생충감염 실태조사 결과('05-'22년)

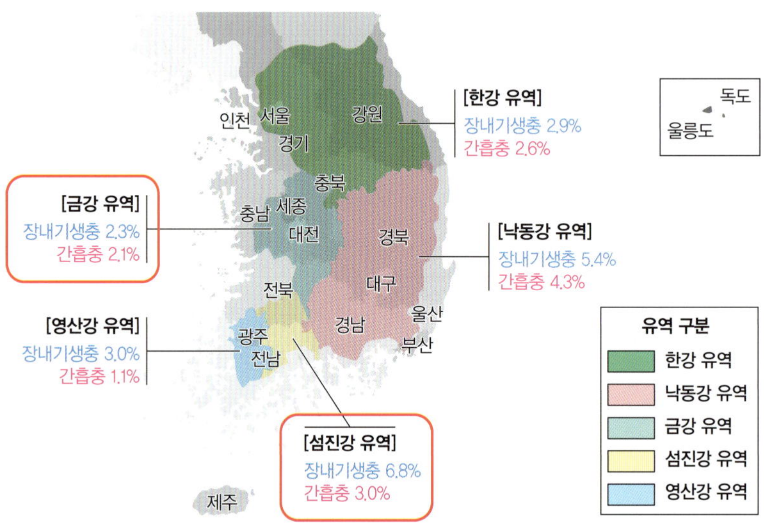

2022년 5대강 유역별 장내기생충 감염율

1) 형태

(1) 성충

성충의 크기는 10~25×3~5 mm의 편평한 버드나무잎 모양이며, 투명하여 자궁이나 장관 등의 내부 구조를 염색하지 않고서도 관찰되며 자웅동체이다. 전단부에 구흡반(oral sucker)과 충체의 체전방 1/4 근처에 복흡반(ventral sucker)이 있다. 고환은 2개로서 나뭇가지 모양을 하며 전후에 위치하고 앞쪽 고환은 대개 4분엽, 뒤쪽 고환은 5분엽이다. 앞뒤의 고환에서 각각의 정관(vas deferens)이 나와 체중앙에서 합해지며 정낭(seminal vesicle)이 되고 생식공으로 이어진다.

난소는 자궁과 고환 사이에 수정낭과 함께 위치한다. 자궁은 나선상으로 난형성강에서 복흡반까지이고 생식공 근처에서 개구한다. 소화관은 짧은 식도에서 장까지 이어지고 복흡반 전방에서 분지되어 좌우방향으로 내려와 충체의 후단에서 맹장으로 된다. 배설낭은 충체 후단에서 개공한다.

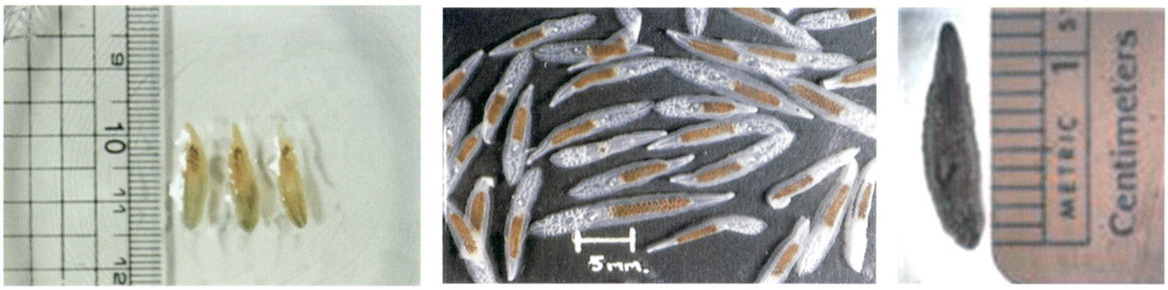

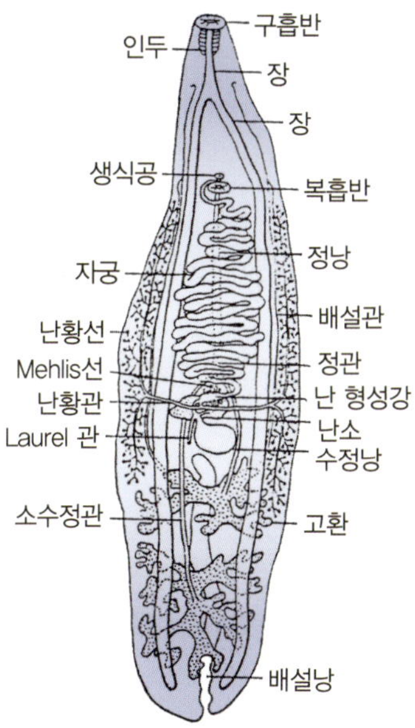

a. 성충

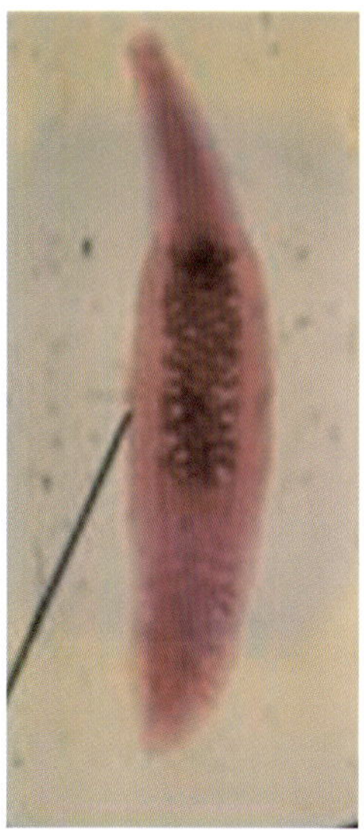

b. 현미경사진

그림 3-55. 간흡충의 성충

(2) 충란

충란의 크기는 27~35×11~20 μm의 황갈색으로 깨알모양(전구알모양)의 난원형이며, 난개(operculum)는 뚜렷하고 난각과의 접합부가 돌출(shouldering)되어 있다. 충란 의 뒤 끝에는 결절상의 작은 돌기가 있으며 난각 내에는 이미 섬모유충(miracidium)이 들어 있고, 충란의 표면은 Cracked mud상(메론 껍질 모양)이 관찰된다. 성충의 1일 산란수는 사람의 경우 매일 성충 한 마리가 약 4,000개의 충란을 낳는 것으로 알려져 있다.

2) 생활사

성충은 사람, 개, 고양이 등의 담관에 기생하면서 충란을 산란한다. 충란은 담즙과 함께 분변에 섞여서 외계로 배출된다. 충란은 수중에 있는 제1 중간숙주인 왜우렁이(*ParaChapter fossarulus manchouricus*)의 식도에서 섬모유충(miracidium)이 난각을 탈출하여 부화한다. Miracidium은 장관에서 sporocyst, redia, cercaria가 차례로 된다. 유미유충(Cercaria)는 왜우렁이 체내에서 수중으로 나와 헤엄치다가 제2 중간숙주인 담수산 어류(특히 잉어과 중 참붕어(*Pseudorasbora parva*)에 침입하여 근육 내에서 피낭유충(metacercaria)이 된다. 이 피낭유충에 감염된 민물고기를 사람이 생식하게 되면 위에서 탈낭하고 십이지장을 거쳐 담즙을 향한 화학주성에 따라 담관, 담낭에 침입한다. 감염 후 20~30일경에 성충이 되고 산란을 시작하여 성충의 수명은 10~20년으로 상당히 길다.

3) 병변 및 증상

병변은 충체의 수, 기간, 반복감염 등에 따라서 달라지며, 충체가 담관에 기생함으로써 일어나는 담관색전, 담석증, 담즙의 정체가 담관에 만성적 염증을 일으킨다. 만성으로 경과 시 기생충성 간경변증이 된다.

충란

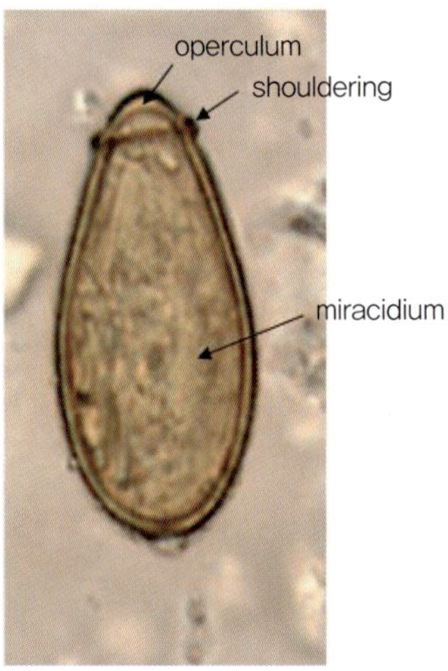

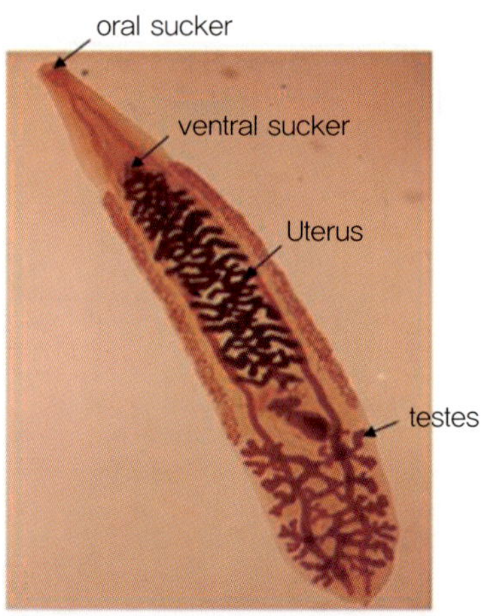

성충

그림 3-56. 간흡충의 성충과 충란

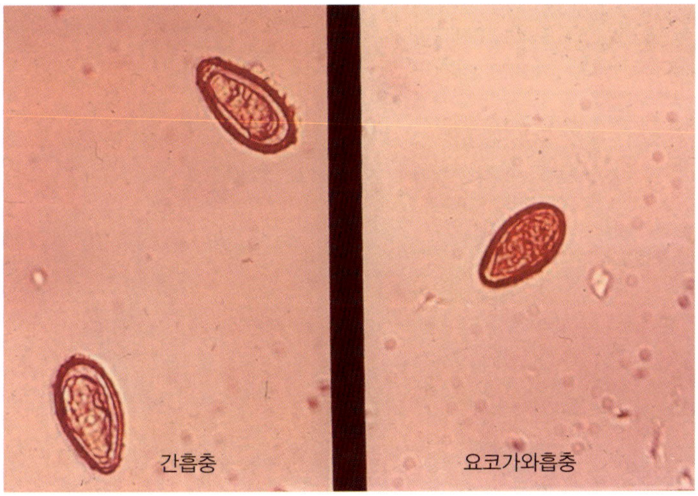

그림 3-57. 간흡충과 요코가와흡충란

간흡충증에 합병되는 1차성 간암(primary hepatoma)은 근본적으로 담관세포성 선암이며 종양세포 및 간질의 풍부한 점액 분비가 특징적이다.

기생의 정도에 따라서 소수기생 시 무증상으로 나타나고 다수기생시 식욕부진, 간압통, 간비대, 부종, 황달, 빈혈, 야맹증 등이 나타난다.

4) 진단

충란수가 적고 비중이 크기(1.15~1.20) 때문에 대변검사는 침전법을 사용한다. 담즙을 채취하기도 하며, 특히 요코가와흡충이나 이형흡충의 충란과 구별이 요구된다. 면역학적 진단법으로는 피내반응법을 행한다. 피내반응검사는 의양성, 의음성 및 교차반응이 있어서 결과 판정에 주의를 요하며, ELISA 등의 면역학적 진단 응용도 유용하다.

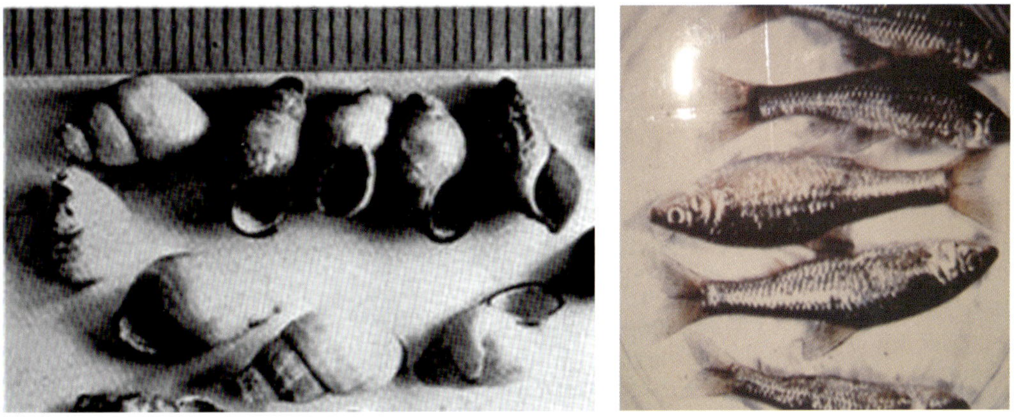

그림 3-58. 간흡충의 제 1, 2중간숙주

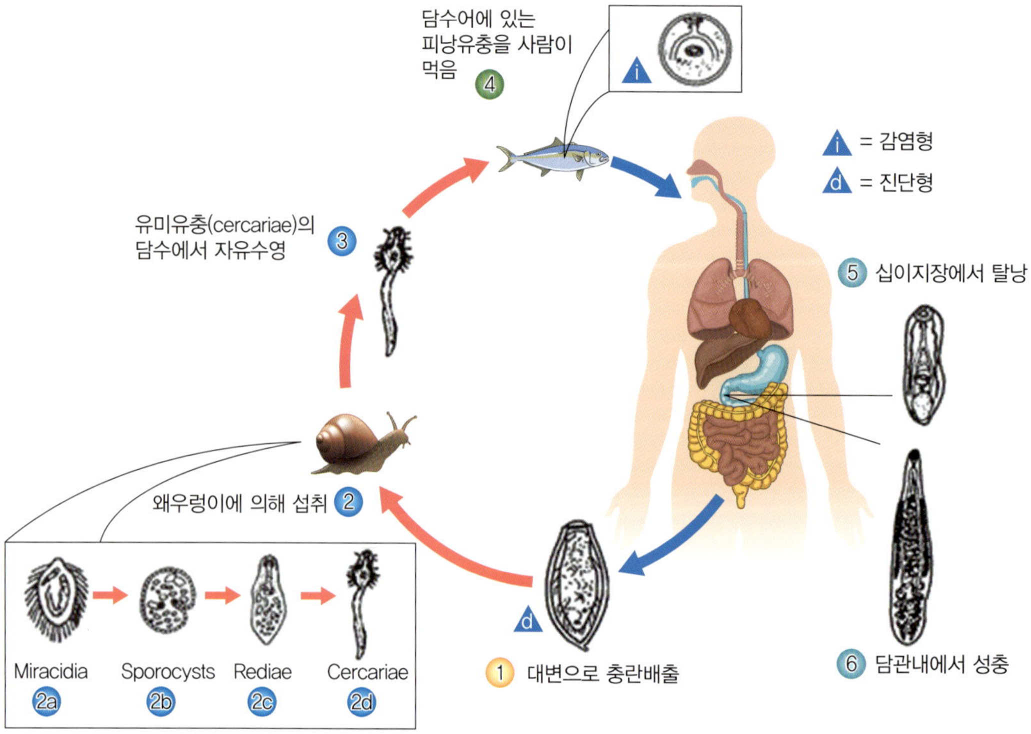

그림 3-59. 간흡충의 생활사

5) 치료

현재에는 프라지콴텔(Praziquantel, PZQ)이 간흡충 감염의 유일한 치료제로 사용되고 있다. WHO에 의한 복용 권고량은 일회 25 mg/kg의 양으로 하루 세 번, 총 2일을 복용(총 150 mg/kg)해야만 90% 이상 구충이 가능하고, 충란감소률 100%를 달성할 수 있다고 알려져 있다. 또 프라지콴텔의 부작용을 낮추기 위한 대체약으로 트리벤디미딘(tribendimidine)이 있다. 이는 프라지콴텔의 10분의 1 복용량으로 50% 정도의 치료율을 나타내고 부작용은 상대적으로 낮다.

6) 예방

① 제2 중간숙주인 민물고기의 생식을 금한다.

② 유행지역 내의 생수 섭취를 금한다.

③ 수초의 제거 및 인분을 위생적으로 처리한다.

④ 살패제를 사용하여 제1 중간숙주로 인한 감염을 예방한다.

3. 폐흡충(*Paragonimus westermani*)

학습목표	1) 폐흡충류의 성충과 충란의 형태를 설명한다.(A) 2) 폐흡충의 제1, 제2중간숙주 및 생활사를 설명한다.(A) 3) 폐흡충증의 검사방법을 설명한다.(A)

1877년 Westermann이 호랑이 폐에서 처음으로 확인하였으며 'Lung Fluke'이라 불린다. 한국, 중국, 대만, 필리핀, 인도네시아, 태국, 인도 등에 분포하고, 동의보감에도 기술되어 있는 간흡충과 함께 풍토병(endemic disease)의 하나이다. 과거에 우리나라와 일본에서는 홍역 등의 질병에 걸린 유, 소아에게 게즙이나 가재즙을 먹이는 민간요법이 있었는데, 이것이 소아 폐흡충 감염의 원인이 되기도 하였다.

1) 형태

(1) 성충

크기는 7~16×4~8×3.5~6 mm로서 콩을 반으로 가른 모습으로 담홍색이며 반투명이다. 충체 표면에는 비늘모양의 작은 가시가 있고, 두 개의 흡반은 비슷한 크기이며 자궁은 rosette형으로 난소의 반대편에 위치하고 있다.

(2) 충란

크기는 80~90×46~52 μm로 크며 짙은 황색이나 황금색을 띠고 있다. 충란 내에는 1개의 난세포와 수개의 난황세포가 있다.

2) 생활사

성충은 종숙주(사람, 개, 고양이, 여우 등)의 폐 속에 충란을 산란하고 충란은 객담이나 분변 중에 배출된다. 수중에서 miracidium을 형성하고 부화한 뒤 제1 중간숙주인 다슬기(*Semisulcospira libertina*)에 침입하여 sporocyst, redia로 발육한다. Redia는 꼬리가 짧은 cercaria를 산출한다. Cercaria는 제2 중간숙주인 가재(crayfish)나 게(crab) 등에 침입하여 근육, 아가미의 정맥 내에서 피낭유충(metacercaria)이 된다.

사람이 감염된 갑각류를 섭취하면 갑각류와 함께 인체 내로 들어오게 되고 인체 내에서는 소장에서 탈낭하고 장관을 관통하여 복강으로 침입한다. 복강 내에서 다시 복강 근육에 침입하고 1주일 후에 다시 복강 내로 돌아온다. 복강 내에서 횡경막을 뚫고 흉강으로 침입하고 다시 폐흉막을 뚫고 폐에서 성충이 된다. 산란은 60~80일 후에 시작하고 수명은 확실하고 밝혀지지 않았지만 성충은 폐에서 약 10년 생존이 가능하다.

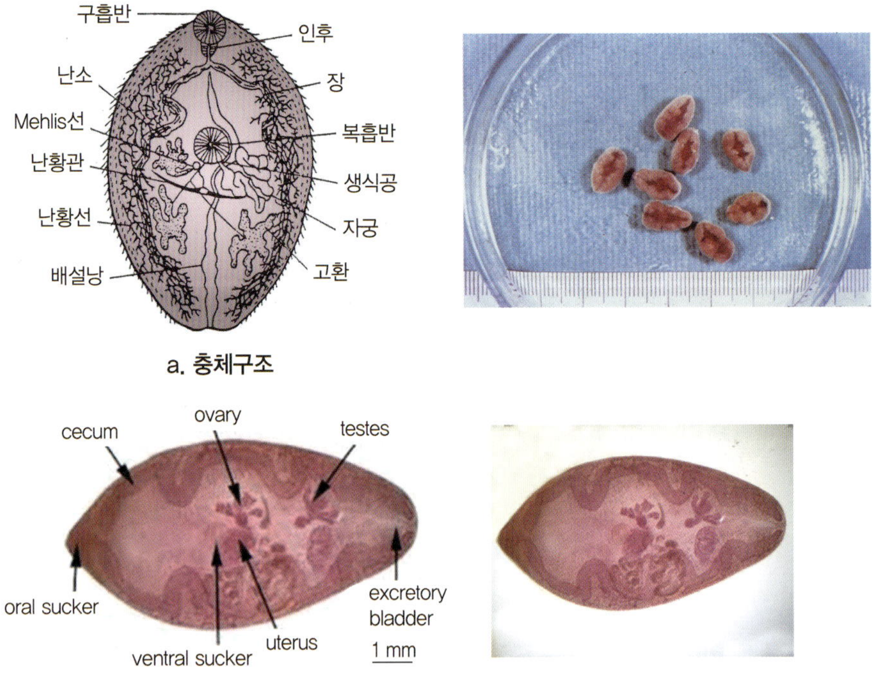

그림 3-60. 폐흡충의 성충

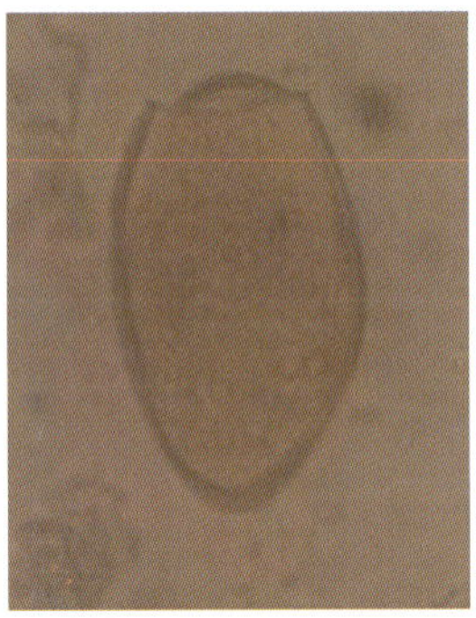

그림 3-61. 폐흡충의 충란

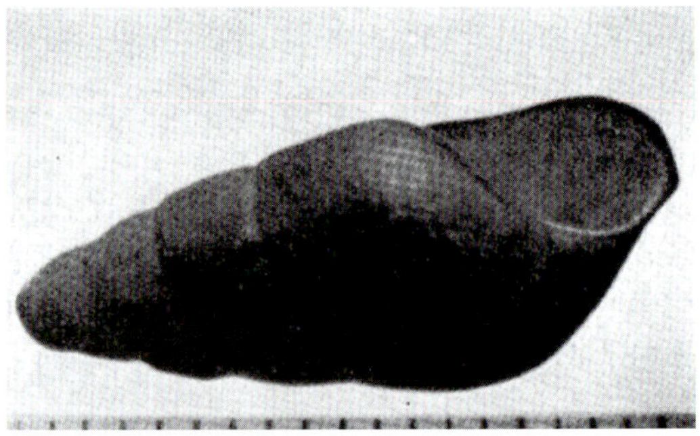

그림 3-62. 폐흡충의 제1중간숙주(다슬기)

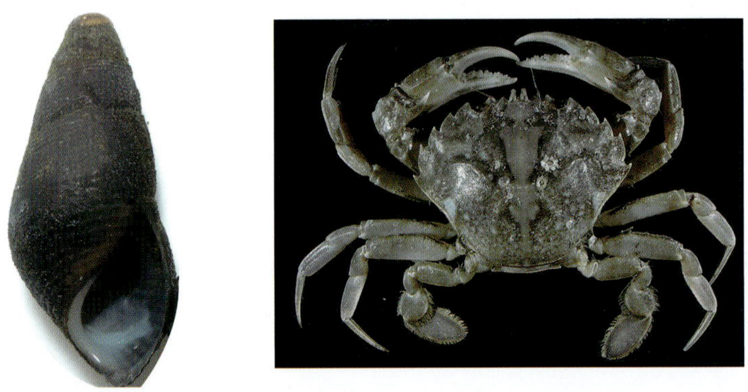

그림 3-63. 폐흡충의 중간 숙주[제1중간숙주(다슬기), 제2중간숙주(가재 또는 게)]

3) 병변 및 증상

본래 폐조직 내에 기생(폐흡충증, Pulmonary paragonimiasis)을 원칙으로 하나 폐에 기생하지 않고 다른 장기인 간, 복부, 뇌, 안검 등에 이소기생(이소폐흡충증, Ectopic paragonimiasis)하기도 한다. 폐흡충증(Pulmonary paragonimiasis)은 심한 기침, 피 섞인 쇠녹물색의 가래, 흉통, 호흡곤란이 있으며, 합병증으로 기관지염, 기관지확장증, 늑막염, 기흉, 농흉 등이 발생할 수도 있다. 이소폐흡충증(Ectopic paragonimiasis) 시에는 뇌, 척수, 안구, 난소, 신장, 복벽, 장벽, 간, 흉막 등에 병소를 형성하며, 침범된 장기에 따라 통증, 경직, 농양 등이 동반됩니다. 뇌는 이소폐흡충증이 가장 흔히 발생하는 장기로 발작, 마비, 뇌막염, 뇌출혈 등의 증상을 초래한다.

4) 진단

대변검사로 특징적인 충란을 검출하여 확진한다.

① 객담검사: 객담을 직접도말하여 검경하거나 5% NaOH 용액에 객담을 소화시킨 후 집란법을 응용한다.

② 대변검사: 집란법을 응용하여 충란검출이 가능하고, 특히 소아에서는 객담을 삼키는 일이 많으므로 대변검사까지 겸하여야 한다.

③ 면역, 혈청학적 진단법: 특히 이소적기생에서 응용하고, ELISA와 같은 면역혈청학적검사에 의한 진단이 민감도와 특이도가 우수하여 환자의 진단에 주로 이용된다. 피내반응 검사(intradermal test)는 특이도가 낮고 교차반응이 있어 보조적 진단으로 참고한다.

④ X−선 소견: X−선에 의하여 특이한 음영으로 X선 촬영도 진단에 보조적 가치를 지닌다.

5) 치료

체중 kg당 25 mg의 프라지콴텔(Praziquantel)을 하루에 3차례, 2~3일간 투여하는 것이 권장된다.

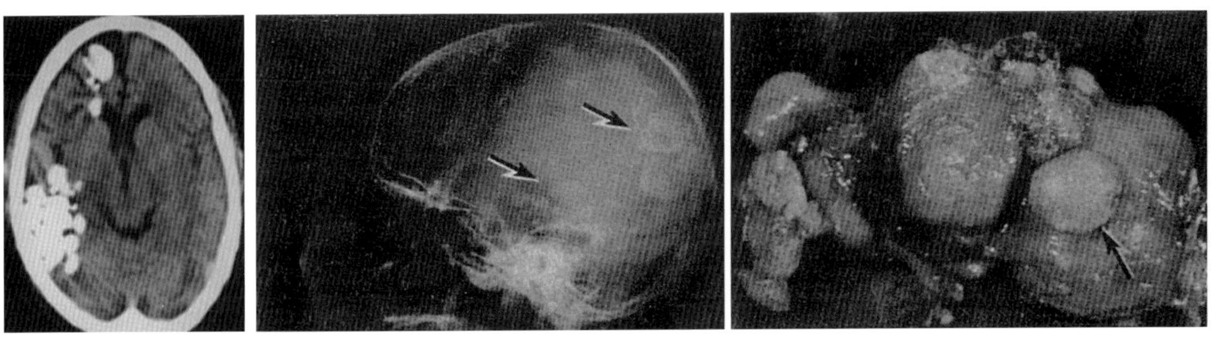

X선 사진　　적출표본

그림 3-64. 이소폐흡충증(Ectopic paragonimiasis)

6) 예방

민물에 사는 참게, 참가재 등 제2 중간숙주를 날것으로 먹거나 덜 익은 상태로 먹지 말아야 한다.

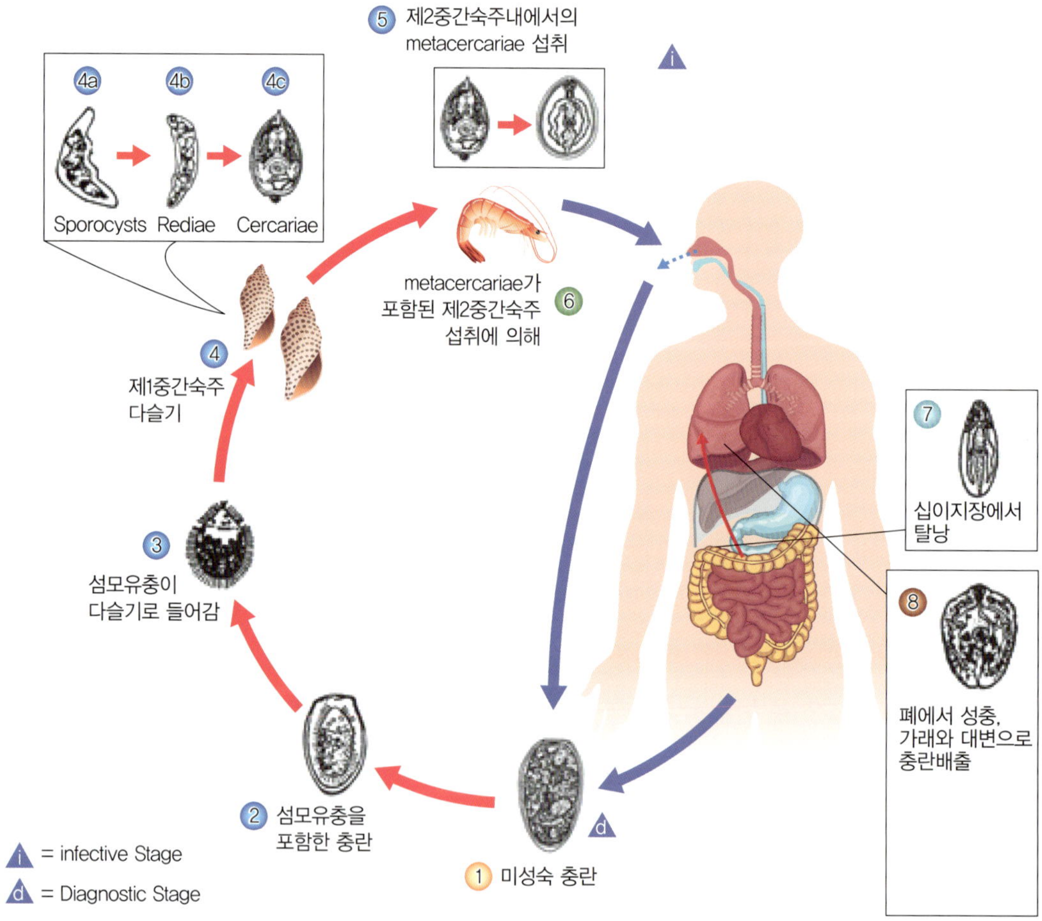

그림 3-65. 폐흡충의 생활사

4. 요코가와흡충(*Metagonimus yokogawai*)

학습목표	1) 요코가와흡충 충란의 형태를 설명한다.(A) 2) 요코가와흡충의 생활사를 설명한다.(A) 3) 요코가와흡충의 검사방법을 설명한다.(A)

Yokogawai가 1911년 대만에서 피낭유충을 은어에서 검출하였고, Katsurada는 1912년 충체를 처음 발견하여 Metagonimus속이라 명명하였고 일본, 중국, 말레이시아, 스페인, 한국 등에 분포한다. 한국에서는 주로 영산강, 보성강 등 강유역에 분포하며, 제1 중간숙주는 다슬기(*Semisulcospira livertina*)이고 제2 중간숙주는 은어(*Pleroglossus altivelis*), 붕어(*Crassius crassius*)이다.

1) 형태

(1) 성충

크기는 1.0~1.5×0.45~0.73 mm로서 인체기생 흡충류 중 가장 작다. 체표면은 작은 가시로 덮여 있고, 구흡반은 충체의 전단복면에 위치하며, 충체의 1/3 오른쪽 부위에 있는 복흡반은 생식반과 함께 있다. 고환은 구형 내지 타원형으로 후단 가까이 위치한다. 여기에서 나오는 수정관은 1개가 되어 복흡반의 내측에 있는 저장낭에 접한다. 난소는 구형으로 후체부의 중앙 복측에 위치한다. 자궁은 복흡반과 고환사이에 위치하며 후체부의 각 기관들 사이를 가득히 채운다.

(2) 충란

크기는 28~32×15~18 μm로 황금색의 난원형이며 난각은 두텁고 난개가 있다. 난각과 난개의 돌출부위(shouldering)가 없고, 충란의 표면은 매끄러운 면(smooth surface)으로 되어 있어 간흡충란과 감별이 된다. 충란내에는 miracidium이 들어 있다.

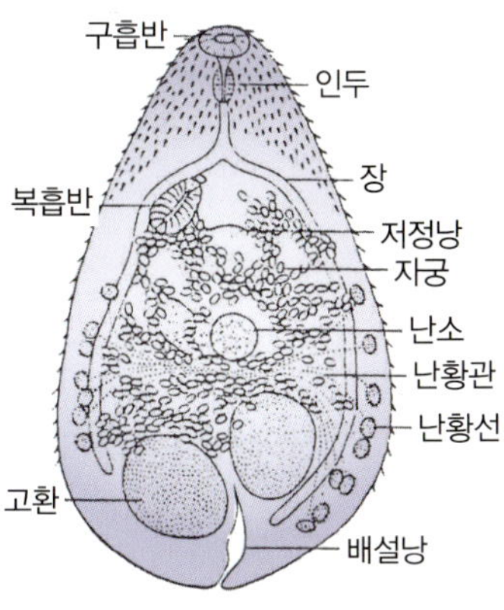

a. 충체 구조

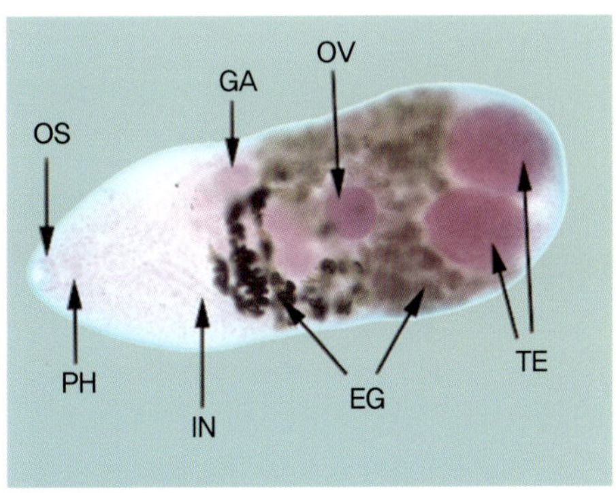

OS: 구흡반, PH: 인두, IN: 장, GA: 복흡반, OV: 난소,
TE: 큰 한쌍의 고환, EG: 자궁내의 충란들

그림 3-66. 요코가와흡충의 성충

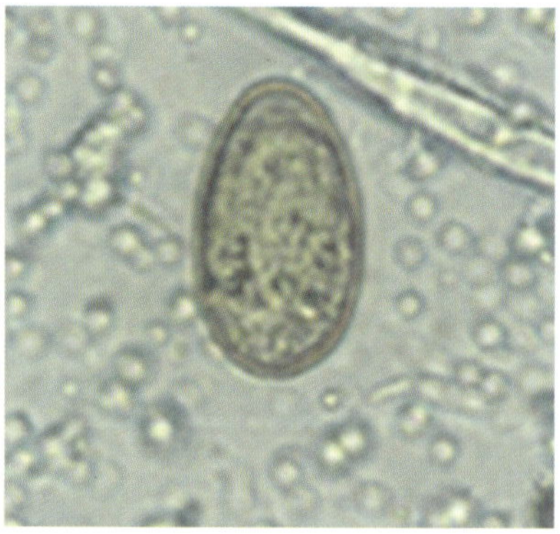

그림 3-67. 요코가와흡충의 충란

2) 생활사

종숙주는 사람 외에 개, 고양이, 돼지, 쥐 등이고, 인체 내 기생부위는 소장이다. 외계로 배출된 충란을 제1 중간숙주인 다슬기의 체내에서 부화하여 sporocyst, redia, cercaria가 된다. Cercaria는 패류에서 나와 수중에서 제2 중간숙주인 은어나 붕어, 피라미 등에 침입해서 비늘 밑, 근육에서 metacercaria가 된다. 인체감염은 metacercaria에 감염된 어류를 섭취함으로써 성립된다. Metacercaria는 소장에서 탈낭하여 6~8일 후에는 성충이 된다. 성충의 수명은 2~3개월이며 수년 기생하는 예도 있다.

3) 병변 및 증상

소수기생의 경우에는 거의 무증상이며 다수기생(500 이상)의 경우에는 복통, 설사 등 소화기장애가 나타난다.

4) 진단

대변검사로 충란을 검출한다. 충란의 산출수가 적으므로 원심침전집란법을 사용한다. 간흡충과 충란이 유사하므로 감별이 중요하다.

5) 치료

Praziquantel 10 mg/kg 1회 복용으로 치료할 수 있다.

6) 예방

유행지역에서 담수어, 반염수어, 해산패류 등의 감염원을 날로 먹지 않도록 한다.

5. 이형이형흡충(*Heterophyes heterophyes*)

학습목표	1) 이형흡충류의 형태 및 생활사를 설명한다.(B)

1851년 Bilharz가 이집트와 카이로에서 콜레라로 사망한 어린이의 장관 내에서 처음 발견한 것으로, 나일강 하구 지역에 많고, 일본, 한국, 중국 중남부, 대만, 필리핀에서도 보고되고 있다. 우리나라에서는 중동지역 근무 후 귀국한 환자에서 발견하였다.

1) 형태

(1) 성충

약간 긴 서양배 모양이고 그 크기는 1.0~1.7×0.3~0.4 mm이다. 특징은 구흡반은 작고 복흡반과 생식반은 대단히 크고, 복흡반은 충체의 중앙보다 약간 전방에 있고, 그 좌후측에 생식반이 있으며, 그 중앙에 생식공이 있다.

(2) 충란

난원형으로 크기는 28~30×15~17 μm이며 난개가 있다. 난각은 두껍고 황갈색을 띠며 충란 내에는 유충이 들어 있다. 요코가와흡충, 간흡충 등의 흡충류와 유사한 모양을 갖는다.

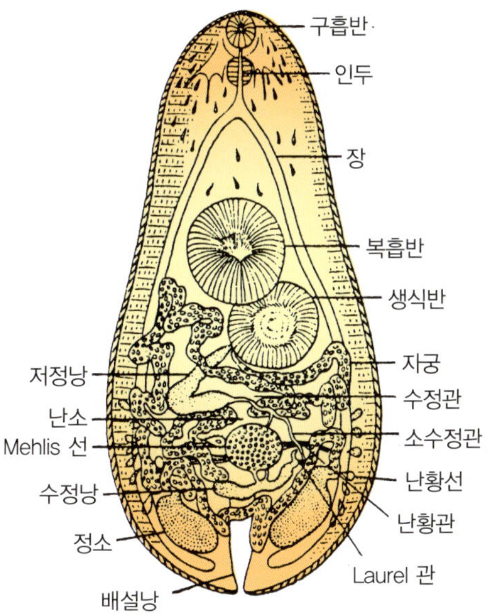

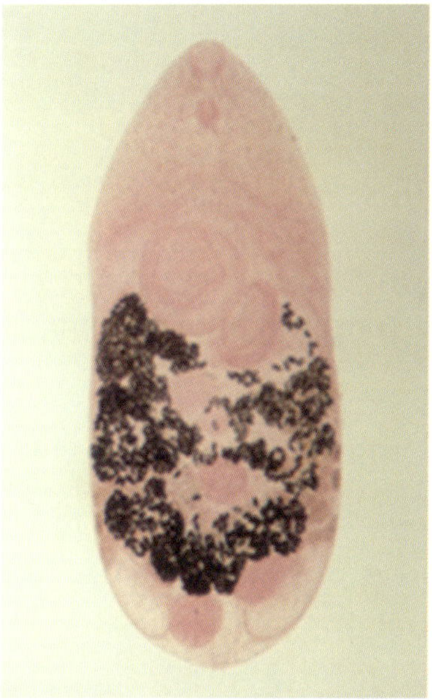

그림 3-68. 이형이형흡충

2) 생활사

제1중간숙주는 패류인 소라(Pironella conica)이고 제2중간숙주는 숭어, 물절망둑 등의 담수어이다. 성숙한 충란이 제1중간숙주에 섭취되면 체내에서 부화하여 유미유충까지 성숙하게 된다. 유미유충은 수중으로 나와 제2중간숙주에 침입하여 피낭유충이 된다. 이 피낭유충을 종숙주가 섭취하면 7~10일 내에 발육하여 성충이 되고, 정상 기생부위는 소장 점막 내이다.

3) 병변 및 증상

성충이 소장점막 깊숙이 침입하여 기생하므로 염증성 병변과 괴사가 나타나서 복통과 설사가 유발된다. 산란된 충란은 림프류나 혈류를 따라 전신의 각 장기에 이행되어 여러 가지 질환을 유발하는데, 특히 심부전증(heart failure)이나 또는 충란이 뇌나 척수에 운반되면 주위에 피막을 형성함으로써 다양한 신경증상을 일으키며 치명적인 결과를 초래할 수도 있다.

4) 진단

대변 중에 배출되는 충란의 확인으로 진단할 수 있고, 어류의 생식 유무나 유행지와의 관계를 참고할 수 있다. 성충으로 다른 흡충류와 감별할 수 있다.

5) 치료 및 예방

요코가와흡충에 준한다.

6. 간질(*Fasciola hepatica*)

학습목표	1) 간질 충란의 형태를 설명한다.(A) 2) 간질의 생활사를 설명한다.(B)

379년 De Brie가 흡충류로 가장 먼저 기록되었으며 1883년 Leuckart에 의해 생활사가 완전히 밝혀졌다. 염소, 양, 소, 말 등의 초식동물의 간에서 발견되는 대형의 흡충이며 세계적으로 분포한다. 인체기생 예도 세계각처에서 보고되며 일본에서는 1980년까지 23예의 보고와 우리나라에도 보고된 바 있다.

1) 형태

(1) 성충

크기는 24~45×5.5~14.4 mm로서 평편한 나뭇잎 모양으로 전단은 약간 비후하고 원뿔모양의 돌기모양이며 구흡반과 복흡반이 매우 근접해 있다. 구강, 인두가 있고 식도는 없으며, 장은 분지가 많다. 난소는 전체부에 있고 사슴뿔 모양으로 분지, 고환은 난소의 후방에 2개가 있고 수지상으로 분지해 있다.

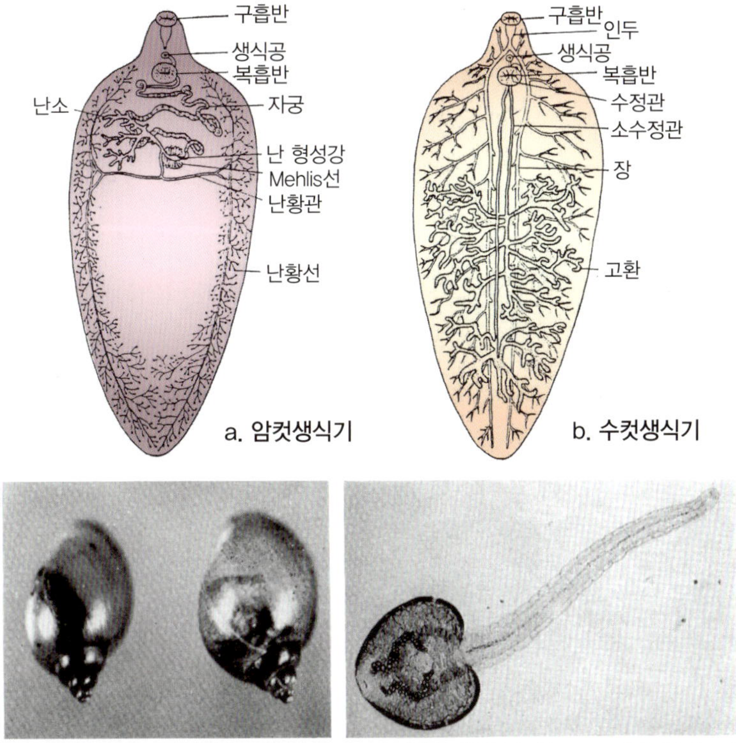

c. *Lymnaea ollula* (길이 10mm) d. 유미유충 (체부 0.35mm, 미부 0.77mm)

그림 3-69. 간질

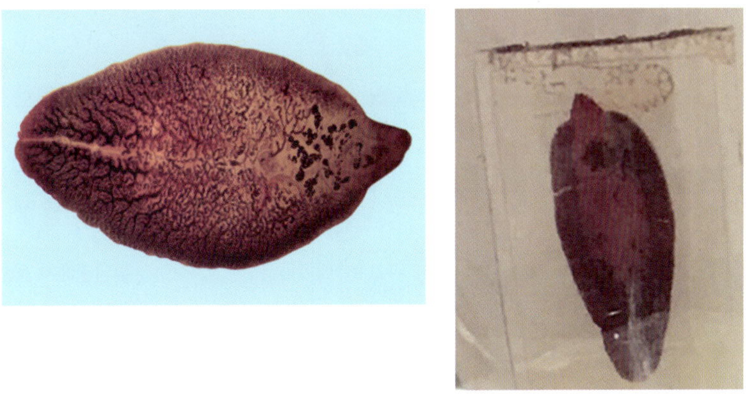

그림 3-70. 간질의 성충

(2) 충란

크기가 125~150×65~90 μm로서 긴타원형이며 황갈색이다. 난개가 있으며 난각은 얇고 1개의 난세포와 다수의 난황세포를 포함한다. 후단부는 약간 비후하며 비대흡충란과의 감별을 필요로 하는 일이 있다.

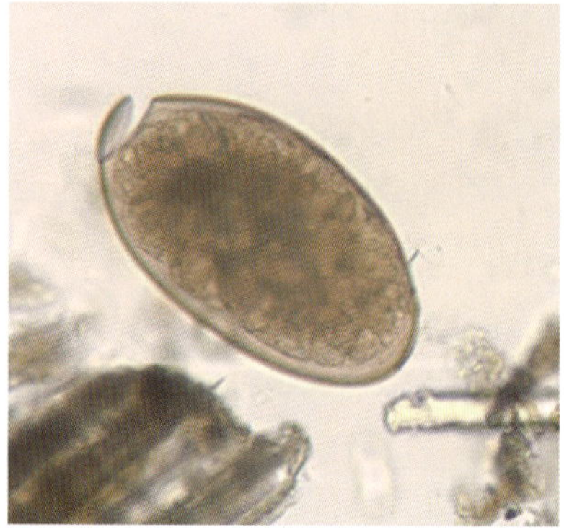

그림 3-71. 간질의 충란

2) 생활사

담즙에서 분변과 함께 외계로 나온 충란은 수중에서 2주 후에 miracidium이 되고 제1 중간숙주인 담수산 패류에 침입해서 sporocyst, redia, cercaria로 발육한다. 수중으로 유출한 cercaria는 제2 중간숙주인 수초 등에 부착해서 metacercaria가 되고 metacercaria가 숙주에 경구적으로 섭취되어 감염된다. 숙주에 침입한 metacercaria는 소장에서 떨어져 나와 장벽을 뚫고 복강에 이행하고 간실질에 침입한다. 감염 후 2~3개월 후에 성충이 된다.

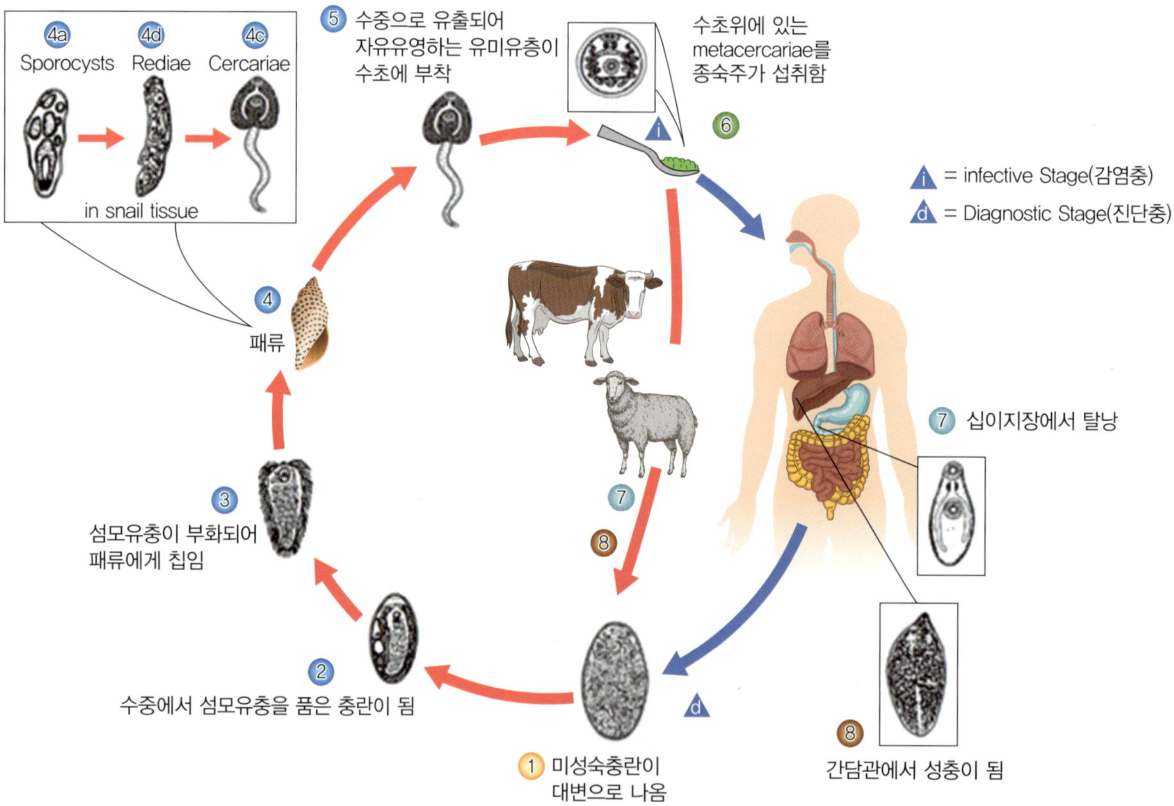

그림 3-72. 간질의 생활사

3) 병변 및 증상

인체감염 증상은 초식동물과 달리 경증이다. 간 부위의 통증, 구토, 발열, 식욕부진, 복부의 통증, 두드러기 등을 일으키고 혈액학적 소견은 호산구가 증가하다.

4) 진단

대변검사로 충란을 검출하며 십이지장액내에서도 충란을 검출한다. 충란 검출 시 초식동물의 생간 섭취력을 진단에 참고한다.

5) 치료

Emetine 근육주사, Kamala 및 bithionol, praziquantel이 사용된다.

6) 예방

수성식물이나 생수를 금하고, 중간숙주인 담수산 패류의 박멸 및 환자의 발견 및 관리치료를 한다.

7. 비대흡충(*Fasciolopsis buski*)

학습목표	1) 비대흡충의 생활사 및 진단법을 열거한다. (B)

1943년 Busk가 인도 선원의 사체부검 중 십이지장에서 최초로 발견했고 1857년 Lankester에 의해 *Distoma buski*라 명명되었고, 'Giant intestinal fluke'이라 불린다. 중국, 대만, 인도, 베트남, 태국, 말레이지아 등 주로 동양에 분포하며 본래는 돼지의 소장에 기생하나 인체감염도 있다. 중간숙주는 담수산 패류로서 *Segmentina coenosus, Segmentina nitidella, Segmentina hemisphaerula, Gyraulus saigonensis* 등이다. 감염은 마름(water caltrop), 연근, 수죽 등 수중식물에 의하며 우리나라의 인체감염 예는 보고된 것이 없다.

1) 형태

(1) 성충

크기는 20~75×8~20×0.5~3 mm로서 인체기생흡충류 중 가장 크다. 난원형이고 평편한 나뭇잎 모양이다. 체표면은 작은 가시로 덮여 있으며, 구흡반은 약 0.5 mm이고 복흡반은 2~2.5 mm로서 복흡반이 크다.

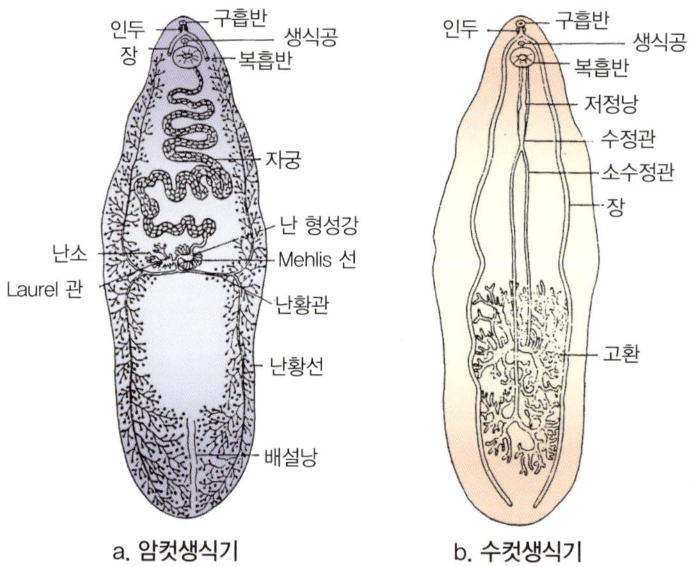

그림 3-73. 비대흡충

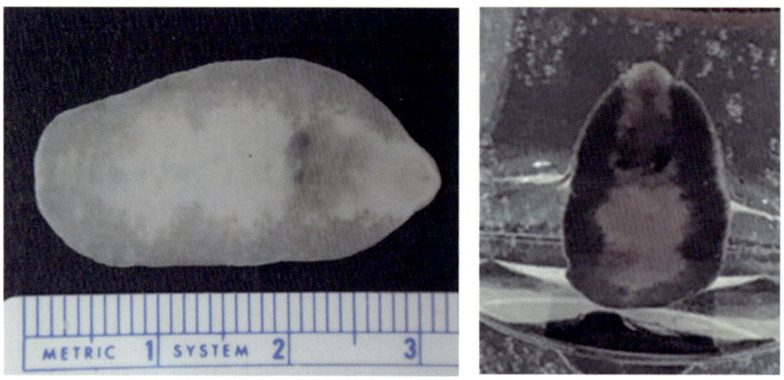

그림 3-74. 비대흡충의 성충

(2) 충란

크기는 130~150 μm × 60~90 μm의 난원형이며 난각도 얇고 난개가 있다. 충란 내에는 1개의 난세포와 다수의 난황세포로 이루어져 있다. 간질충란과의 구별이 어렵다.

2) 생활사

외계로 배출된 충란은 수중에서 발육 후 부화하여 miracidium이 되어 제1 중간숙주인 패류에 침입한다. Sporocyst, redia, cercaria로 발육 후 cercaria는 다시 수중으로 나와서 물방계(water chesnut), 마름(tapa natans), 연꽃뿌리, 수죽 등의 수초에 부착하여 metacercaria가 된다. 이것을 종숙주가 경구적으로 섭취함으로써 감염된다. Metacercaria는 소장에서 탈낭하고 3개월 후 성충이 되어 충란을 배출한다. 기생부위는 소장상부, 십이지장 등이다.

3) 병변 및 증상

기생부위에 염증, 궤양, 농양 등을 형성하며 복통, 하혈 등의 증상이 나타난다. 성충의 흡착에 의한 점막의 출혈을 볼 수 있다.

4) 진단, 치료 및 예방

대변 내에서 충란을 검출한다. 치료제로는 tetrachlorethylene, hexylresor-cinol, thymol등이 사용된다. 예방은 생수를 금하고 가축의 감염을 예방한다.

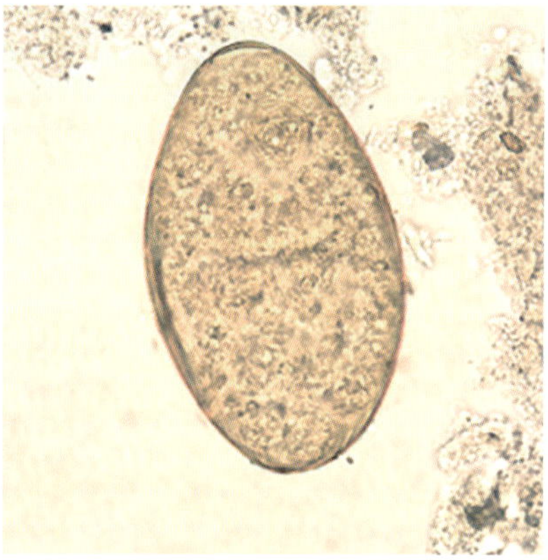

그림 3-75. 비대흡충의 충란

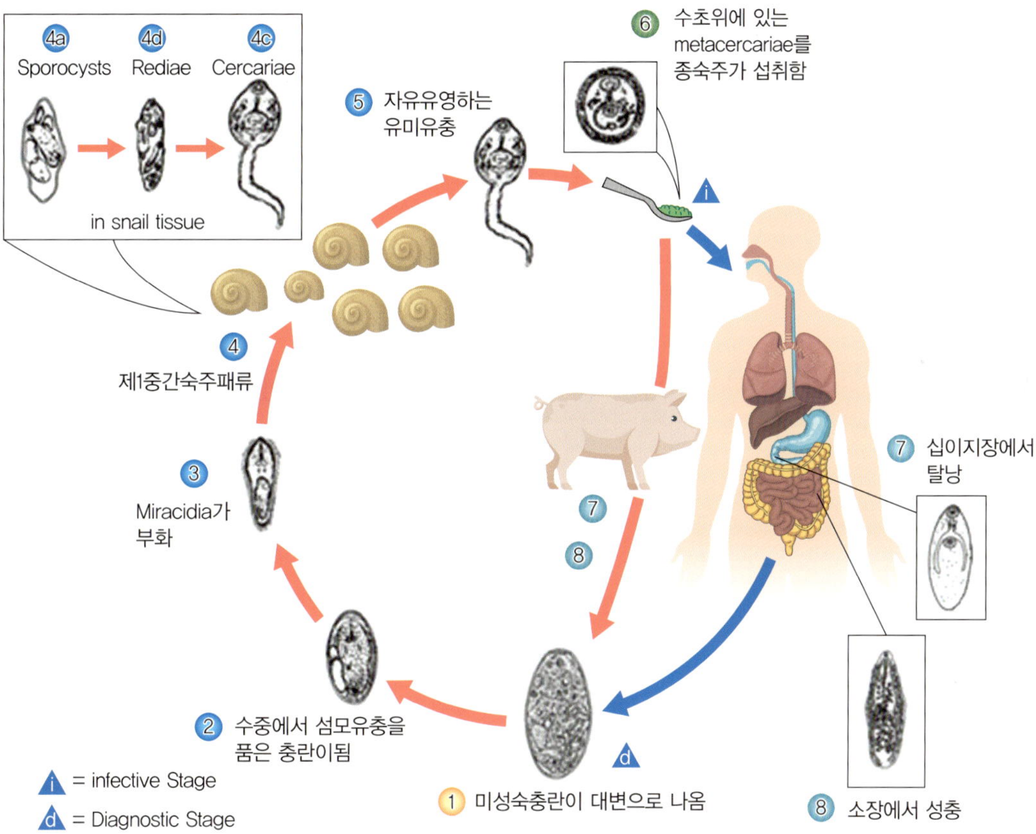

그림 3-76. 비대흡충의 생활사

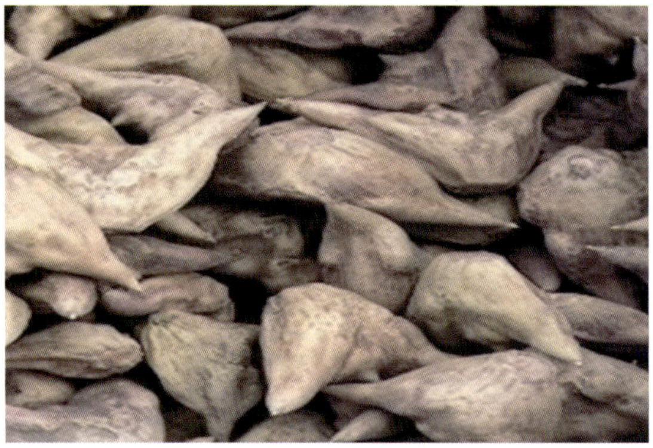

그림 3-77. 마름

8. 주혈흡충(*Schistosoma* spp.)

학습목표	1) 인체기생 주혈흡충류의 종류를 열거한다.(B) 2) 각 주혈흡충류의 성충과 충란의 형태를 설명한다.(A) 3) 주혈흡충류의 생활사를 설명한다.(B) 4) 주혈흡충증의 진단법을 설명한다.(A)

인체 내의 혈관에 기생하는 흡충류로 'Blood fluke'이라 불리며, 자웅이체이고, 유미유충(cercaria)이 피부를 통하여 인체에 침입한다.

세계보건기구가 정한 6대 열대병의 하나로 전 세계적으로 2억 명의 감염자가 있어 말라리아 다음으로 중요한 질병이다.

인체 기생 주혈흡충은 일본주혈흡충(*Schistosoma japonicum* Katsurada, 1904), 만손주혈흡충(*Schistosoma mansoni* Sambon, 1907), 방광주혈흡충(*Schistosoma haematobium* Bilharz, 1852)이 있다. 이런 주혈흡충들에 의한 주혈흡충증환자가 전 세계적으로 약 1억 5천만 명으로 추산되고 있어 대부분의 유병률을 차지하고 있다. 우리나라는 2000년 법정감염병으로 지정된 이후 2007년 2건, 2008년 1건이 신고 된 이후 2010년 12월 30일 기존 4군에서 해외유입 기생충감염증으로 분류되어 2012년, 2016년, 2017년 각 1건씩 신고 되었다.

병리와 증상은 사람의 정맥 혈관, 특히 상 · 하 장간막 정맥 또는 골반 및 방광정맥총, 문맥 등에 기생하면서 간 질환, 이질성 증상 또는 혈뇨를 동반한 방광의 만성 질환 등을 일으킨다.

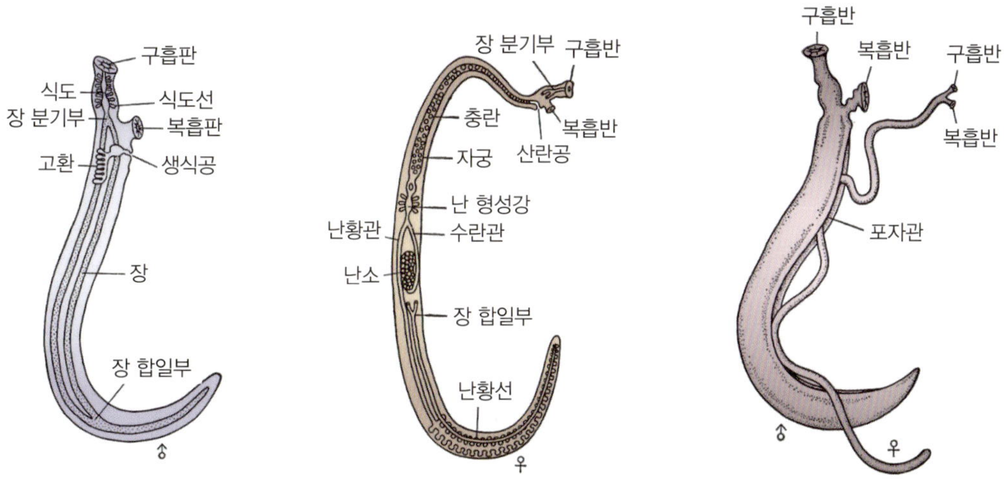

a. 수컷 b. 암컷 c. 포함한 성충

그림 3-78. 일본주혈흡충

세르카리아 피부염(Cercarial dermatitis)

Swimmer's itch, 수전피부염이라고도 한다.

주혈흡충의 cercaria가 사람의 피부에 접촉하여 일어나는 일종의 피부염이며, Cercaria가 피부에 접촉하면 홍반, 구진 등이 생기고 수 시간 후에는 물집, 결절, 농진 등을 일으키며, 찔리어서 따가운 듯한 소양감을 느낀다.

보통 1주 정도 후에는 없어지지만 2차 감염의 원인이 되기도 한다.

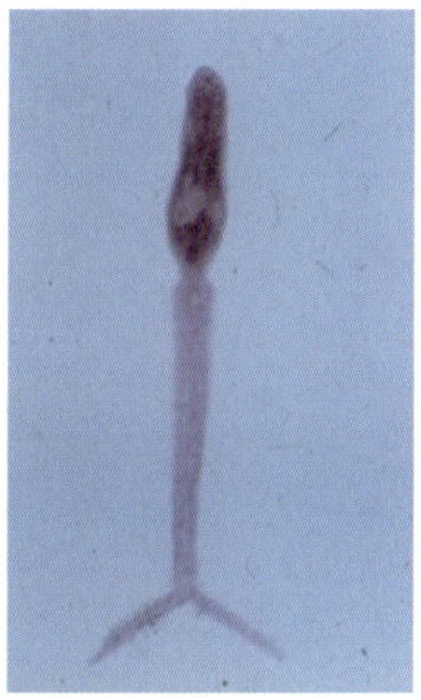

그림 3-79. 주혈흡충의 유미유충(cercaria)

표 3-5. 주혈흡충의 특징

- 혈관 내에 기생하는 흡충류
- 자웅이체
- 폐이행
- 하나의 중간숙주
- 산란수 적음
- 충란에 난개 없음
- 충란내에 miracidium
- 인체감염형: cercaria(유미유충) – by 경피감염
- 우리 나라에는 유행되지 않고 해외여행자 등이 감염된 후 귀국하여 발견
- 세계적으로 말라리아 다음으로 감염률이 높은 중요한 기생충

8-1. 일본주혈흡충(*Schistosoma japonicum*)

주된 분포지는 중국, 대만, 일본, 필리핀, 인도네시아 등이다. 우리나라에서는 본 충의 감염보고는 없다.

1) 형태

(1) 성충

자웅이체이며 수컷이 암컷을 안고 있다. 수컷의 길이는 9.5~19.5 mm이며 회백색 내지 황백색의 사상이다. 암컷을 안기에 편리한 포자관(gynecophoral canal)을 갖는다. 암컷은 16~26 mm×0.3 mm이고 자궁 내에는 50~360개의 충란을 갖고 있다.

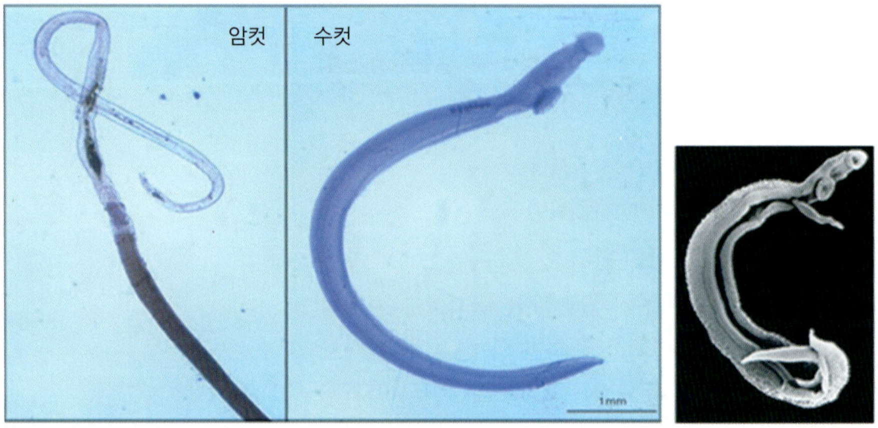

그림 3-80. 주혈흡충의 성충

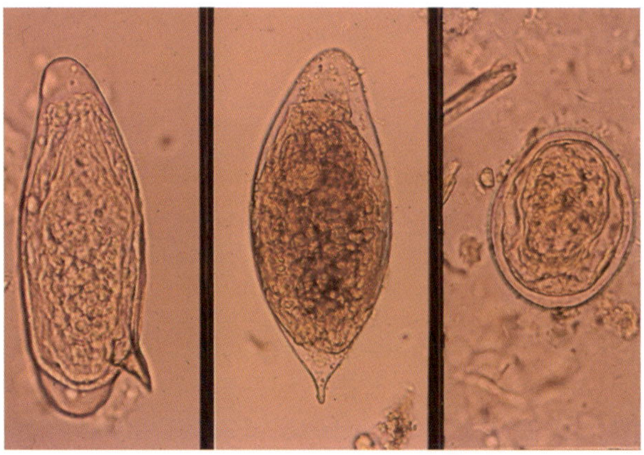

그림 3-81. 만손, 방광, 일본주혈흡충란

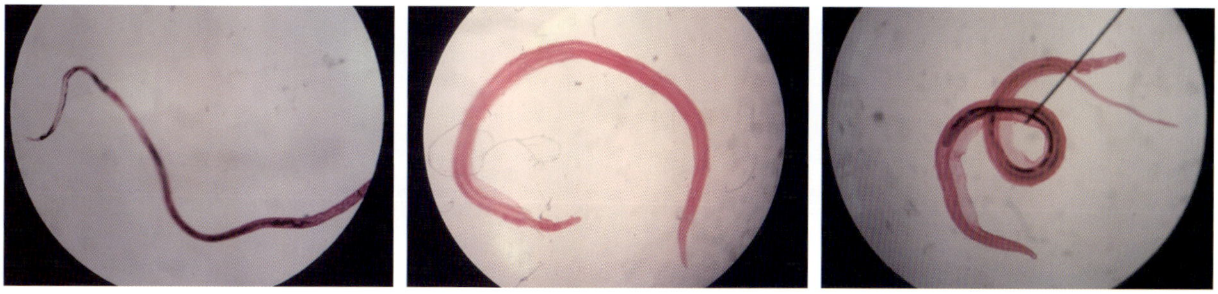

그림 3-82. 주혈흡충의 성충(현미경사진)

(2) 충란

크기는 70~100×50~70 μm로서 난원형이다. 난각은 얇고 색은 황갈색으로 난개가 없다. 난각의 측면에 작은 돌기를 볼 수 있으며, 충란 내에는 miracidium이 들어 있다.

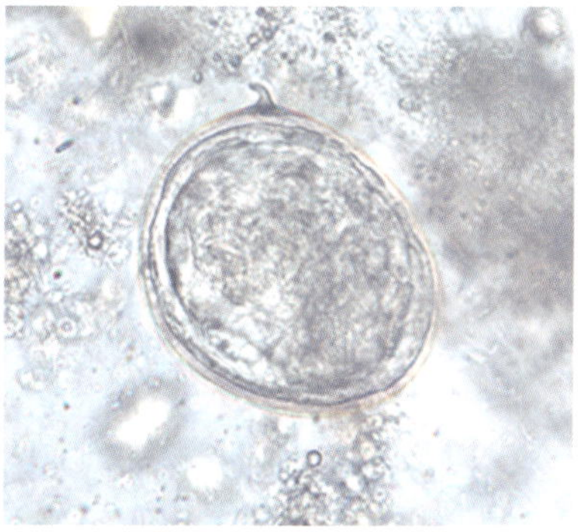

그림 3-83. 일본주혈흡충의 충란

2) 생활사

숙주조직의 모세혈관 내에 산출된 수정란은 수일 후에 충란 내에 miracidium을 형성한다. 대변내로 나온 충란은 miracidium을 부화한다. 주혈흡충은 다른 흡충류와는 달리 중간숙주 한 가지만을 필요로 하여 이 miracidium은 중간숙주인 우렁이(*Oncomelania* sp.)에 침입하여 우렁이 체내에서 sporocyst를 거쳐 cercaria로 발육한다. 이 cercaria는 꼬리부위가 2가닥으로 나누어져 있는 것이 특징으로 수중에서 활발히 유영하다 종숙주의 피부를 뚫고 침입하고 혈류를 타고, 심장, 폐순환, 대순환을 거쳐 장간 막정맥 또는 문맥으로 이행하고 성충이 되어 숙주의 대변에서 충란이 검출된다.

3) 병리와 증상

사람의 정맥혈관에 기생하며, 중요한 증상으로는 Cercaria가 침입할 때에 피부에 염증이 발생하는 세르카리아 피부염(cercarial dermatitis), 폐이행기에는 폐염, 발열, 두드러기, 문맥염(portal phlebitis), 간염, 간비대, 비장비대, 혈변, 설사 등이다.

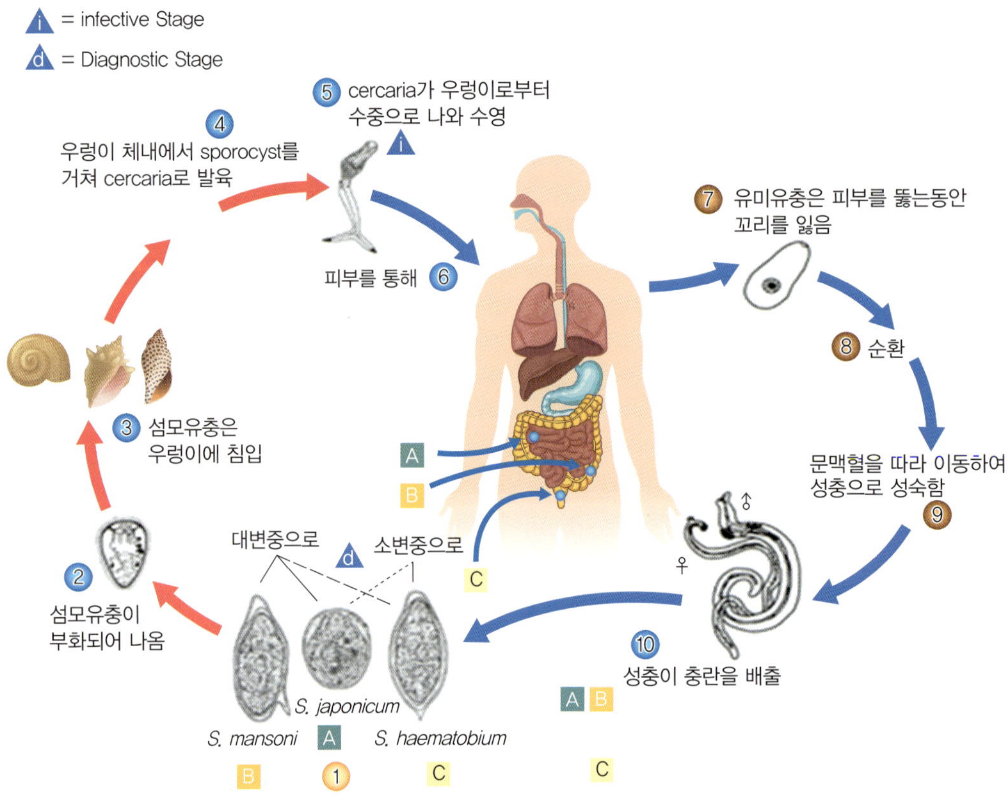

그림 3-84. 주혈흡충의 생활사

4) 진단

① 대변검사로 충란을 검출

② 간생검, 직장생검

③ 면역학적 진단법으로 피내반응, 보체결합반응, 효소항체법 등이 활용

5) 치료

Praziquantel 20 mg/kg, 2~3회/일, 모든 형태의 주혈흡충증에 효과적이다.

6) 예방

① 발생 및 위험지역 해외여행 시 주혈흡충증이 발생하는 지역에서는 수영, 도강이동 등을 하지 말아야 한다.

② 유행지역에서 물은 1분 이상 끓여 먹거나 마시기 전에 정수하도록 한다.

③ 유행지역에서 목욕물은 65도 이상에서 5분정도 데우거나 저장고에 48시간 이상 저장한 후 사용한다.

④ 짧은 시간 노출된 경우 마른 수건으로 닦아내는 것도 도움이 될 수 있다.

8-2. 만손주혈흡충(*Schistosoma mansoni*)

아프리카는 전체적으로 산재되어 있으며, 우리나라에는 아직 보고된 것이 없다.

기생부위는 장간막정맥, 특히 대장간막정맥이다.

1) 형태

(1) 성충

수컷의 크기는 6.4~9.9 mm이며, 암컷은 7.2~14 mm로서 수컷에서 고환은 7~8개이다. 암컷의 자궁은 1개 내지 다수의 충란을 내포하고 있다.

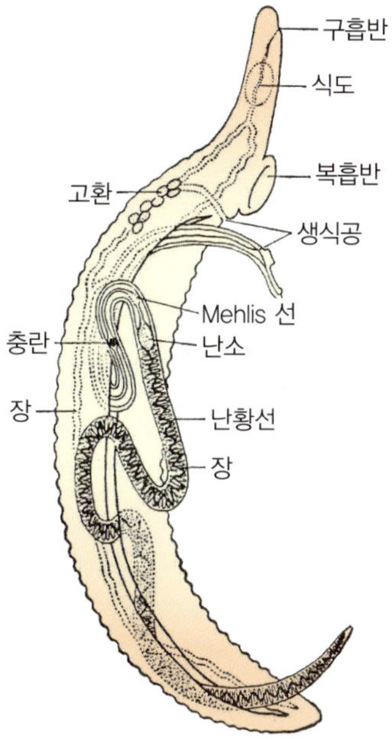

a. 포합한 성충

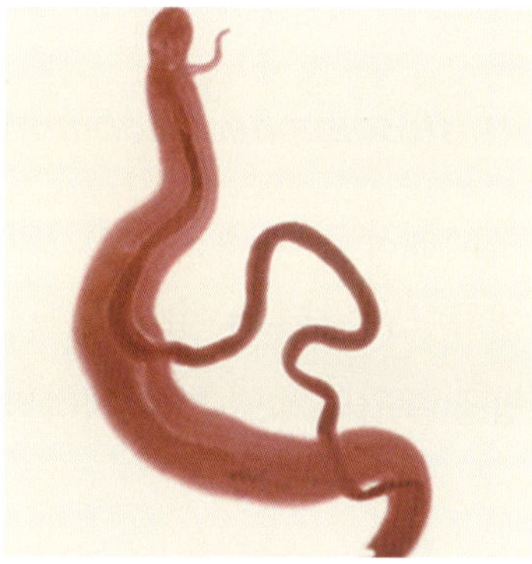

b. 만손주혈흡충의 성충

그림 3-85. 만손주혈흡충의 성충

(2) 충란

크기는 114~175×15~69 μm의 장타원형으로 한쪽 면에 특이한 돌기(측방소극 lateral spine)가 있다.

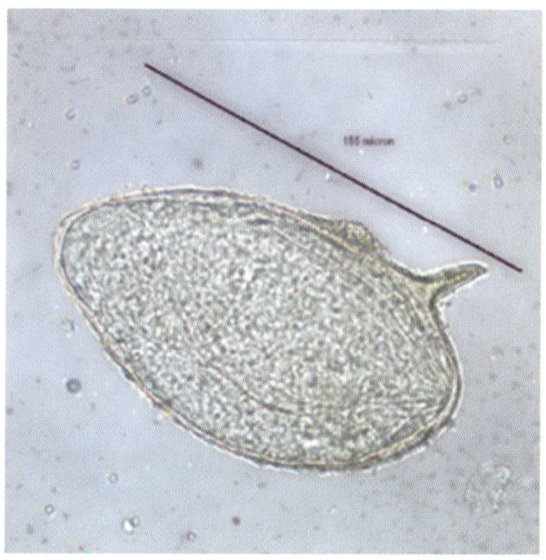

그림 3-86. 만손주혈흡충의 충란

2) 생활사

대장의 장간막혈관에 기생하면서 산란된 충란은 장관으로 밀려나와 대변과 함께 수중에 들어가서 부화하여 miracidium이 되고 이것이 중간숙주에 침입한다. 침입한 miracidium은 4~6주 후에 cercaria가 되어 수중에 나오게 되고 다시 종숙주의 피부를 뚫고 침입하며 이후는 일본주혈흡충과 동일하다.

3) 병변 및 증상

주요 침범 장기는 대장과 직장이고, 일본주혈흡충과 유사하나 산란수가 적으므로 증상은 가볍다.

4) 진단

대변 내에서 충란을 발견한다. 충란이 적게 배출되므로 집란법을 사용한다. 직장생검도 응용된다.

5) 치료 및 예방

일본주혈흡충증과 동일하다.

8-3. 방광주혈흡충(*Schistosoma hematobium*)

고대 이집트 나일강 유역에서 잘 알려져 있으므로, 1851년 Bilharz가 카이로 주민의 사체 부검 시 장간막정맥에서 충체를 발견하였고, 분포는 아프리카의 전 지역에서 발견되고, 남부유럽, 시리아, 아라비아, 이라크, 이란 등이다. 방광 주위의 정맥총 및 직장벽의 소정맥 등에 기생한다.

1) 형태

(1) 성충

수컷의 크기는 10~15×0.8~1.0 mm, 암컷의 크기는 16~20×0.25 mm이며 기타 생식기나 장관은 일본 주혈흡충과 비슷하다.

(2) 충란

크기는 112~170 μm×40~73 μm로 충란의 후부에 돌기(말단소극 terminal spine)가 있다.

2) 생활사

일본주혈흡충과 유사하다. 충란 내의 유충에 의해 분비되는 물질에 의해 방광점막이 파괴되고 혈액과 함께 충란이 방광 내

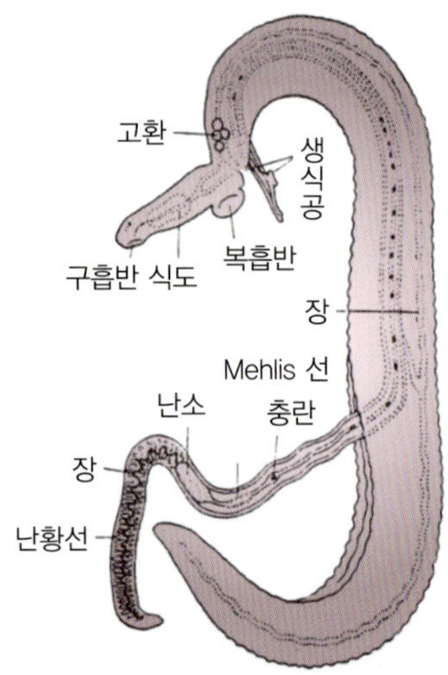

그림 3-87. 방광주혈흡충의 성충

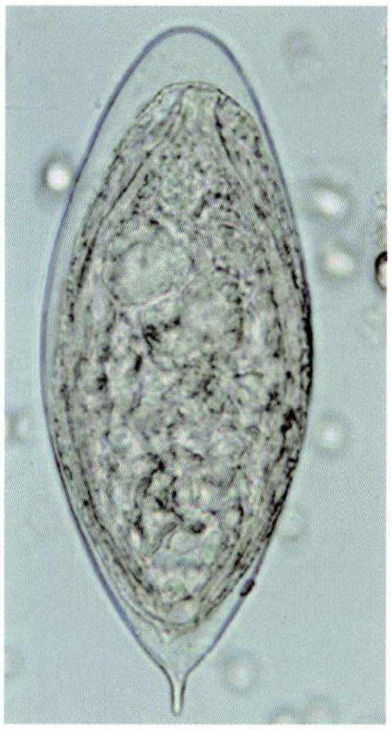

그림 3-88. 방광주혈흡충의 충란

로 들어오고 소변과 함께 외계로 배출된다. 수중에서 부화한 miracidium은 중간숙주에 침입해서 제1대 sporocyst, 제2대 sporocyst를 거쳐 cercaria가 된다. 숙주에 침입한 cercaria는 혈류를 타고 방광, 직장벽의 소정맥에서 성충이 된다. 암컷이 모세관내에서 충란을 산란 후 소변에서 발견되기까지는 약 2~3개월이 소요된다.

3) 병변 및 증상

혈뇨와 함께 20~30개의 충란이 나온다. 배뇨통, 혈농뇨, 방광염 등의 증상이 나타나며 본증 환자의 경우 방광암의 발생률이 높다고 한다.

4) 진단

소변을 원심분리하여 충란을 검출한다. 방광생검을 응용하며 혈청 반응이나 피내반응도진단에 이용되고 있다.

5) 치료 및 예방

일본주혈흡충과 동일하다.

9. 극구흡충

두관과 두극을 구흡반 주위에 가지고 있는 것이 특징이다.

9-1. 이로코스극구흡충(*Echinostoma ilocanum*)

1908년 Garrison이 마닐라의 한 교도소에 수감중인 죄수의 장관에서 처음 검출한 것으로, 극동지역과 중국 남부와 동남아시아에 널리 분포하고 있다. 우리나라에서는 아직 인체감염보고가 없다.

1) 형태

성충의 크기는 2.5~6.5×1.0~1.35 mm로서 적회색을 띠고 체표면은 극(spine)으로 덮여 있다. 체전단에는 구흡반이 있고 큰 복흡반이 후체부의 전단에 위치한다. 2개의 고환은 후체부에 있고 난소는 타원형이며 고환은 전방에 위치한다.

충란은 83~116×58~69 μm 크기로 타원형이고 난개가 있으며 내용은 발육되지 않은 큰 난세포가 있다.

2) 생활사

제1 중간숙주는 조개류(*Gyraulus convexiusculus*)이고 제2 중간숙주는 대형 패류인 우렁이류(*Pila conica, Viviparus japonicus* 등)이다. 충란이 수중에서 6~15일 내에 부화하여 miracidium이 되고 이 유충이 제1 중간숙주에 들어가 유미유충까지 성숙하고 이 유미유충이 제2 중간숙주에 들어가 피낭하여 피낭유충이 된다. 이 피낭유충을 종숙주가 섭취하면 감염이 성립된다.

3) 병변 및 증상

구흡반 주위에 있는 특수한 두 극에 의해 장점막에 흡착하여 여러 가지 병변을 일으킬 수 있다. 증상으로는 장선통, 설사, 점혈변 등을 볼 수 있다.

4) 진단, 치료 및 예방

비대흡충에 준한다.

9-2. 호르텐스극구흡충(*Echinostoma hortense*)

1926년 Asada에 의해 발견된 것으로, 한국, 일본을 비롯하여 주로 아시아 극동지역에 분포하고 있다. 종숙주는 사람, 쥐, 개, 족제비 등이며 인체감염은 일본에서 40예 이상 보고되었고 우리나라에서도 1983년 21세의 남자에서 처음 발견된 후 계속 감염 예가 보고 되고 있다.

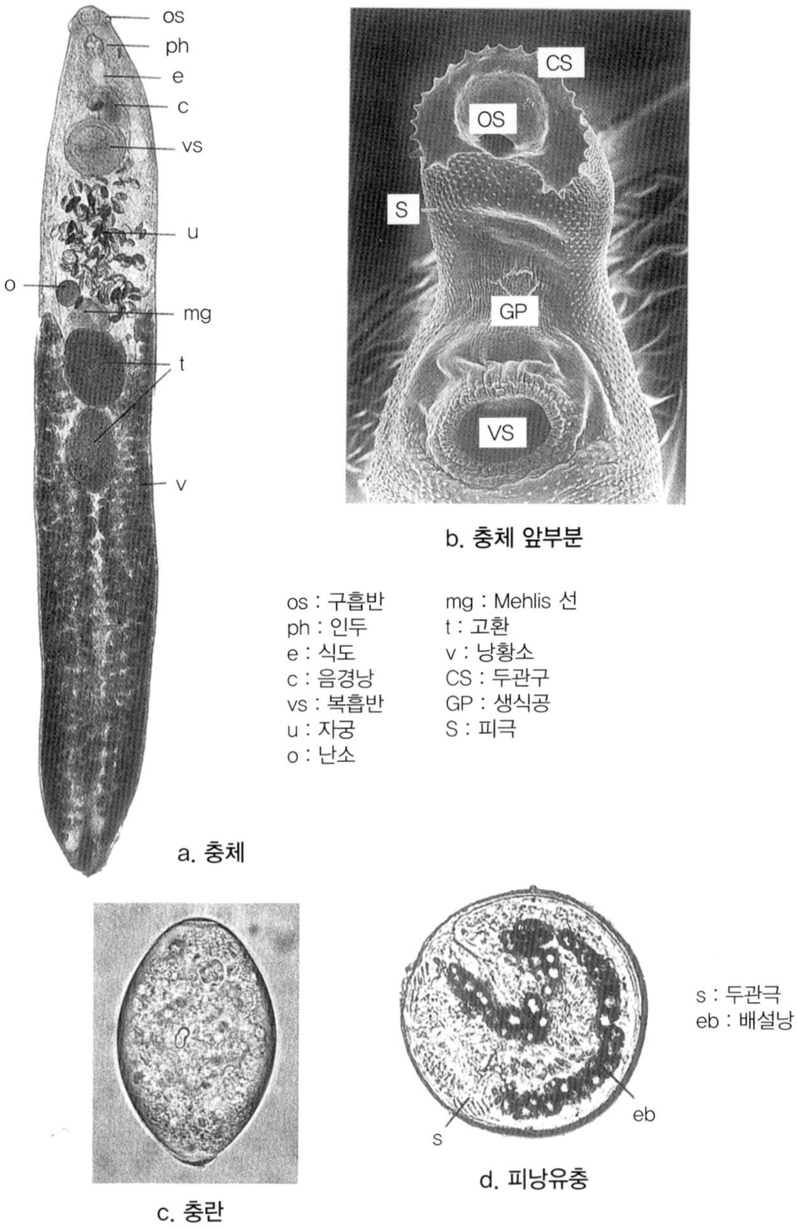

그림 3-89. 호르텐스극구흡충의 형태

1) 형태

성충의 크기는 6.2~9.8×1.1~1.5 mm로 다른 흡충류에 비해 길게 생겼고 구흡반은 작고 복흡반은 크게 생겼으며 복흡반은 충체의 전방에 위치하고 있다. 두관을 형성하고 두관극(collar spine)이 배열되어 있다. 충란은 120~140×70~90 μm의 크기로 대형이며 타원형이고 담황색을 띤다.

2) 생활사

제1 중간숙주는 담수산 패류인 달팽이(Cymnaea japonica 및 Cymnaea Ollula 등)이고 제2 중간숙주는 미꾸라지, 올챙이, 개구리, 도롱뇽 등이다.

충란이 외부에서 자연부화하여 miracidium이 되고 이 miracidium이 제1 중간숙주에 침입하여 sporocyst, redia, cercaria까지 발육하여 다시 수중으로 탈출한 다음 제2 중간숙주에 침입하여 피낭유충(metacercaria)이 형성된다. 종숙주가 이 피낭유충을 섭취하면 장관에서 탈낭하고 소장강 내에서 발육하고 기생한다.

3) 병변 및 증상

대개 경증이지만 다수 감염시 설사, 오심, 구토, 발열, 복통이 있다.

4) 진단, 치료 및 예방

분변 중에서 충란을 발견하여 진단한다. 이 경우 간질충란 등에서 비슷하므로 주의해야 한다. 치료제로는 praziquentel이 효과가 우수하며 예방은 제2 중간숙주의 생식을 금한다.

10. 기타

10-1. 췌질(*Eurytrema pancreaticum*)

동양 각지에 많아서 일본, 중국, 인도, 동남아, 우리나라 등에 많으며 인체감염은 드물고 주로 초식동물의 췌장 내에서 볼 수 있다. 우리나라에서는 소의 감염이 보고되었다.

1) 형태

충체는 10~18×4.5~7.5 mm 크기로서 구흡반이 복흡반보다 현저하게 크다.

2) 생활사

제1 중간숙주는 명주달팽이(*Acusta despecta*)이고 제2중간숙주는 개미, 메뚜기 등이다. 제2 중간숙주에 들어가 피낭유충이 되고 이 피낭유충이 종숙주에 침입하면 소화관에서 탈낭하고 담관이나 췌관에서 성충이 되어 기생한다.

3) 병변 및 증상

췌장관에 기생하므로 췌장관이 폐쇄될 수 있으며 췌장염이나 담낭염과 같은 증세를 볼 수 있다.

4) 진단 및 치료

대변, 담즙, 십이지장액 등에서 충란을 검출하여 진단하고 치료제로는 thymol, fuadin, emethine hydrochloride, bithional, carbone tetrachloride 등이 이용된다.

10-2. 참굴큰입흡충(*Gymnophalloides seoi*)

1988년에 전남 신안군의 한 여자 환자에서 처음 충체 1,000여 마리가 검출된 후, 1993년에 Gymnophalloides seoi Lee, Chai and Hong으로 발표되었다. 자연산 참굴이 제2중간숙주이며 인체감염원이다. 제1중간숙주는 아직 밝혀지지 않았다. 자연계 종숙주는 굴을 잡아 먹는 검은머리물떼새(Oyster catcher)로 알려져 있다. 우리 나라에만 분포하며 전라남도 신안군의 섬 일대에 유행이 있다. 특히 신안군 압해면에서는 주민 감염률이 49%에 달하는 지역이 발견되었다.

1) 형태

충체는 타원형이며 크기 0.4~0.5 × 0.2~0.3mm 정도이다. 구흡반은 매우 크고, 복흡반은 작으며 충체 후반부 정중선상에 있다. 복흡반 전방에는 수정체 모양의 홈(ventral pit)이 파여 있는데, 이 구조물의 존재가 Gymnophalloides 속의 특성 중 하나이다. 생식공은 복흡반 바로 전방으로 개구된다. 고환은 복흡반보다 전방 외측 좌우에 1쌍 있고, 우고환 앞쪽에 난소가 위치한다. 난황선은 나비 모양으로 복흡반 외측에 뭉쳐 있다. 충란은 타원형으로 난각이 매우 얇으며, 성숙한 섬모유충을 가지고 있고, 크기는 20~25 X 11~15㎛이다. 참굴에서 검출되는 유충은 낭을 가지고 있지 않은 무낭유충(mesocercaria)의 형태로서 성충의 모양과 흡사하나 충란을 가지고 있지 않은 점이 다르다.

2) 생활사

종숙주 감염시에 충체는 주로 소장 점막에 기생한다. 인체 감염 시 증상, 병변 등에 대해서는 알려진 바가 적으나 첫 환자는 급성 췌장염의 증상을 보였고, 당뇨병이 있는 환자에서도 자주 검출되는 것으로 보아 췌장 또는 췌도를 침입할 가능성이 있다. 복부 불쾌감, 설사, 선통, 무기력증 등의 증상을 나타낼 수 있다.

3) 진단

진단은 특징적인 충란을 분변에서 검출해야 한다.

4) 치료

치료는 Praziquantel 10mg/kg을 단 1회 투여하며 만족할 만한 효과를 보인다.

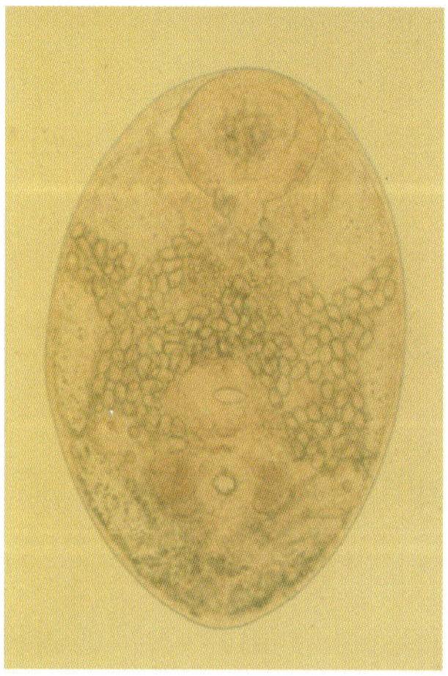

그림 3-90. 대변검사에서 발견된 참굴큰입흡충의 성충

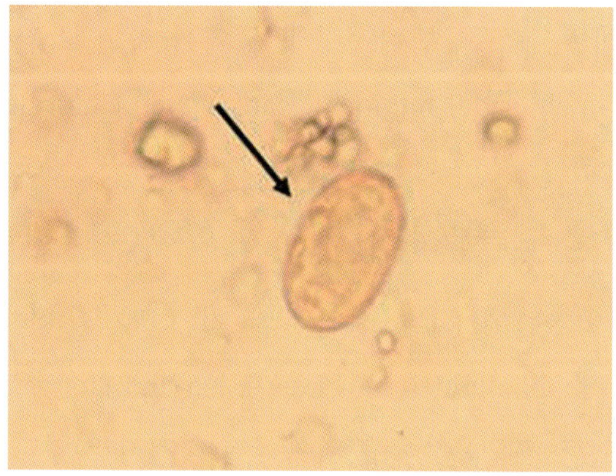

그림 3-91. 대변검사에서 발견된 참굴큰입흡충의 충란

10-3. 창형흡충(*Dicrocoelium dendriticum*)

주로 양의 담관계에 기생하나, 그 외에도 초식 및 잡식성 동물에서 흔히 볼 수 있는 흡충으로 유럽, 아프리카, 북아시아, 터키, 극동의 일부에서 볼 수 있고, 남북미에서도 드물게 나타난다. 인체감염빈도는 낮은 편이며 충란이 대변중에서 발견되는 경우도 감염된 양이나 염소의 간을 생식한 경우가 많다. 간질, 췌질 등과 마찬가지로 소, 양 등 초식동물을 종숙주로 하는 흡충으로서 간담도에 기생한다. 우리나라에서는 발견되지 않았다.

1) 형태

충체는 5∼15×1.5∼2.5 mm 로 길이 약 1cm 내외이고, 투명하다. 표면에 극은 없고 복흡반과 구흡반이 대략 비슷한 크기로서, 직경이 0.5∼0.6 mm이며, 고환은 난소의 전방에 위치하고 자궁은 여러 겹으로 구부러져서 충체 후반을 거의 차지한다. 충란은 난각이 두껍고 황갈색이며 크기가 38∼45×22∼30 μm으로서, 대변 중에 배출될 때는 이미 유충이 들어있고 난개가 있다.

2) 생활사

제1중간숙주는 육서산 패류(land snail, 달팽이)이며, 제2중간숙주는 개미(ant)이다. 충란은 수중에서 부화하지 않고 건조에 강하다. 제1 중간숙주에 성숙한 충란이 섭취되면 장내에서 부화하여 유미유충(cercaria)까지 발육하고 달팽이의 기관내로 이동하여 피포하고 수십 내지 수백마리가 모여서 공동의 큰 점액구를 형성한다. 이것을 달팽이의 호흡운동에 따라 외부로 떨어져서 개미에 섭취되면 체내에서 피낭유충(metacercaria)이 된다. 이 개미가 종숙주에 섭취되면 피낭유충은 탈낭하여 장벽내에 침입해서 문맥, 간에 이르러 담관에 기생한다. 가축의 경우, 풀을 먹을 때 우연히 개미가 같이 섭취되어 감염된다.

3) 병리 및 증상

담관계통에 기생하므로 담관벽에 상피증식이나 비후가 유발되어 점차 간비대나 간병변이 초래되는 경우가 있다. 임상증상으로는 소화장애, 변비, 설사, 오심, 구토, 복부팽만감 등이 나타난다. 그러나 모든 병변이나 증세가 췌질보다 경하게 나타난다.

충제 기생부위가 간담도이므로 담도를 막을 수 있다. 담도 폐쇄, 소화불량, 체중 감소 등을 초래한다.

4) 진단

대변중에서 충란을 검출하거나 담즙 및 십이지장액에서 충란을 검출할 수도 있다.

대변에서 충란을 발견 시 췌질의 충란과 흡사하여 감별이 어렵다. 따라서 충란 양성시에는 dicrocoelid egg로만 기술하고 확진을 위해서는 충체 검출이 필요하다.

5) 치료

치료는 thymol을 경구투여하거나 fuadin을 근육내 주사하기도 하며 emethine hydrochloride나 praiquantel을 사용하기도 한다.

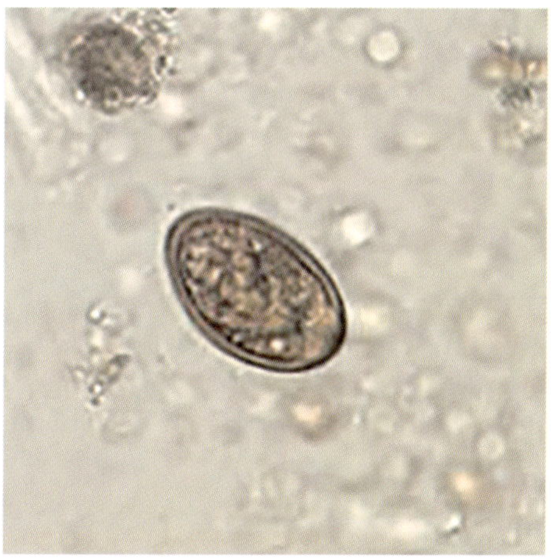

그림 3-92. 직접도말법에서 관찰된 창형흡충의 충란(CDC)

기생충학 핵심정리

- 간흡충의 제1중간숙주는 우렁이류(왜우렁이), 제2중간숙주는 민물고기(참붕어, 잉어)
- 간흡충의 cercaria: **우렁이에서 외계로 빠져 나온 자유 유영체**
- 간흡충: 인체 감염형은 *metacercaria*이며 경구감염 된다.
- 간흡충란: 돌출된 난개를 갖고 있는 충란이다.
- 간흡충: **인체 혈액에서 기생하지 않는다.** 대변에서 검출
- 간흡충 사진: 폐쇄성 황달, 소화 불량과 관련(p. 145, 그림 3-57)
- 요코가와흡충 사진: 간흡충과 유사. 난개와 난각의 연결부위의 돌출부가 없다.(p. 145, 그림 3-57)
- 요코가와흡충: 제1중간숙주는 다슬기, 제2중간숙주는 은어
- 폐흡충에 대한 설명: **검체는 대변과 객담**
- 폐흡충의 중간숙주: 제1중간숙주(다슬기), 제2중간숙주(가재와 게)
- 폐흡충의 제2중간숙주인 가재에서의 형태(인체감염형): metacercaria
- 폐흡충 사진: 마른기침, 객혈 동반, 노란색 참외씨 모양. 난각은 두껍고 난개, 충란 내에는 1개의 난세포와 다수 난황세포(p. 148, 그림 3-61)
- **주혈흡충**: 자웅이체이며, 수컷이 암컷을 안고 있기에 포자관이라는 기관을 갖는다.
- 자웅이체, 수컷이 암컷을 품고 있는 것: **주혈흡충**
- 주혈흡충의 전형적인 생활사에서 인체감염형은: cercaria
- **만손주혈흡충란**: 복통, 혈변을 동반하는 대변에서 검출
- 만손주혈흡충란 사진: 측방 소극(p. 165, 그림 3-86)
- **일본주혈흡충**: 난개가 없다.
- **방광주혈흡충**: 주로 소변에서 말단소극이 있고 난개가 없는 충란이 발견 됨

Pick up 01

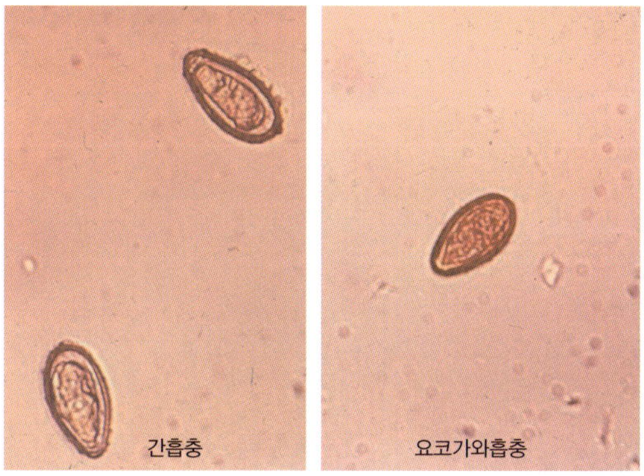

- 간흡충의 충란: 난개와 난각의 연결부위의 돌출(shouldering)된 난개를 갖고 있음.
- 요코가와흡충의 충란: 난개와 난각의 연결부위의 돌출부가 없음.

Pick up 02

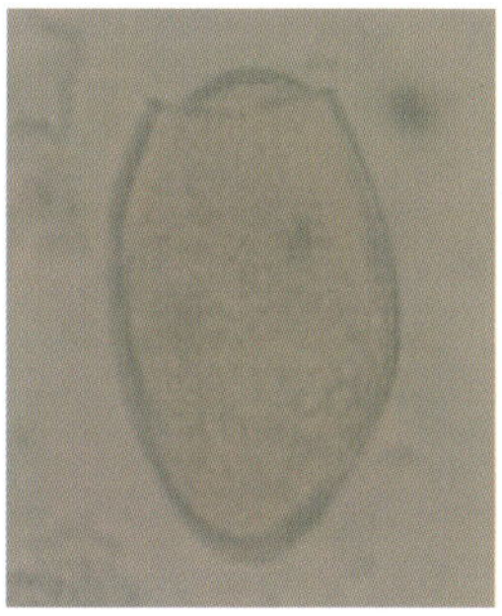

폐흡충의 충란

난각은 충란의 뒷부분이 두껍고 난개 있음, 충란 내에는 1개의 난세포와 다수 난황세포

Pick up 03

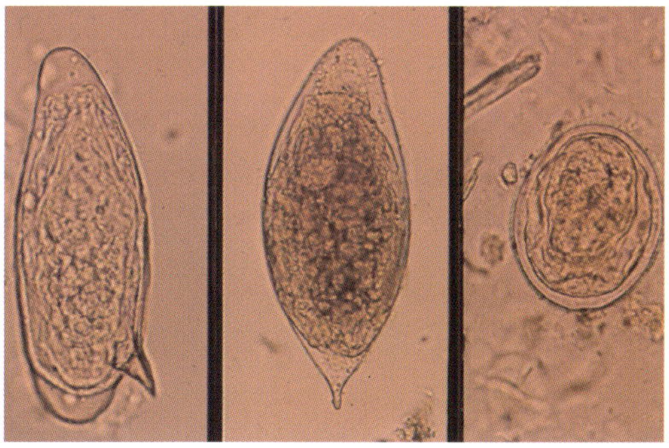

- 만손주혈흡충의 충란: 난개없음, 측방소극
- 방광주혈흡충의 충란: 난개없음, 말단소극
- 일본주혈흡충의 충란: 난개없음

용어정리

두절(scolex)
편절(proglottid)
액취(rostellum)
공복통(hunger pain)
자가감염(autoinfection)
이식증(pica)
복합골절(compound fracture)

Chapter 03

조충류(Cestodes)

1. 일반적인 특징

tape worm 이라고도 하며, 편형동물문에 속하며 전 생애를 기생생활하며 어느 발육단계에도 소화기관을 볼 수 없고 1개 내지 수천 개의 편절로 되어 있으며 자웅동체이다. 충체는 두절(scolex), 목(neck), 편절(proglottid)로 구성되며 두절에 부착기관인 흡반과 흡구가 있고 액취와 소극이 있는 것도 있다. 편절은 위로부터 미성숙편절(immature segment), 성숙편절(mature segment), 수태편절(gravid segment)과 같이 발육 순으로 배열되고, 서로 연결되어 있으나 각각 독립된 기능을 갖고 있다.

원엽류(Cyclophyllidea)와 의엽류(Pseudophyllidea)로 분류되고, 형태나 발육과정에서 많은 차이점이 있다.

표 3-6. 원엽류(Cyclophyllidea)와 의엽류(Pseudophyllidea)의 비교

원엽류(난개 없음, 육구유충 형성, 하나의 중간숙주): 충란 → 육구유충 → 조직에 운반 → 낭미충(의낭미충) → 성충
의엽류(난개 있음, coracidium 형성, 제1, 2 중간숙주): 충란 → coracidium → procercoid(제1중간숙주) → plerocercoid (sparganum – 제2중간숙주) → 성충(종숙주)

1) 형태

외형: 1개 두절과 수개 내지 수천 개의 편절로 되어 있고, 크기는 0.5 cm에서부터 10 m까지 다양하다. 편절은 편평하고 납작하며 두절은 작고 구형 또는 난원형으로서 기생부위에 고착역할을 하며, 조충의 종류에 따라 형태, 종류, 다른 고착기관을 갖고 있다.

목은 두부와 편절의 중간부분으로서 이 부위에서는 끊임없이 편절이 생성되고 있다.

편절은 경부에서 가까운 쪽부터 미성숙편절(immature proglottids), 성숙편절(mature proglottids), 수태편절(gravid proglottids)의 3부분으로 나눌 수 있는데, 미성숙편절은 생식기의 발달이 불완전하며 성숙편절은 생식기의 발달이 완전하고 수태편절은 자궁 외의 생식기는 위축되고 자궁이 발달되어 있으며 자궁 속에는 충란으로 가득 차 있다.

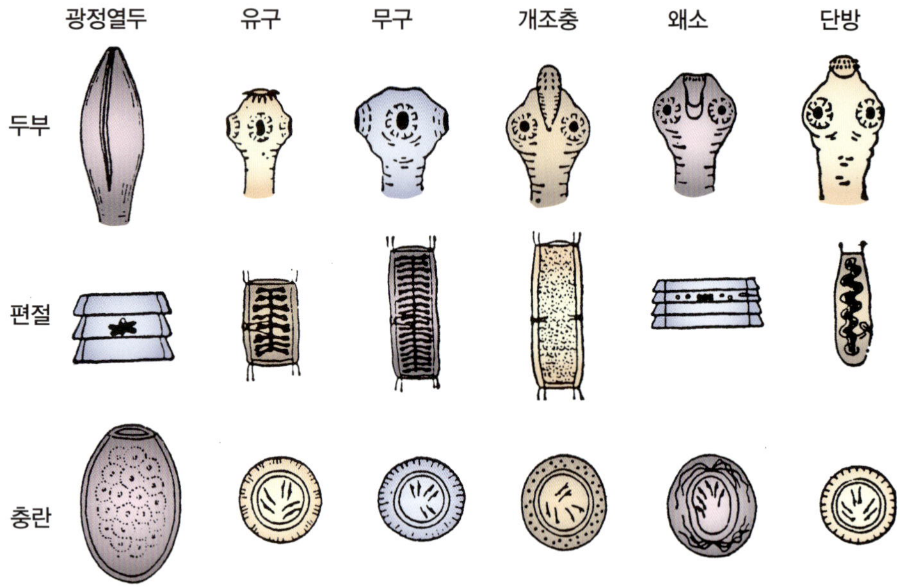

그림 3-93. 각종 조충류의 두절과 편절 및 충란

- 신경계: 두부 내에 신경절이 중추신경 의 역할을 하며 이 두부신경절에서부터 신경줄기(nerve trunks)가 충체의 후단으로 연장되어 말단 각 체절까지 분포하고 있다.
- 배설계: 편절 내에 4개의 집합관(colleciting tube)이 양측과 배복에 위치하고 있다.
- 생식계: 조충류의 생식기는 모두 자웅동체이고 흡충류와 비슷한 종류가 많다.
  미성숙편절에서는 생식원기조차 볼 수 없으나 각 편절이 독립된 자웅생식기를 갖추게 된다. 충란은 자궁 내에서 충분히 발육하여 난각 내에 고유의 육구유충(oncnosphere)이 저장된다. 의엽류를 대표하는 광절열두조충의 경우 1개의 난세포와 다수의 난황세포로 되어 있다.

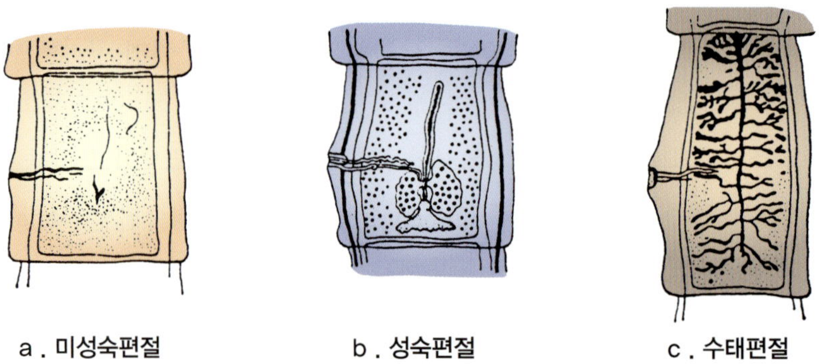

그림 3-94. 원엽목(圓葉目)의 편절

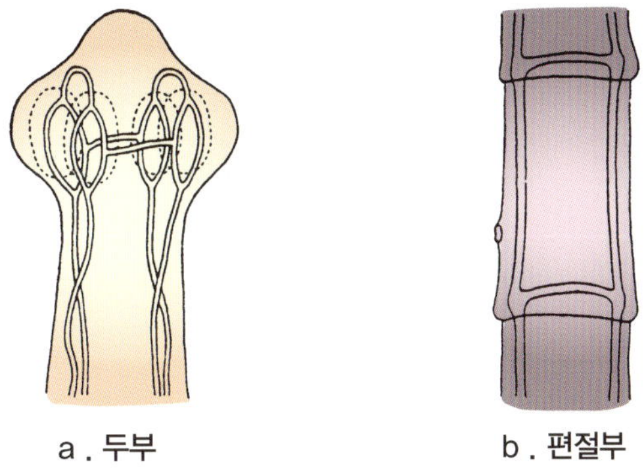

그림 3-95. 조충의 배설계

2) 생활사

각 편절은 독립된 자웅 생식기를 갖고 있으며 난세포의 수정 및 난각의 형성은 흡충류와 비슷하다. 그러나 유충 형성과정은 자궁공을 갖는 의엽류와 갖지 않는 원엽류가 현저히 다르고, 또 발육도 의엽류는 2개의 중간숙주를 갖고 있고 흡충류와 비슷하지만, 원엽류는 1개의 중간숙주를 갖는 종류가 대부분이고 어떤 종은 중간숙주를 필요로 하지 않는 종류도 있다.

원엽류에 해당하는 조충은 성충의 자궁 내에서 충란 내에 유충이 형성되고 이 충란이 몸 밖으로 배출되어 중간숙주에 섭취된다. 중간숙주에 섭취된 충란은 장관에서 부화하여 육구유충이 되고 이것이 조직에 이행하여 유충이 되는데 구조에 따라 낭미충(cysticercus), 의낭미충(cysticercoid), 공미충(coenurus), 포충(echinococcus)으로 나누어진다. 종숙주가 유충을 섭취하면 성충으로 발육한다.

의엽류에 해당하는 조충은 충란이 외계에 배출되어 발육하여 육구유충을 내포하게 되고 다시 계속 성숙

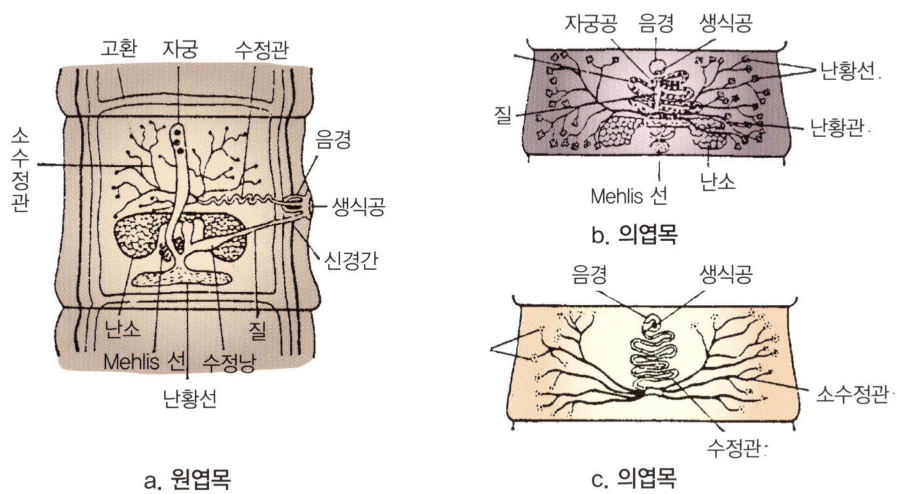

그림 3-96. 조충의 생식기

하여 섬모유충(coracidium)이 된다. 이 유충이 난개를 열고 수중에 부화되어 제1 중간숙주에 탐식된다. 제1 중간숙주 체내에서 발육하여 procercoid가 되고 제1 중간숙주를 제2 중간숙주가 섭취하면 제2 중간숙주의 근육, 장벽, 간, 비장, 생식선 등에서 발육하여 plerocercoid가 되고 이 plerocercoid가 종숙주에 섭취되면 성충으로 발육한다.

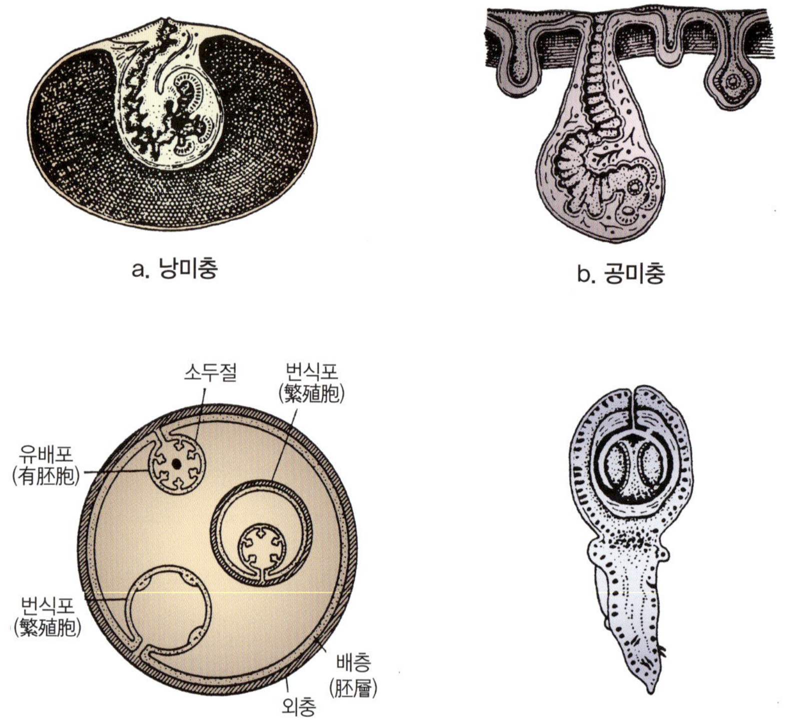

a. 낭미충 b. 공미충 c. 포충 d. 의낭미충

그림 3-97. 원엽목의 각종 유충

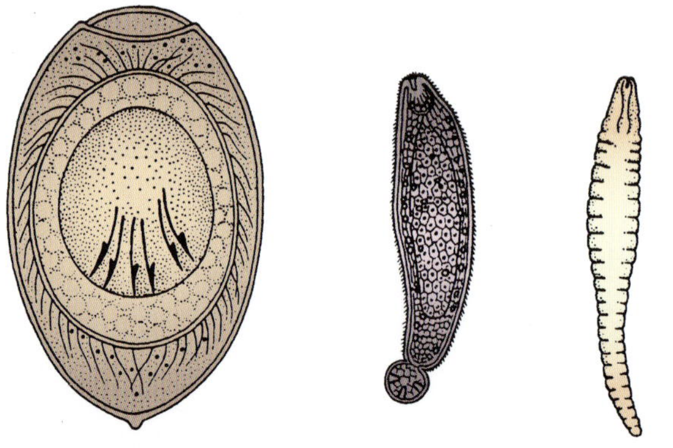

a. 충란 b. 전의충미충 c. 의충미충

그림 3-98. 의엽목의 발육단계

표 3-7. 주요 인체 기생 조충류

기생충명	종류	기생 부위	중간숙주/ 매개동물	유충	유충증	검사방법
무구조충	원엽류	소장	소	*Cysticercus bovis*		항문주위도말법, 편절검사
유구조충	원엽류	소장	돼지	*Cysticercus cellulosae*	Cysticercosis	항문주위도말법, 편절검사/생검, X선검사 등
광절열두조충	의엽류	소장	갑각류(물벼룩) –해산어류 (연어, 송어, 농어 등)	Plerocercoid	Sparganosis	대변검사
왜소조충	원엽류	소장		Cysticercoid		대변검사
쥐조충	원엽류	소장	절지동물	Cysticercoid		대변검사
위립조충	원엽류	간 , 폐, 뇌, 심장 등	가축	Hydatid cyst	Hydatid disease	면역학적 검사, X선 검사

2. 무구조충(*Taenia saginata*, 민촌충)

학습목표
1) 무구조충 성충의 형태학적 특성을 설명한다.(A)
2) 무구조충의 생활사를 설명한다.(B)
3) 무구조충증의 검사방법을 설명한다.(A)

유구조충과 함께 오래 전부터 알려져 왔으며, 1675년 Wepfer가 소의 근육 속에서 낭미충을 발견하였고, 1782년 Goeze가 *T. solium*과 구별하였다. 전 세계적으로 분포하는데, 소고기를 날 것으로 먹거나 덜 익혀 먹는 습성이 있는 나라에서 발생한다. 사람이 무구조충의 유일한 종속주이고 소가 중요한 중간숙주이다. 중간숙주는 소 이외에 기린, 면양, 양 등이 될 수 있다. beef tapeworm이라 불린다.

1) 형태

(1) 성충

길이는 4~10 m(평균 3~6 m)이고 두절은 서양배 모양(사각형)이며 반구형 흡반을 4개 가지고 있으나 액취와 소구는 발달되어 있지 않다. 편절은 유구조충보다 크며 1,000~2,000개로 이루어져 있는데, 그중 수태편절은 15~30개의 자궁측지를 가지고 있어 유구조충과 감별할 수 있다(유구조충은 자궁측지가 7~13개 정도로 무구조충보다 수가 적다). 수태편절은 약 10만 개의 충란을 갖고 있다. 사람 소장에서 20년 정도 기생한다.

(2) 충란

크기는 30~40 μm×29~30 μm 정도이고 두꺼운 갈색 방사성 줄무늬의 난각 안에 성숙한 6개의 구가 있는 육구유충이 들어 있고 유구조충란과의 감별이 안 된다.

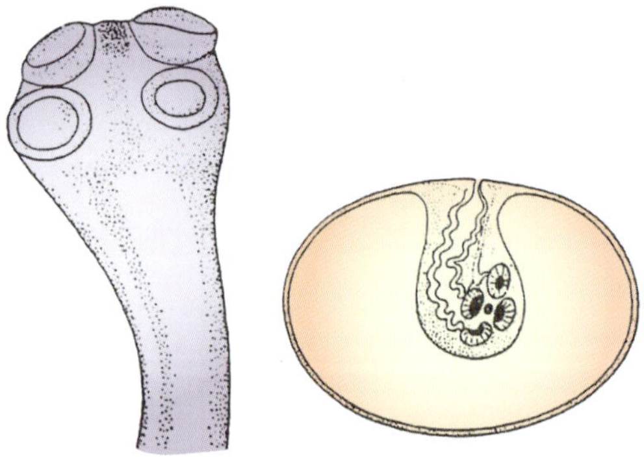

그림 3-99. 무구조충

2) 생활사

성충은 사람에게만 기생하는데, 변과 함께 배출된 충란은 채소류나 풀에 부착되어 소나 다른 초식동물이 먹을 때까지 수개월에서 수년간 생존한다. 중간숙주인 소가 풀을 먹으면서 충란을 함께 섭취하면 위에서 부화하고 육구유충이 유리된다. 이 육구유충이 장점막으로 침투한 후 골격근으로 이동하여 자라면 성숙한 무구낭미충(*Cysticercus bovis*)이 된다. 사람은 이와 같은 무구낭미충이 감염된 쇠고기를 육회로 먹거나 또는 덜 익혀 먹을 경우 감염이 된다. 사람에게 섭취된 무구낭미충은 두절이 밖으로 튀어나와 공장점막에 부착된 후 8~10주 정도 자라면 성충이 된다. 일반적으로 1마리의 성충이 기생하는 것으로 알려져 있으나, 한 사람에게 여러 마리가 기생하는 경우도 적지 않다.

3) 병변 및 증상

보통 무증상이나 충체의 길이가 길어 소화기능장애가 있다. 편절이 배출될 때 운동성이 활발하여 항문 주위의 불쾌감을 일으킨다. 복통, 메스꺼움, 설사, 식욕감퇴, 권태감 등을 호소한다. 무구조충이 담도에 침입하여 담도 무구조충증을 유발하는 경우에는 담관정체 및 담관폐색을 일으켜 통증이 심하고, 황달이 발생하기도 한다. 혈액학적 소견은 중등도의 호산구 증가가 있다.

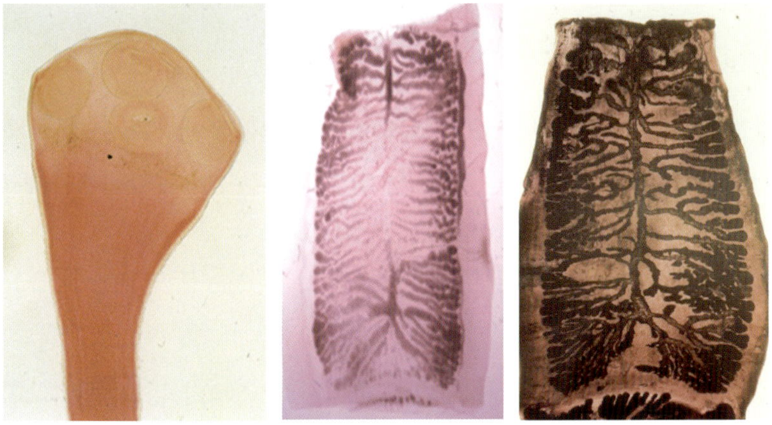

a. 두절 b. 수태편절

그림 3-100. 무구조충의 두절과 수태편절

4) 진단

분변에서 편절과 충란을 발견한다. 유구조충과의 감별진단이 필요하다.

① 분변 내 충란검사 – 항문주위도말법 등

② 수태편절 검사 – 편절을 고정, 염색하는 것이 권장되는데 일반적으로 고정염색표본의 제작에는 Semichon's acetocarmin 염색이 사용된다.

5) 치료 및 예방

쇠고기의 생식이나 불완전하게 조리된 것의 섭취를 금한다. 사람의 분변으로 인한 소의 감염을 예방한다.

3. 유구조충(*Taenia solium*, 갈고리촌충)

학습목표	1) 유구조충 성충의 형태학적 특징을 설명한다.(A) 2) 유구조충의 생활사를 설명한다.(A) 3) 유구조충의 검사방법을 설명한다.(B) 4) 유구낭미충증의 임상증상을 설명한다.(B)

고대의 Hippocrates 시대부터 알려져 있으며 전 세계적으로 분포하고 있는데, 매우 중요한 인체기생충으로 한국, 중국, 소련, 일본, 인도, 태국, 중남미, 남아프리카 등 돼지고기를 날 것으로 먹거나 덜 익혀 먹는 습관이 있는 나라에서는 언제든지 발생하고 pork tapeworm이라 불린다. 중간숙주는 돼지를 비롯한 포유동물이며 유일한 종숙주는 사람이다. 사람의 소장에서 20년까지 생존할 수 있다.

1) 형태

(1) 성충

2~3 m로 무구조충보다 짧고 두절은 구형으로 전단에는 4개의 흡반과 짧은 액취가 있으며 22~32개의 갈고리가 2열로 배열되어 있다. 경부는 가늘고 짧다. 편절의 수는 800~1,000개이다. 자궁은 충란이 가득 차 있으며 자궁측지수는 한 쪽이 7~13개이다.

(2) 충란

크기는 31~36 μm의 담황색이며 구형이다. 난각에 방사상의 줄무늬가 있고 내부에는 육구유충이 들어 있고 무구조충란과 구별이 안 된다.

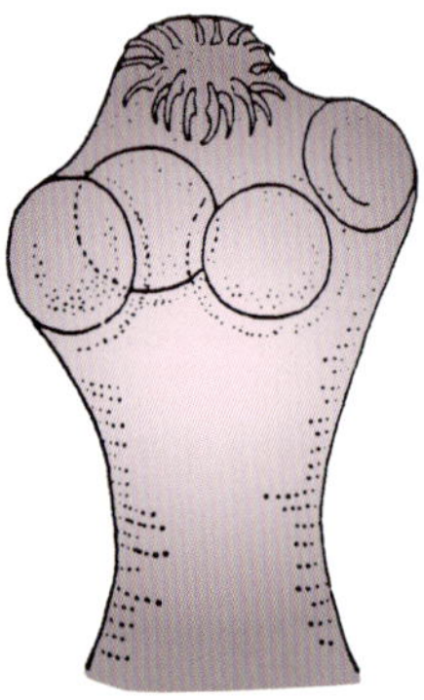

a. 두절

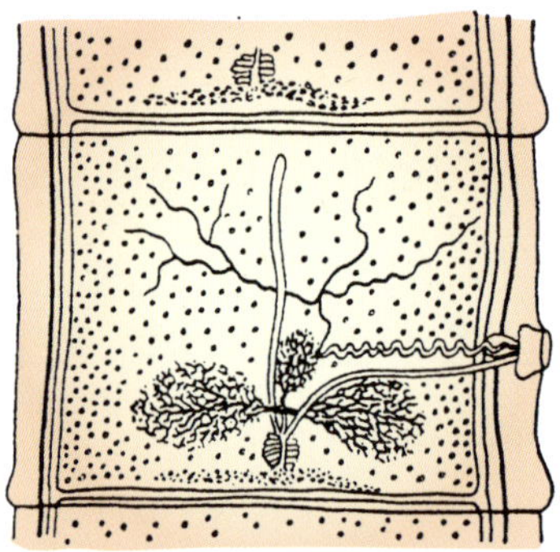

b. 성숙 편절

그림 3-101. 유구조충의 두절과 성숙 편절

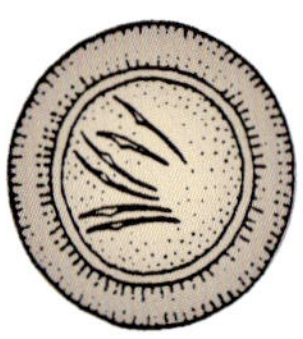

a. 충란

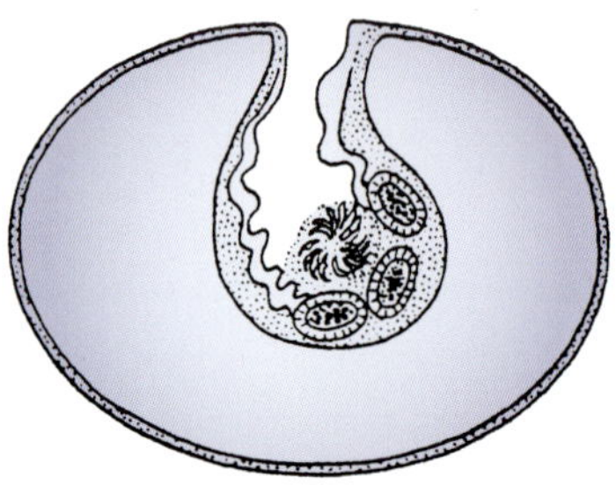

b. 낭미충

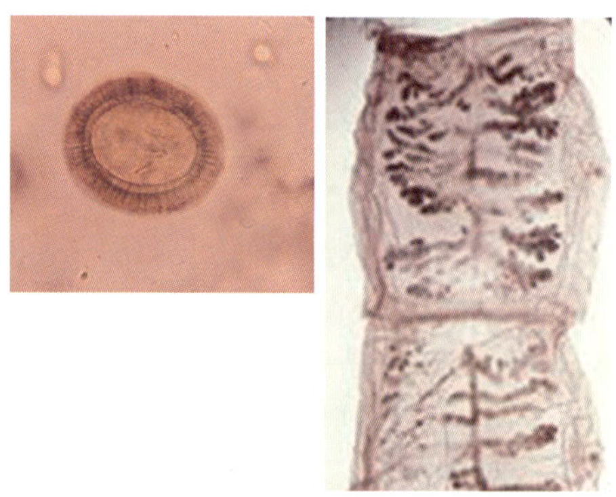

c. 수태편절

그림 3-102. 유구조충의 충란, 낭미충과 수태편절

2) 생활사

감염된 사람의 대변 중에 있는 충란을 먹은 돼지의 위나 소장관 내에서 충란이 부화해서 장벽에 침입하고 혈관을 통하여 전신의 장기조직에 이행하고, 60~70일 후에 유구낭미충(*Cysicercus cellulosae*)이 된다. 낭미충은 돼지의 피하조직이나 근육에 감염되고 뇌 및 안구 등에 침범하기도 한다. 사람이 돼지고기에 들어 있는 낭미충을 경구섭취하면 감염되고 인체로 침입한 낭미충은 소장에서 탈낭하여 두절을 내밀고, 장점막에 흡착하여 발육한다. 인체감염 62~85일 후에는 변에서 성숙한 편절의 일부를 볼 수 있다. 중

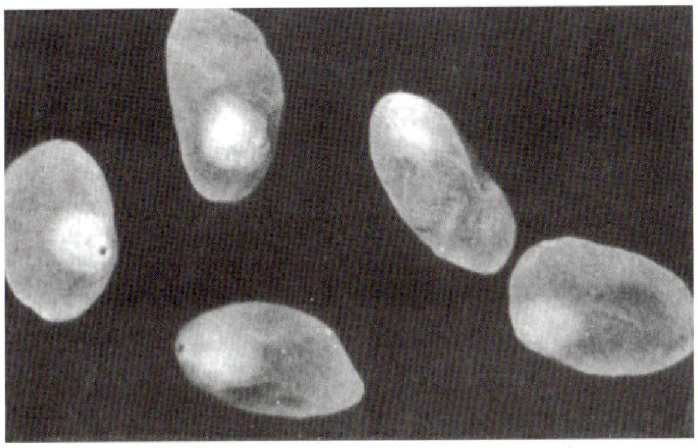

그림 3-103. *Cysticercus cellulosae*(돼지 심근에서)

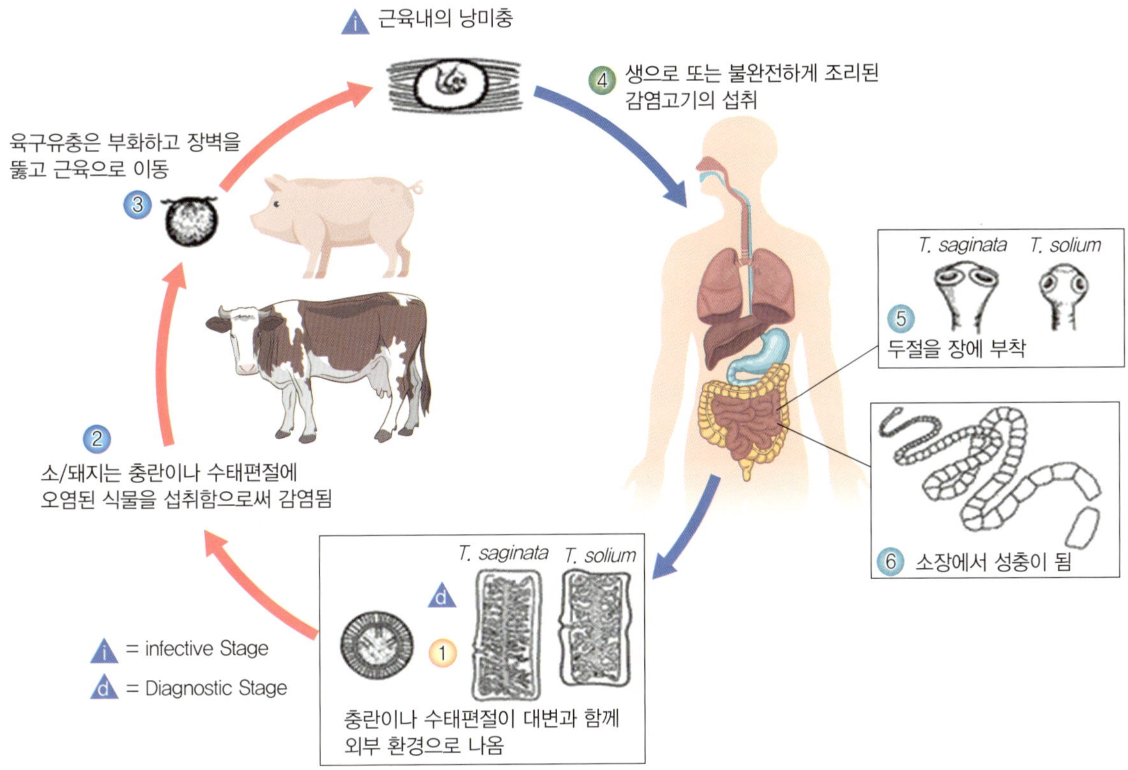

그림 3-104. 무구, 유구조충의 생활사

간숙주는 돼지, 멧돼지, 양, 개, 고양이, 원숭이 쥐, 곰 등이지만 사람이 충란을 경구섭취하여 육구유충이 소장에서 부화하여 장벽을 침입 혈류를 타고 근육에 이르러 낭미충이 되기도 하는데, 이것을 낭미충증(Cysticercosis)이라 한다.

낭미충증(cysticercosis)

충란의 경구섭취나 자가 감염에 의하여 유구조충이나 무구조충의 낭미충이 조직에 감염되는 경우이다. 대부분 유구낭미충에 의하고 무구낭미충의 경우는 드물다. 감염경로는 다음과 같다.

① 이체감염 - 조충에 감염된 환자로부터 배출된 충란이 비위생적으로 다른 사람의 입으로 감염

② 외부자가 감염 - 조충에 감염된 환자가 불결한 손을 통하여 충란이 항문에서 자신의 입으로 감염

③ 내부자가 감염 - 조충에 감염된 환자의 장관 내에서 편절 또는 충란이 장의 역연동으로 위로 올라갔다가 다시 십이지장으로 내려와서 감염

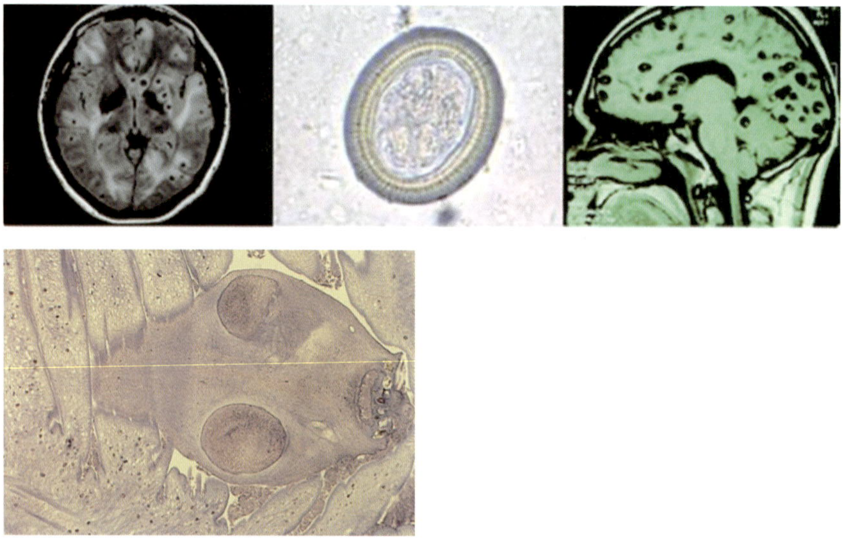

그림 3-105. 뇌에서의 Cysticercus (낭미충증 cysticercosis)

3) 병변 및 증상

성충에 의한 증상은 경미하고, 성충이 사람의 소장에 감염되는 경우 소화기장애, 즉 구토, 설사, 변비, 공복통 등이 나타나고 신경증상으로는 두통, 구미상실, 신경질 등의 증상을 동반한 '유구조충증'과 충란의 경구섭취나 자가 감염에 의하여 유구낭미충이 조직에 감염되는 경우인 '유구낭미충증'이다.

유구낭미충증은 근육, 피하조직, 뇌, 안근육, 심근, 간, 폐, 복강 등에 유충이 기생하는 경우이며, 뇌에 기생 시는 대뇌피질, 뇌실에 많으며 간질, 뇌수종, 뇌막염의 원인이 되기도 하고 안구에 기생 시는 안검, 결막염, 맥락막 위축 등으로 안구의 통증, 시력장애, 실명 등을 초래하기도 한다.

4) 진단

무구조충의 진단과 같이 대변 중에 배출되는 충란 및 수태편절을 발견하여 진단한다. 낭미충의 경우 진단이 곤란하나 조충항원에 의한 피내반응이나 혈청반응이 사용된다. 피하조직에서는 낭미충을 적출해서 진단(생검)하고, 안저검사를 통해 유구낭미충을 확인하는 것, 낭미충이 석회화한 것은 X선에 의해 진단할 수도 있다. 그리고 뇌영상을 실시하여 두절을 포함한 낭종병변을 확인하는 것이 가장 결정적인 확진이다

5) 치료 및 예방

① 프라지콴텔을 75 mg/kg/day로 14일간 사용한다.

② 개인위생을 향상시켜 변으로 배출된 충란을 섭취하지 않도록 하고, 배설물 처리를 위생적으로 한다.

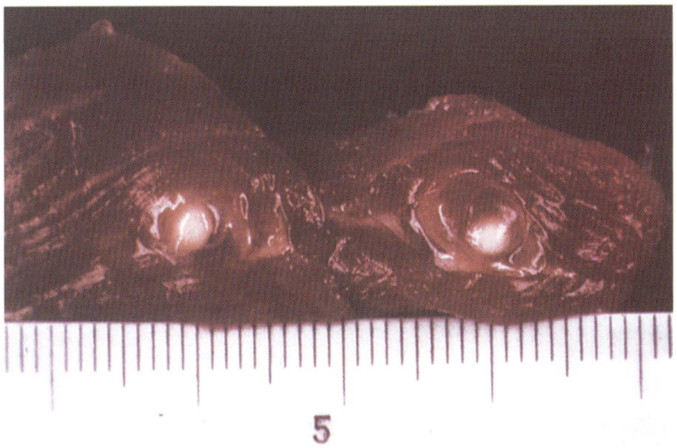

그림 3-106. 돼지근육 중에 있는 낭미충

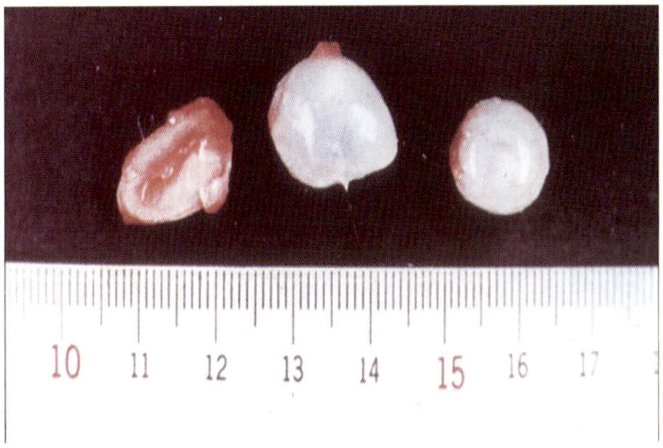

그림 3-107. 환자로부터 제거된 낭미충

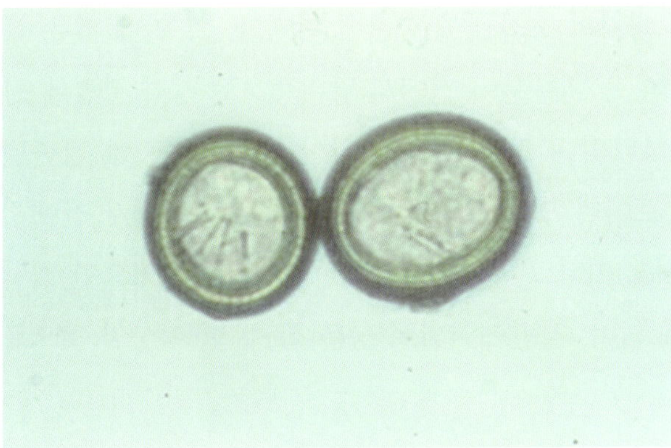

그림 3-108. 유구, 무구조충란-충란 구별이 안된다.

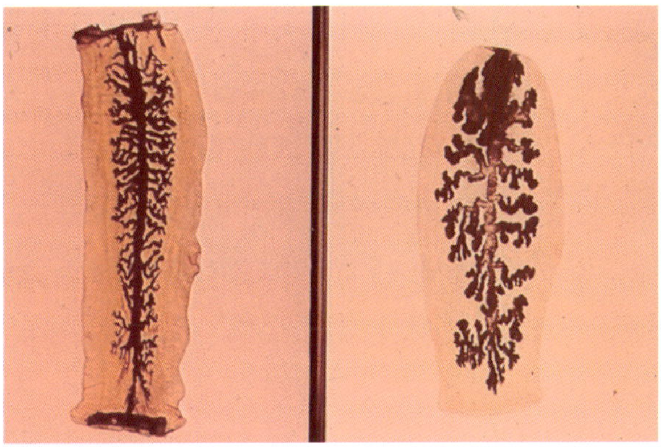

그림 3-109. 무구조충과 유구조충의 수태편절 비교

4. 아시아 조충(*Taenia asiatica*)

우리나라를 비롯하여 아시아 여러 나라에 분포하는 무구조충은 소가 전혀 없는 지역에서도 유구조충보다 더 많이 감염되는 현상을 보여 이를 규명하는 연구를 대만에서 먼저 시작하였다. 그 결과 돼지가 매개하는 조충이 만연하는 것이 확인되었다. 대만에서는 이를 중간숙주를 달리하는 무구조충의 아종으로 생각하고 Taenia saginata taiwanesis로 명명하였으나 후에 우리나라에서 이에 대한 연구를 더 철저하게 한 다음 이를 신종 *T.asiatica* Eom and Rim, 1993 으로 제안하였다. 이 신종에 대해서는 앞으로도 더 많은 연구가 필요하다.

1) 형태

신종으로 제안된 충체는 길이 341 cm, 편절 수는 712개이며, 폭이 9.5mm이다. 두절이 4각형으로 갈고리가 없고 네 개의 흡반이 있다. 그러나, 흡반의 전단이 약간 돌출하여 두절 액취(rostellum)가 뚜렷이 존재하는 점이 무구조충과 다르다(그림 3-111). 성숙편절의 모양은 무구조충과 같고, 수태편절의 자궁측지수도 시작부에서 16~21(평균18)개로 무구조충과 같은 범위이다. 그러나, 자궁측지가 2차로 더 분지되어 분지의 끝에서는 자궁세지(uterine twig)가 무구조충보다 월등히 많은 57~99(평균 81.4)개로 늘어난다. 자연배출된 수태편절의 후단에는 불규칙한 돌기(posterior protuberance)가 여러 개 있어 이것도 감별점으로 기록되었다. 또 다른 형태학적인 차이점으로 낭미충의 낭벽에 무수한 돌기가 있어 주사전자현미경으로 보면 매끈한 무구조충의 낭벽과 쉽게 구분된다.

2) 생활사

사람의 대변과 함께 빠져 나온 충란을 돼지가 먹으면 돼지의 소장에서 충란이 터지고, 그 안에 있는 육구유충이 점막을 침입한다. 혈류를 타고 간으로 이동한 다음 대부분이 간에서 낭미충으로 자라 사람에 감염형이 된다. 국내 자료를 보면, 돼지 10,000마리 중 하나의 빈도로 간에서 살아있는 낭미충이 검출된다. 간에서 감염력을 오래 유지하지는 못하는 것으로 보이며 몇 달이 지나면 석회화된다. 돼지 간에서 검출되는 낭미충을 내장낭미충(Cysticercus viscerotropica)이라고 부른다. 사람이 이 유충을 먹으면 소장에서 성충으로 자란다. 성충이 되는데 3개월 이상이 소요되며, 사람에서의 수명은 십 수 년 이상일 것으로 추정된다.

3) 역학

우리나라, 대만, 인도네시아, 태국, 필리핀 등의 국가에서 돼지의 간을 날로 먹는 습성이 있어 이 조충이 유행한다. 우리나라에서는 주로 농촌의 노인층에서 이 조충이 발견된다. 사람에서는 대개 한 마리가 감염되며 우리 나라에 분포하는 무구조충은 거의 대부분이 아시아조충일 것으로 추정된다.

4) 병리 및 증상

무구조충의 경우와 같다.

5) 진단

충란으로는 세 가지 조충을 감별할 수 없으나 편절을 확진할 수 있다.

6) 치료

Praziquantel 10mg/kg로 치료가 잘 된다.

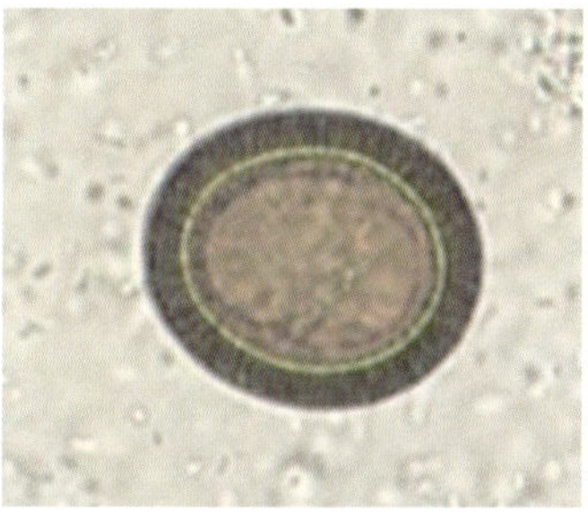

그림 3-110. 직접도말법에서 발견된 아시아조충의 충란(CDC)

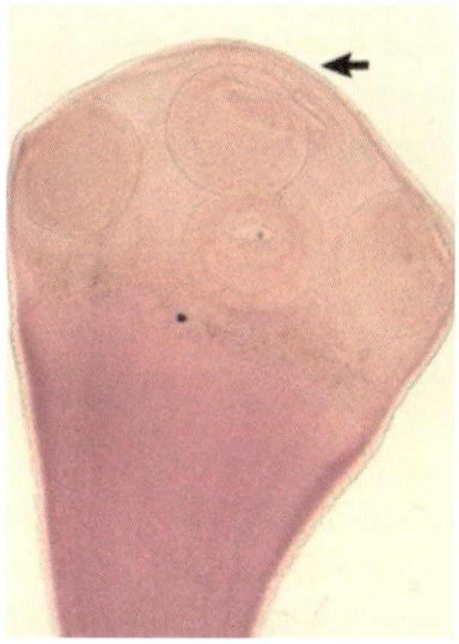

그림 3-111. 아시아조충의 두절은 4개의 흡반은 있으나 갈고리는 없다. 액취는 약간 돌출되어 있다.(화살표)

5. 광절열두조충(*Diphyllobothrium latum*)

학습목표	1) 광절열두조충의 성충과 충란 형태를 설명한다.(A) 2) 광절열두조충의 생활사를 설명한다.(A) 3) 광절열두조충의 검사방법에 대해 설명한다.(A)

세계적으로 널리 분포하여 한국, 일본, 이태리, 스위스, 독일, 시베리아, 미국, 중국 등에 많고 우리나라에서 인체감염은 40예정도이다. 사람 이외에도 개, 고양이, 여우, 곰 등이 감염되며 이들이 보유 숙주이다. Dunus(1592)가 스위스에서 어류의 근육에서 충체를 처음 발견하였고 제1 중간숙주는 물벼룩(*Cyclops* sp., *Diaptoma* sp.)이고, 제2 중간숙주는 해산어류(연어, 송어, 농어 등) 등이다. broad fish tapeworm이라 불린다.

1) 형태

(1) 성충

길이는 3~10 m인 가장 긴조충으로 25 m에 달하는 것도 있다. 두절은 곤봉상이며 1쌍의 깊은 흡구(two long sucking grooves)가 있고, 숙주의 장점막에 흡착하는 역할을 한다. 성충은 3,000~4,000개의 편절을 가지고 있으며, 매일 충란을 100만개 이상 배출한다.

편절은 길이보다 폭이 넓고 고환은 여포상으로 양측에 산재되어 있으며 난소는 2엽상이다. 자궁은 편절의 중앙부에 coil 모양으로 수회 만곡하면서 꽃무늬처럼 보인다.

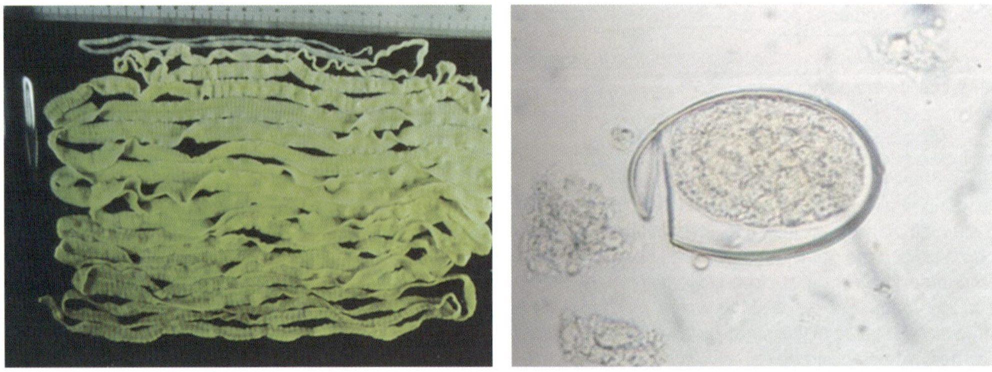

그림 3-112. 광절열두조충

(2) 충란

크기는 66~75×45~53 μm로 황갈색의 타원형이다. 충란의 전단에 난개가 있고 후미에는 작은 돌기가 돌출되어 있고, 난각은 약간 두꺼우며 1개의 난세포와 다수의 난황세포로 이루어져 있다.

2) 생활사

분변과 함께 외계로 배출된 충란은 수중에서 11~15일 동안 발육 부화해서 섬모유충('coracidium'이라 불린다)이 되고 제1 중간숙주인 물벼룩의 체내에 들어가 원충미충(procercoid)가 된다. 이 원충미충(procercoid)를 제2 중간숙주인 송어나 연어 등이 섭취하면 근육 내에서 충미충(plerocercoid)가 되고, 이것을 종숙주가 섭취하면 소장 상부에서 기생하며 감염 3~5주에 성충으로 성장한다. 성충은 매일 충란을 100만 개 이상 배출한다.

3) 병변 및 증상

대부분 증상이 나타나지 않지만 일시적인 복부 불편감, 설사, 구토, 쇠약감, 체중감소 등의 증상이 나타나기도 한다. 본충은 크기 때문에 다수감염 시 심한 소화기 장애를 일으키고 때로는 충체가 비타민 B_{12}를

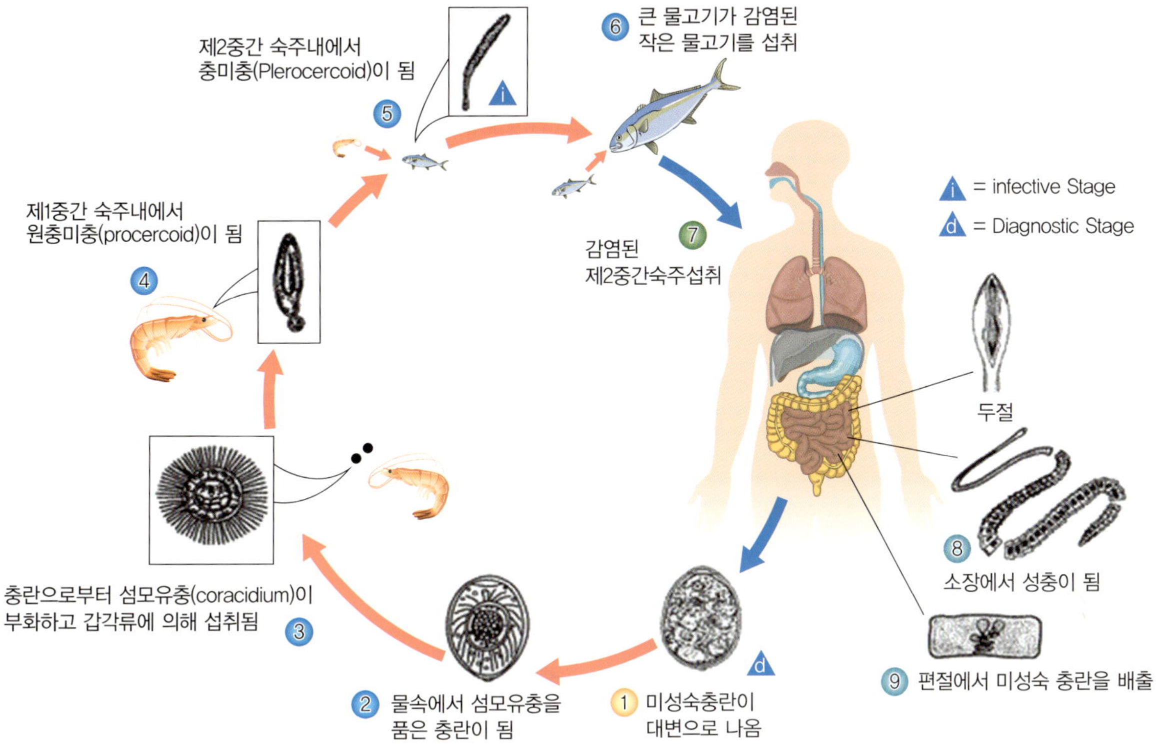

그림 3-113. 광절열두조충의 생활사

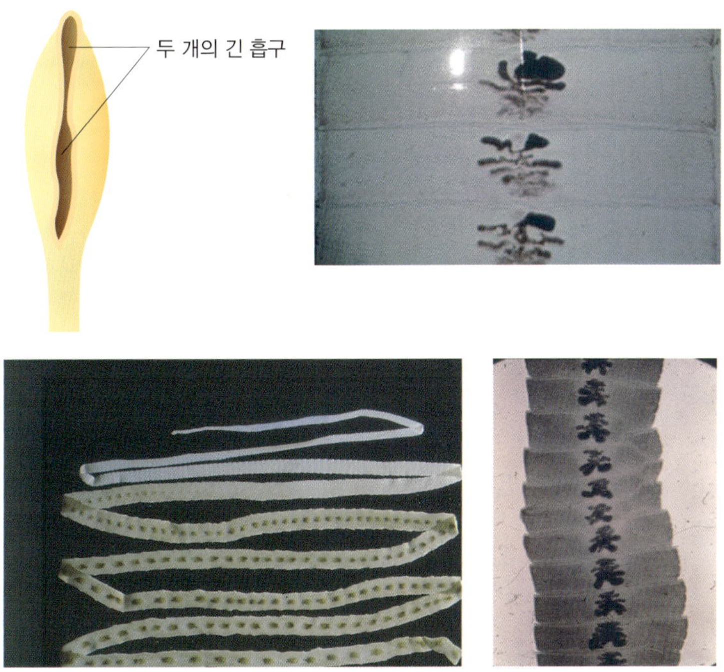

그림 3-114. 광절열두조충의 두절과 편절

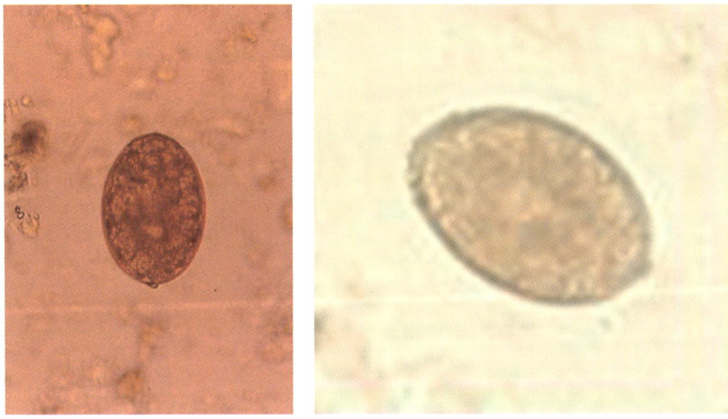

그림 3-115. 광절열두조충 충란

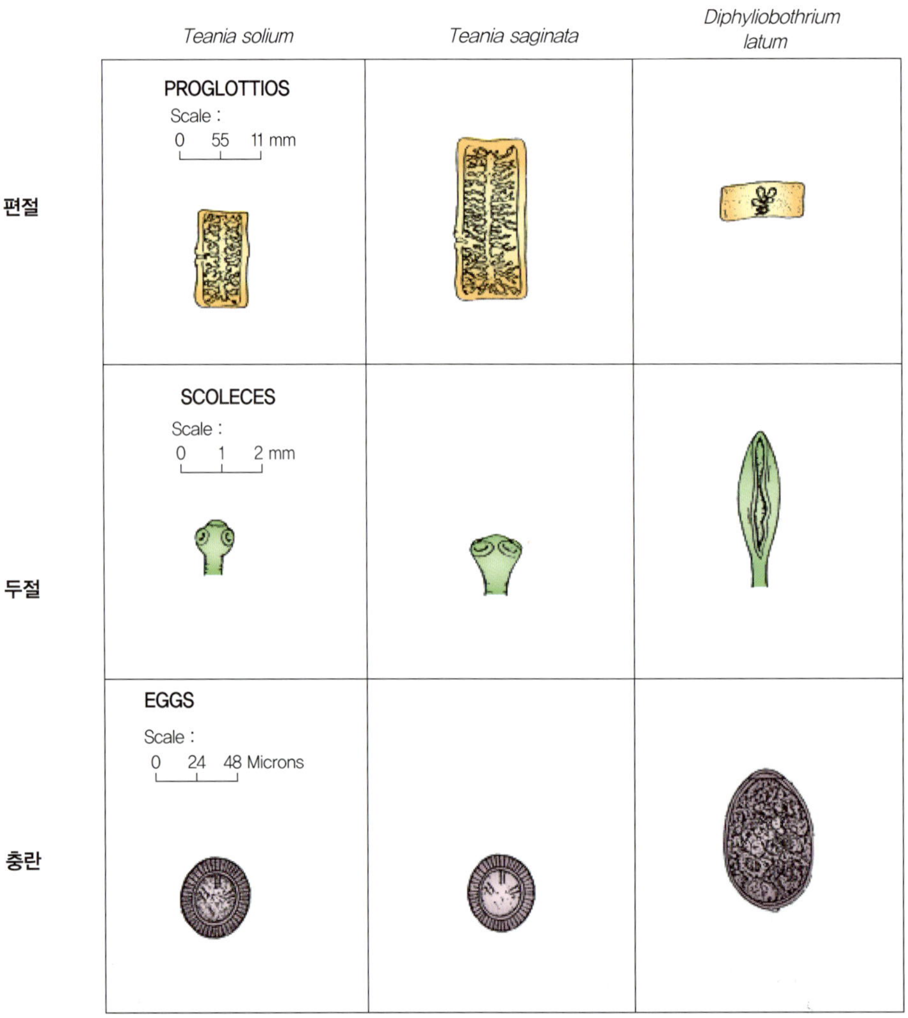

그림 3-116. 주요한 조충류의 진단적인 형태

많이 흡수하고 회장에서 비타민 B_{12} 흡수를 방해하여 비타민 B_{12} 결핍을 초래하기도 하여 악성 빈혈을 일으키며 이를 '열두조충성 빈혈(bothriocephalus anemia, tapeworm pernicious anemia)'이라 한다. 이것은 본 충이 다른 조충에 비해 10~15배의 비타민 B_{12}를 흡수하기 때문에 일어난다.

4) 진단, 치료 및 예방

대변 중에서 충란을 발견하거나 종종 편절이 배출되기도 한다.

프라지콴텔을 5~10 mg/kg로 한 번 투여하면 치료된다. 비타민 B_{12} 결핍 증세가 있을 때에는 비경구적으로 비타민 B_{12}를 투여해야 한다. 어류의 생식을 금하며 완전히 조리 후 섭취한다.

표 3-8. 무구조충, 유구조충, 광절열두조충의 비교

비교항목	무구조충	유구조충	광절열두조충
두절의 형태	사각형 (서양배 모양), 갈고리와 액취 없음	아구형(구형), 갈고리와 액취 있음	곤봉상, 1쌍의 깊은 흡구 있음
충체의 길이, 편절수	4~10 m, 1,000~2,000개	2~3 m, 800~1,000개	3~10 m, 3,000~4,000개 (가로 〉 세로)
자궁측지 수(한쪽만), 특징	15~30개 (평균 18개)	7~13개 (평균 9개)	중앙부에 coil 모양으로 수회 만곡된 꽃무늬
유충의 종류	무구낭미충	유구낭미충	충미충(plerocercoid)
충란	구형, 난각에 방사상의 줄무늬, 육구유충 포함		타원형, 난개 있음, 1개의 난세포와 다수의 난황세포로 구성

6. 만손열두조충(*Spirometra erinacei*)

학습목표	1) 인체 스파르가눔증의 감염경로를 설명한다.(A) 2) 인체 스파르가눔증의 진단법을 설명한다.(B)

세계 각지에서 볼 수 있고 특히 일본에서 많이 발견되며, 우리나라에서는 1984년에 2예의 보고가 있다.

1) 형태

성충은 30~80 cm이며 자궁과 충란의 형태가 다른 점을 제외하면 광절열두조충과 비슷하다.

2) 생활사

제1 중간숙주는 물벼룩이고 제2 중간숙주는 작은 설치류, 개구리(올챙이 포함), 뱀 등이며 종숙주는 고양이, 개, 여우, 사자, 호랑이, 너구리 등이고 사람은 중간숙주가 된다. 종숙주의 소장에서 성충이 되어 충란을 대변과 함께 배출하고 이 충란은 물속에서 coracidium이 되고 부화하여 제1 중간숙주인 물벼룩에 침입, procercoid로 자라 제2 중간숙주에게 먹히고 plerocercoid로 자란다. 사람이 plerocercoid에 감염되면 스파르가눔증(sparganosis)을 일으킨다.

3) 병변 및 증상

일반적으로 피하조직 내에서 많이 발견되지만 지방조직, 복강, 내장 등에서도 발견된다. 유충이 이동하면서 충낭을 형성하며 복강 외에도 넓적다리부위, 안검, 액와, 흉벽, 요도, 경부 피하조직에서 많이 발견된다.

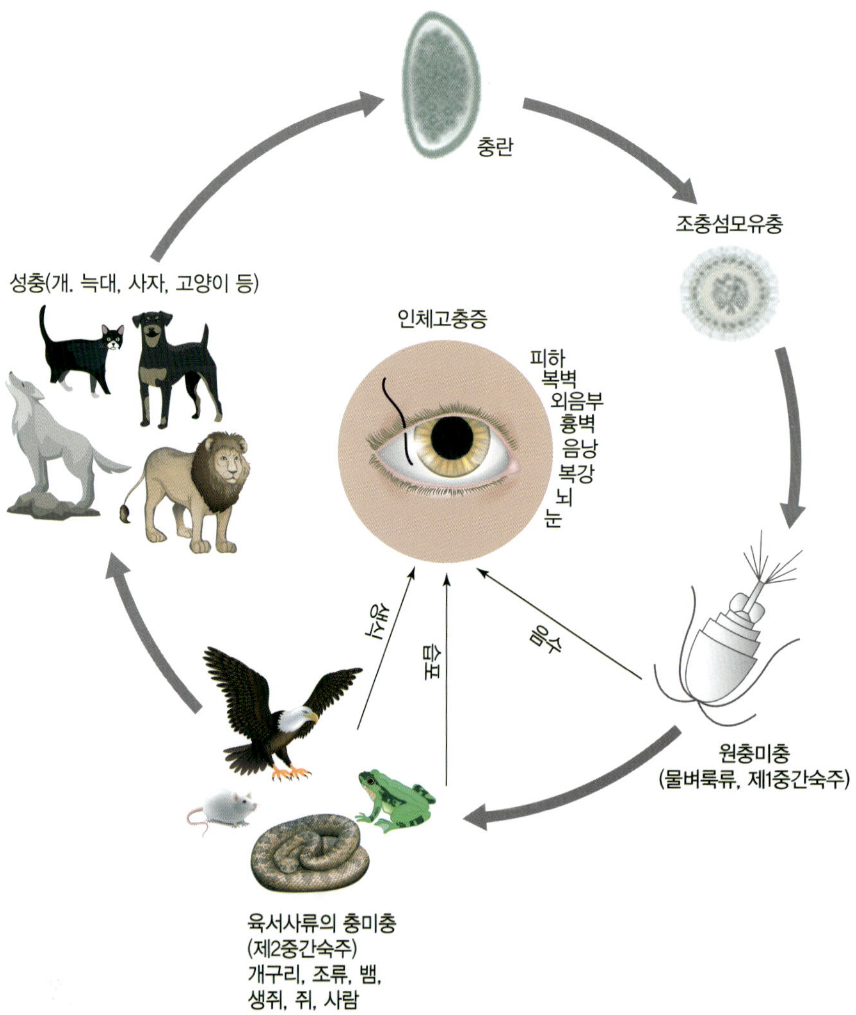

그림 3-117. 스파르가눔증(고충증)의 인체감염경로

4) 진단

임상증상이나 기생부위를 참고해야 하며 충체에서 추출한 항원으로 혈청학적인 진단법이 많이 이용된다. 확진은 적출한 충체의 형태로 확정하는 것이 가장 좋고, 감염 부위 에서 유충을 발견하고 외과적으로 적출하는 것이 진단과 동시에 치료가 된다.

스파르가눔증(고충증, sparganosis)

스파르가눔증(고충증, sparganosis)은 개, 고양이의 소장에 기생하는 만손열두조충(Spirometra erinacei, *S. mansoni, S. mansonoides*)의 유충인 sparganum이 인체에 감염되어 인체의 장외에 유충상태로 기생하는 것이다. 스파르가눔의 일반적인 인체감염 경로는 원충미충(procercoid)이 감염된 물벼룩으로 오염된 음료수를 마시거나, 충미충(plerocercoid, sparganum)이 기생하는 개구리, 뱀 또는 돼지고기를 날 것으로 먹는 경우이다. 또한 충미충에 감염된 뱀이나 개구리의 근육을 안부 습포용으로 사용하였을 때에도 근육 내 충미충이 피부를 뚫고 침범하여 인체감염이 이루어진다. 중추신경계 스파르가눔증의 경우 최근에는 혈청학적 진단과 뇌 영상소견을 종합하면 90% 이상 진단이 가능하다.

5) 치료 및 예방

일반적으로 감염 부위에서 유충을 발견하고 외과적으로 적출하는 것이 가장 좋다. 예방은 물벼룩의 섭취를 막기 위해 생수를 금하여 제2 중간숙주인 개구리, 뱀 등을 생식하지 않아야 한다.

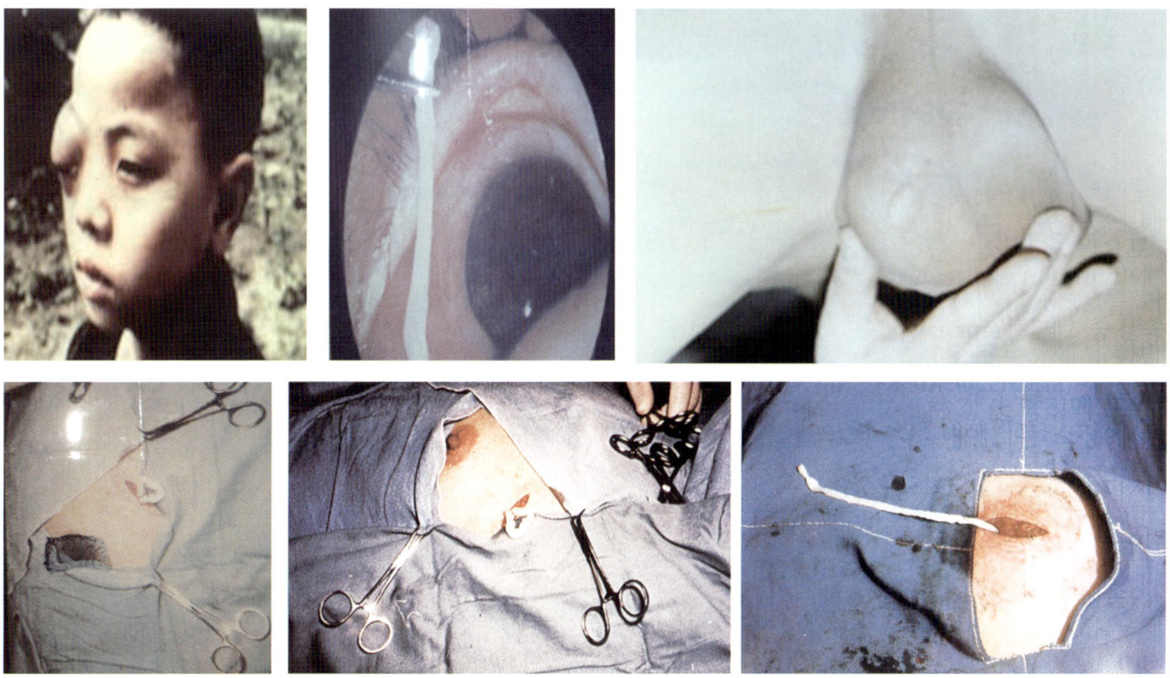

그림 3-118. 고충증 환자. 여성의 유방에서 Sparganum이 제거되고 있다(아래사진)

7. 왜소조충(*Hymenolepis nana*)

학습목표	1) 왜소조충 충란의 형태를 설명한다.(A) 2) 왜소조충의 생활사를 설명한다.(B)

쥐의 기생충으로 세계적으로 온후한 지역에 많으며 인체감염은 특히 소아에게서 볼 수 있다. 중간숙주는 거치지 않는다. 우리나라 감염률은 보사부 및 기협 조사에 의하면 1981년에는 0.4%(도시 0.4%, 농촌 0.5%), 1992년에는 0.01%로 보고되고 있다.

1) 형태

(1) 성충

길이는 10~30 mm×0.5~0.9 mm이며 두절은 구형이고 4개의 흡반과 20~30개의 구를 갖는 액취가 있다. 편절의 수는 200개 전후이며 성숙편절은 2개의 난소와 3개의 고환, 자궁 등이 있다. 수태편절에는 충란이 충만해 있다.

(2) 충란

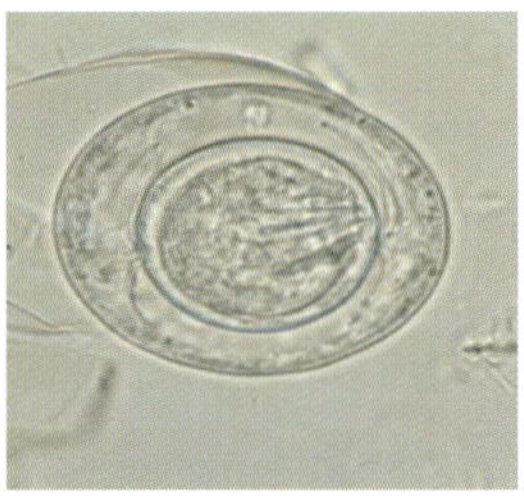

충란

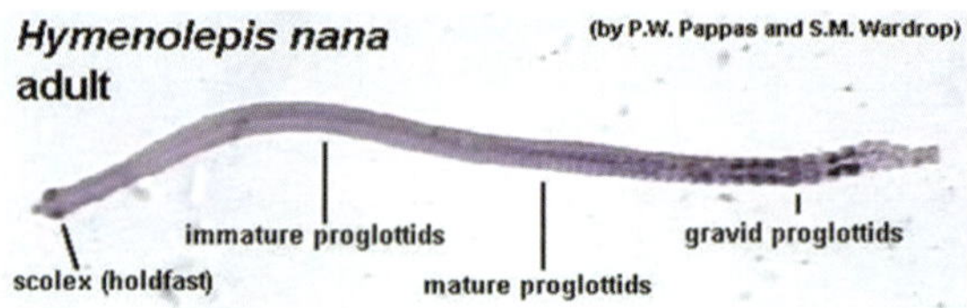

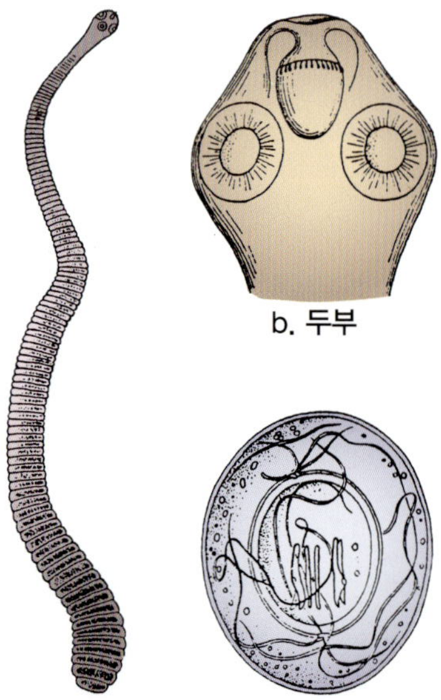

b. 두부

a. 충체

c. 충란

그림 3-119. 왜소조충

크기는 44~52×36~44 μm로서 난각은 투명하고 무색이며 타원형이다. 레몬형의 유충피막 내에 육구유충이 들어 있다. 유충피막의 양극은 약간 비후하고 그 부위에서 초자 양의 극사(polar filament)가 나와 난각 내에 그물모양을 이루고 있다.

2) 생활사

① 중간숙주를 거치지 않는 발육: 충란이 직접 종숙주에 섭취되면 충란은 장관 내에서 부화하고 육구유충이 유리된다. 이 육구유충은 장융모내에 침입 발육하여 의낭미충(cysticercoid)이 되고 5일 후에는 다시 장강내로 이행하여 장벽에 부착하여 성충이 된다.

② 자가감염에 의한 발육: 숙주 장내에서 부화한 육구유충이 의낭미충(cysticercoid)가 되어 다시 장강내로 이행하여 성충이 되는데 이런 발육형태를 자가감염(auto infection)이라 한다.

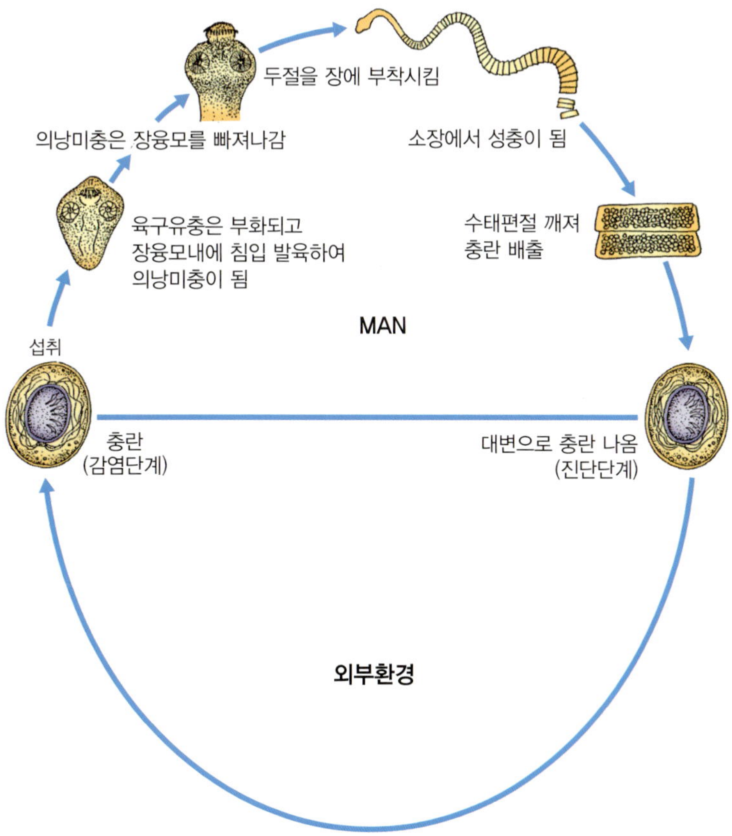

그림 3-120. 왜소조충의 생활사

3) 병변 및 증상

기생충체의 수가 적을 경우에는 무증상이나 자가감염에 의해 충체 수가 증가하면 복통, 출혈, 구토, 이식증(pica), 영양장애, 빈혈, 염증성 침윤, 소양감 등을 느끼고 각종 신경증상이 있다.

4) 진단 및 치료

대변중의 충란검사로 진단 한다. 치료는 일반 조충류에 준한다.

8. 쥐조충(*Hymenolepis diminuta*)

학습목표	1) 왜소조충 충란과 형태학적인 차이를 설명한다.(A) 2) 쥐조충의 생활사를 설명한다.(B) 3) 쥐조충의 검사방법을 설명한다.(B)

세계적으로 널리 분포하며 주로 쥐에 기생하며 'rat tape worm'이라 한다. 때로는 사람에게도 기생하며 특히 소아에게서 많이 발견된다. 중간숙주로는 벼룩, 바퀴벌레, 노래기 등이다. 우리나라의 감염률은 1981년에는 0.009%, 1992년에는 0.002%로 보고되고 있다.

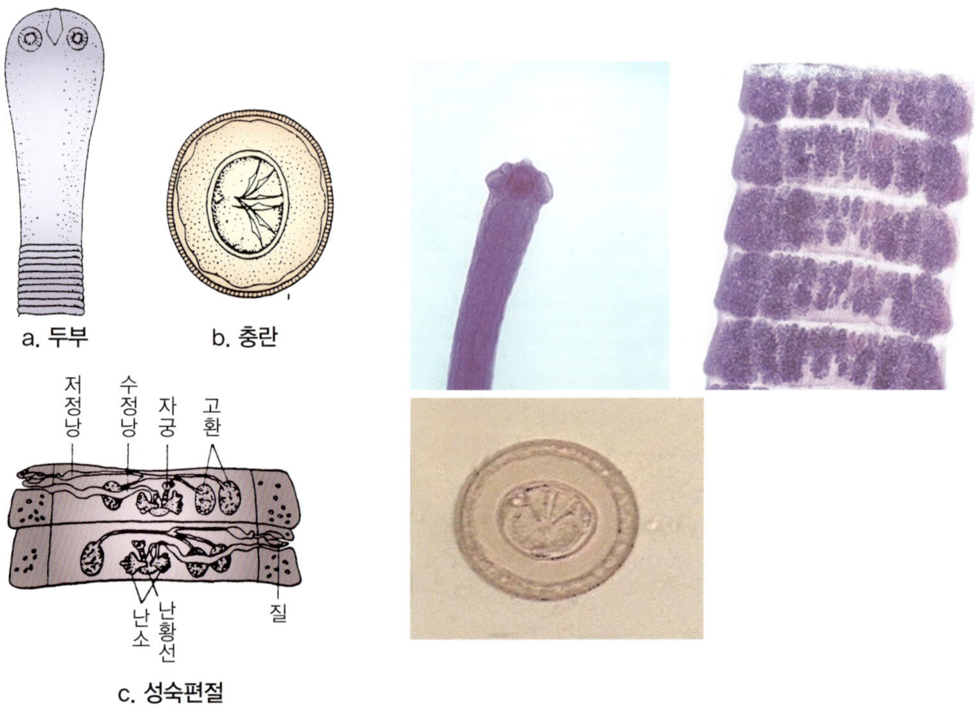

그림 3-121. 쥐조충

1) 형태

(1) 성충

길이는 50~80 cm×2~5 mm이고 두절은 곤봉상이며 4개의 흡반과 갈고리가 없는 액취가 있다. 경부는 짧고 편절도 짧으며 관절의 수는 600~1,300개이고 고환은 3개, 난소는 좌측에 1개 우측에 2개 있다.

(2) 충란

크기는 60~80 μm의 황갈색, 담황색의 타원형이다. 난각은 두껍고 극사는 없으며, 충란 내에 6개의 갈고리가 있는 육구유충이 있다.

2) 생활사

숙주에서 배출된 충란을 중간숙주가 섭취하면 cysticercoid로 발육한다. 이것을 종숙주가 섭취하면 2~3주 후에는 소장에서 성충이 된다. 성충의 수명은 1~3개월 정도이다.

표 3-9. 왜소조충란과 쥐조충란의 비교

비교항목	왜소조충(*Hymenolepis nana*)	쥐조충(*Hymenolepis diminuta*)
size	44~52 μm (<50)	60~80 μm (>50)
형태	타원형	타원형
갈고리	3쌍	
극사	4~8개 있음	없음
내외막	좁음	넓음

3) 병변 및 증상

자가감염이 없기 때문에 왜소조충보다는 경미하다. 일반적으로 복통 등의 소화기 장애를 볼 수 있다.

4) 진단 및 치료

분변에서 충란을 검출한다. 왜소조충란과의 감별에 유의한다. 치료는 일반조충에 준해서 한다.

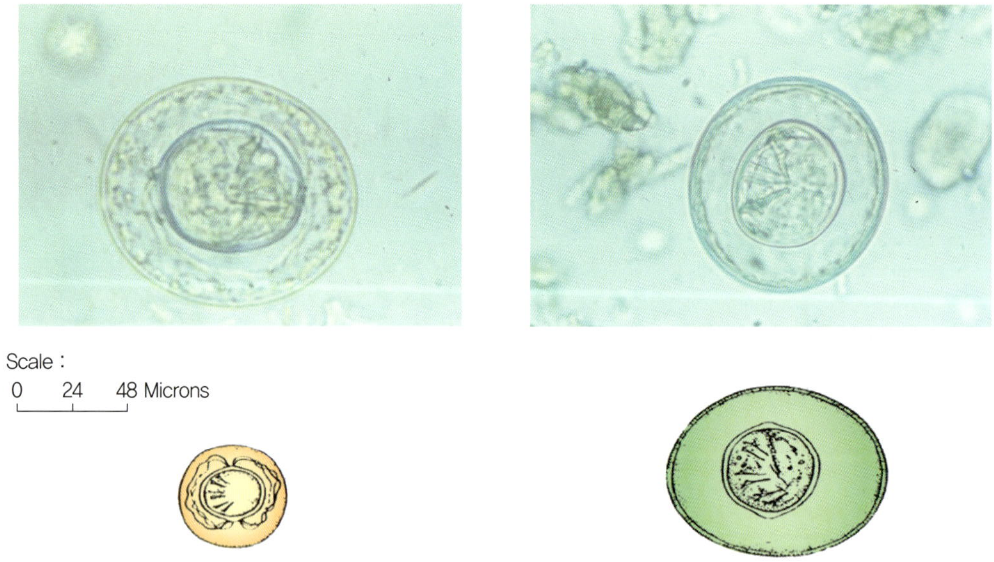

왜소조충(*Hymenolepis nana*) 쥐조충(*Hymenolepis diminuta*)

그림 3-122. 왜소조충란과 쥐조충란

9. 개조충(*Dipylidium caninum*)

학습목표	1) 개조충의 생활사를 설명한다.(B)

개나 고양이에 기생하는 조충이지만 유럽에서는 인체기생이 많다. 필리핀, 중국, 남로데시아, 미국 등에 보고예가 많고, 가까운 일본에서도 인체감염이 7예 보고되고 있으며전 세계적으로 110예 이상의 인체기생 보고가 있다.

1) 형태

(1) 성충

길이가 15~35 cm, 폭이 1.5~3.0 mm의 크기로서, 두절에 흡반이 있고 전단에 곤봉상의 액취가 있으며 그 주위에 48~60개의 구가 3~4열로 배열되어 있다. 후방에 있는 성숙편절은 비교적 두껍고 양측면은 약간 외방으로 만곡되어 있으며, 편절간의 연결부위는 협소하고, 충체는 담홍색을 띤다.

(2) 충란

구형으로 직경은 43~50 μm이고 난각은 얇다. 충란 내에는 육구유충을 내포하고 있고, 충란은 특이한 충란낭(egg packets) 중에 8~20개씩 모여 있다.

2) 생활사

중간숙주는 개의 이(*Trichodectes canis*)나 벼룩(*Ctenocephalides canis*) 및 사람의 벼룩(*Pulex irritans*)이다. 개의 항문 주위나 털에 부착하고 있는 충란을 곤충의 유충이 섭취해 그 전의 낭미충(procysticercoid)이 되고 그 후에 의낭미충(cysticercoid)이 되며 개나 고양이가 이 곤충을 섭취함으로써 감염된다. 성충의 기생부위는 소장이고 감염후 성충이 되기까지는 20일이 소요된다.

3) 진단 및 치료

대변 중에 배출되는 특이한 충란낭(egg packets)이나 충란 및 편절을 발견하여 진단하고, 치료법은 일반조충과 동일하다.

4) 예방

개나 애완용 동물과 접촉 시 이나 벼룩에 주의하고 개의 조충을 구제한다.

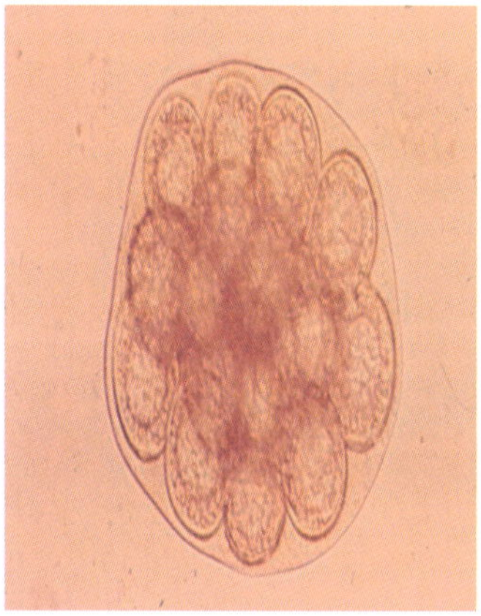

그림 3-123. 개조충의 충란낭(egg packets)

10. 단방조충(위립조충, *Echinococcus granulosus*)

학습목표	1) 단방조충의 생활사를 설명한다.(A) 2) 단방조충의 인체 감염경로를 설명한다.(B) 3) 인체 포충증(Hydatidosis) 의 병리학적 특성 및 진단방법을 설명한다.(B)

고대 Hippocrates 시대부터 알려져 있던 조충으로 전세계적으로 분포하여 목축업이 번성한 지역에 많이 분포한다. 중간숙주는 양, 소, 말, 돼지 등이고 종숙주는 개과 육식동물이고 개, 고양이, 늑대, 여우 등의 장관에 기생한다. 사람은 중간숙주로 감염한다.

1) 형태

(1) 성충

길이는 2~7 mm이고 두절에는 4개의 흡반과 28~50개의 갈고리가 2열로 배열해 있는 액취가 있다. 두절은 짧고 편절은 미성숙, 성숙, 수태편절을 각각 한 개씩 가지고 있다. 성숙편절에는 32~68개의 고환이 있고 수태편절에는 500~800개의 충란으로 가득 차 있다.

(2) 충란

크기는 30~36 μm이고 구형으로 유충피각은 약간 두껍고 방사선상의 구조로 보인다. *Taenia* spp.나 다방조충류의 충란과는 구별이 어렵다.

2) 생활사

분변과 함께 외계로 나온 충란은 중간숙주에 경구섭취되어 장관 내에서 부화하고 육구유충이 된다. 이 유충은 혈류, 림프절을 거쳐 간, 폐, 비장, 신장, 뇌, 근육, 뼈 등에 이르러 포충(hydatid cyst)을 만든다. 주로 기생하는 곳은 간, 폐이며 사람의 경우 간이 전체의 46~74%를 차지한다. 이 포충을 종숙주가 섭취하면 소장에서 약 7주 후에 성충이 된다.

3) 병변 및 증상

포충증(hydatid disease)은 포충이 기생하는 부위에 따라 증상이 다르다. 포충이 뇌에 기생하면 각종의 신경증상을 일으킨다. 골조직을 침범하면 복합골절의 원인이 되기도 한다.

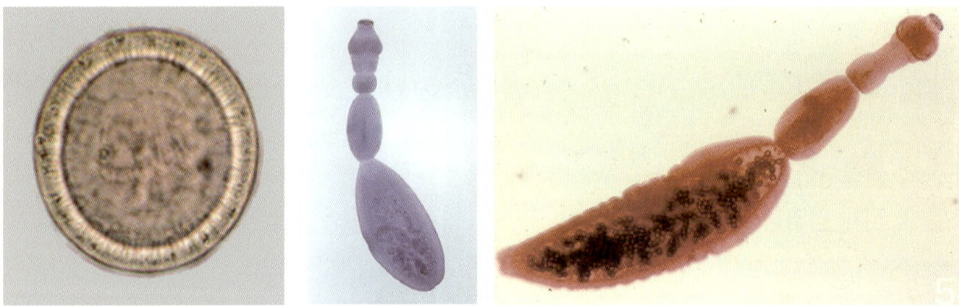

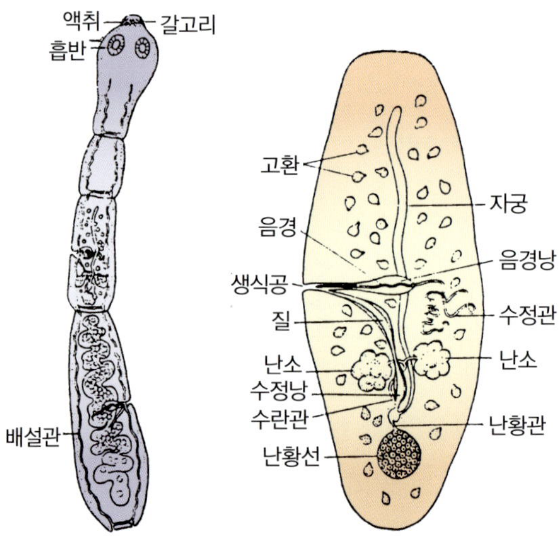

a. 충체 b. 성숙편절

그림 3-124. 단방조충, 성충

4) 진단

감염초기의 진단은 어려우나 포충이 커지면 X-선 촬영, 초음파검사로 낭종을 진단할수 있다. 혈청학적 진단법으로는 피내반응(casoni-test), 보체결합반응, 적혈구 응집반응 등이 있고 면역전기영동법은 특이성이 높다.

5) 치료 및 예방

외과적인 적출방법으로 포충을 적출한다.

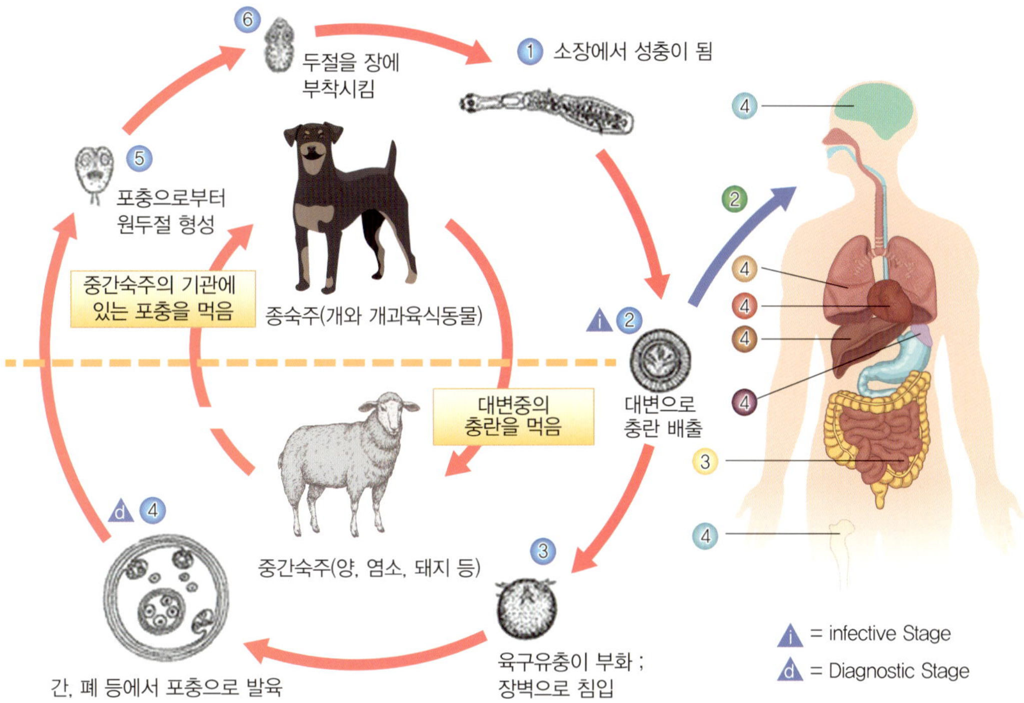

그림 3-125. 단방조충의 생활사

포충증

단방조충(Echinococcus granulosus)이나 다방조충(E. multilocularis)의 유충(포충, hydatid)이 사람에 감염되어 포충증을 유발한다. 사람의 포충증 감염은 충란 침입에 의한 것이며 간과 폐가 가장 흔히 감염되는 기관이다. 포충의 진단은 혈청학적 방법과 함께 영상진단이 중요하다. 개와의 접촉을 멀리하고 개인위생을 청결히 해야 한다.

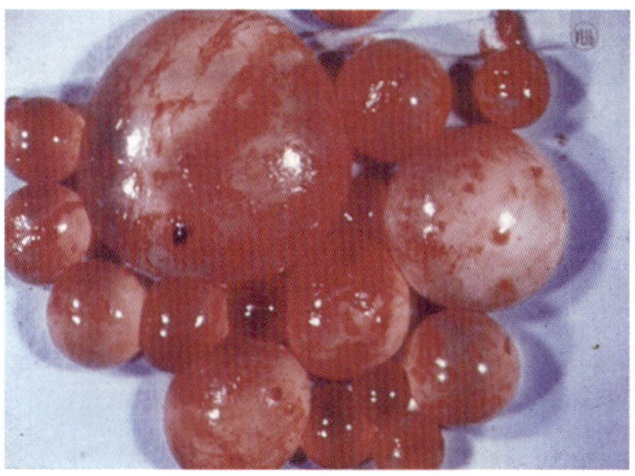

그림 3-126. Hydatid cysts(포충)

기생충학 핵심정리

- **유구조충**: 돼지에 감염
- **유구조충**: 평균 9개의 자궁측지, 4개의 흡반, 액취와 갈고리가 있는 2열로 배열(두절)
- 유충 – 유충증 – 원인 기생충: ***Cysticercus cellulosae* – *Cysticercosis* – 유구조충**
- **유구조충**: 유충 질환을 일으키는 기생충 중 **낭미충증**(*cysticercosis*)을 유발하는 기생충
- 유구조충: 조충란이 경구감염 시 소장에서 부화, 유충이 혈류 및 임파관을 통해 여러 조직으로 감염되어 중증의 낭미충증을 일으키는 기생충
- **무구조충**: 자궁측지수가 한쪽이 평균 18개이며, 4개의 흡반, 액취와 갈고리가 없다.
- 유구조충와 무구조충 감별: 편절의 자궁측지 수, 두절 유무
- 유구조충과 무구조충의 감별이 어려운 것: **충란의 형태**
- 유구조충 성숙 편절 사진 : 평균 9개의 자궁측지(p. 187, 그림 3-109)
- **광절열두조충**: 조충류 중 두절에 2개의 흡구와 편절 내 장미꽃 모양의 자궁을 갖는다.
- **광절열두조충**: 제 1, 2 중간숙주를 갖는다. 제1중간숙주(물벼룩), 제2중간숙주(어류)
- 광절열두조충의 충란이 부화하여 수중으로 나오는 섬모를 가지는 형태: ***coracidium***
- 광절열두조충: 조충류 중에서 유일하게 난개를 가지고 있다.
- 광절열두조충란 사진: 담황색의 난원형, **다수의 난황세포와 1개의 난개가 보인다.**(p. 190, 192 그림 3-112, 115)
- **스파르가눔증**: 개구리나 뱀의 생식으로 감염되는 질환
- **스파르가눔증**: Procerocoid에 감염된 물벼룩이 혼입된 음용수, 개구리나 뱀의 생식
- 스파르가눔증: ***sparganum* 유충이 들어 있는 뱀과 개구리 생식**
- 쥐조충: **충란내에 3쌍의 갈고리가 관찰**
- **왜소조충**: 충란의 내벽과 외벽 사이에 4쌍의 극사가 있다.
- 왜소조충 충란 사진: 무색, 내막은 레몬 모양, 4~8개의 초자양 극사
- 왜소조충과 쥐조충의 구별: 극사(p. 200 그림 3-122)
- 중간숙주: 쥐조충–벼룩, 단방조충–사람, 무구조충–소, 유구조충–돼지 **왜소조충의 중간숙주는 없다.**
- 단방조충: 사람이 중간숙주

Pick up 01

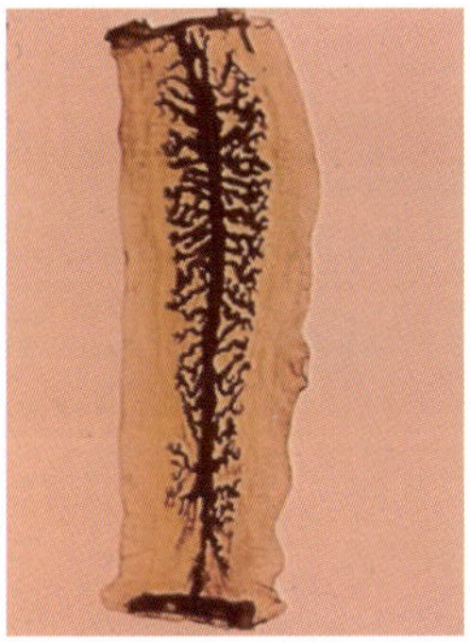

무구조충 성숙편절

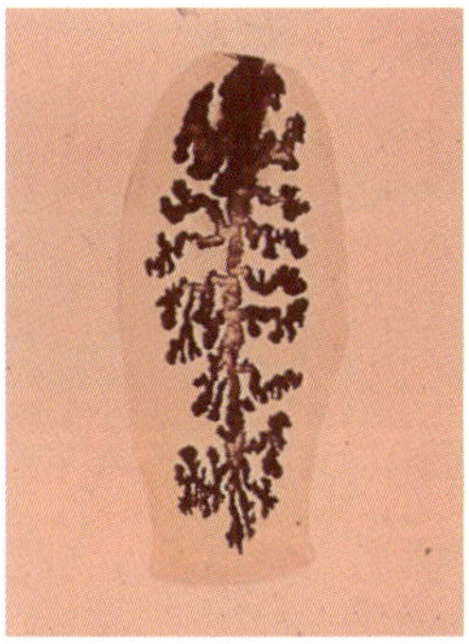

유구조충의 성숙편절

- 무구조충 성숙편절 : 평균18개의 자궁측지
- 유구조충의 성숙편절 : 평균 9개의 자궁측지

Pick up 02

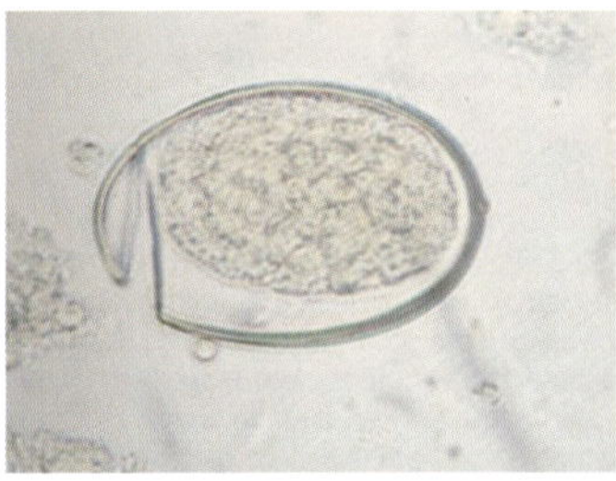

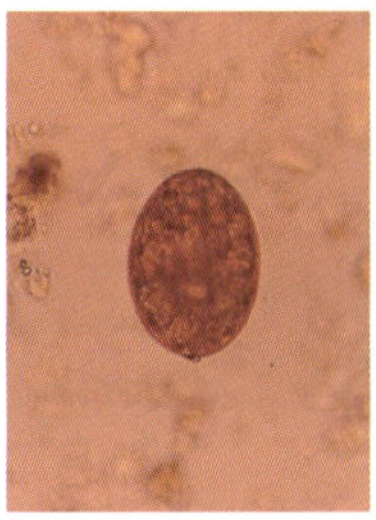

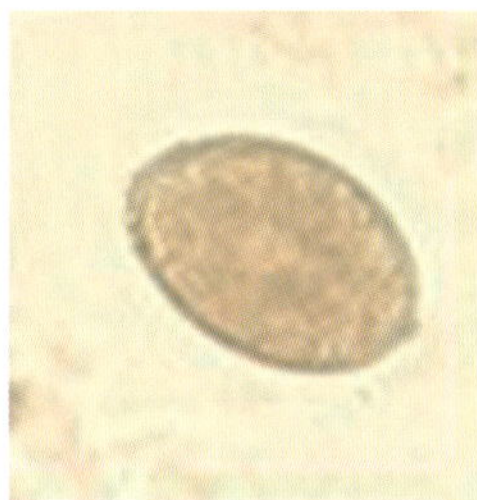

광절열두조충란

담황색의 난원형, 다수의 난황세포와 1개의 난개가 보이고,후미에는 작은 돌기가 돌출되어 있다.

Pick up 03

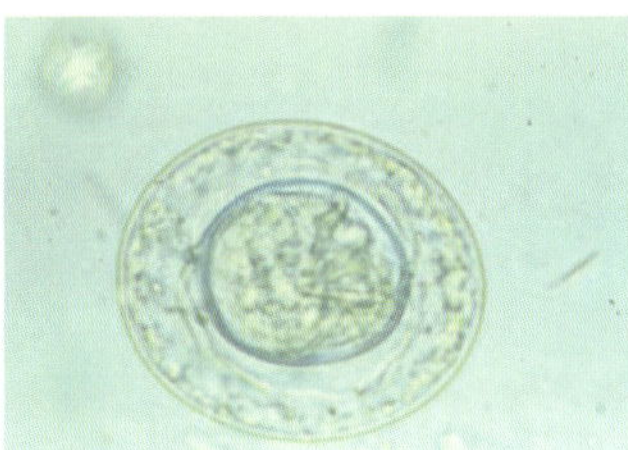

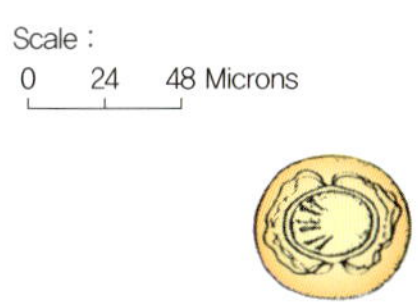

왜소조충(*Hymenolepis nana*)

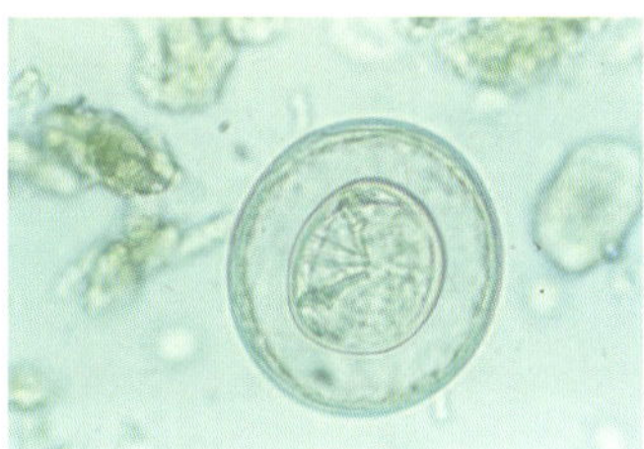

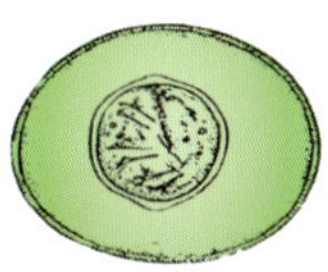

쥐조충(*Hymenolepis diminuta*)

왜소조충 : 극사가 있음

쥐조충 : 극사가 없음

Part 4

기생충학 실습

용어정리

슬라이드 부착(slide adhesive)
영양형(trophozoite)
포낭형(cyst)
영구염색(permanent stain)
변형된 항산성염색(modified acid fast stain)
직접도말법(direct smear method)
셀로판 후층도말법(cellophane thick smear method)
간이포화식염수 부유법(brine flotation technique)
포르말린 에테르(formalin-ether)
미세사상충(microfilaria)
피내반응 검사(skin test)
받침유리(slide glass)
덮게유리(cover glass)
검사용 봉(applicator stick)
생리식염수(physiological saline)
증류수(distilled water, D.W)
여과지(filter paper)
집단검사(mass survey)
찌꺼기(debries)
백금이(loop)
실린더형 시험관(cylinderical tube)
요분석용 컵(urinalysis glass)
피낭유충(metacercaria)
장내 원충류(intestinal protozoa)
대안렌즈 측미계 눈금(ocular micrometer)
대물 측미계(object micrometer)
해부현미경(stereoscope)
귓볼(ear lobe)
손끝(finger tip)
박층도말(thin smear)
후층도말(thick smear)
유발법(provocation method)
반크롭트사상충(Wuchereria bancrofti)
말레이사상충(Brugia malayi)
야간출현성(nocturnal periodicity)
유구조충(Taenia solium)
무구조충(Taenia saginata)
수태편절(gravid, proglottid)
낭충증(cysticercosis)
글리코겐 괴(glycogen mass)
핵소체(karyosome)
염색질체(chromatoidal body)
람블편모충(Giardia lamblia)
람블편모충 포낭(Giardia lamblia cysts)
지방변(steatorrhea)
흡수 불량(malabsorption)
중성지방(neutral fat)
혼탁도(turbidity)
보체결합반응(complement-fixation test)
메틸렌 블루(methylene blue)
톡소포자충(Toxoplasma gondii)
감작적혈구(sensitized erythrocyte)
형광항체반응법(immunofluorescent antibody test)
크루스파동편모충(trypanosoma cruzi)
곤충접종법, 체외진단법(xenodiagnosis)
효소기질(o-phenylenediamine dihydrochloride, OPD)

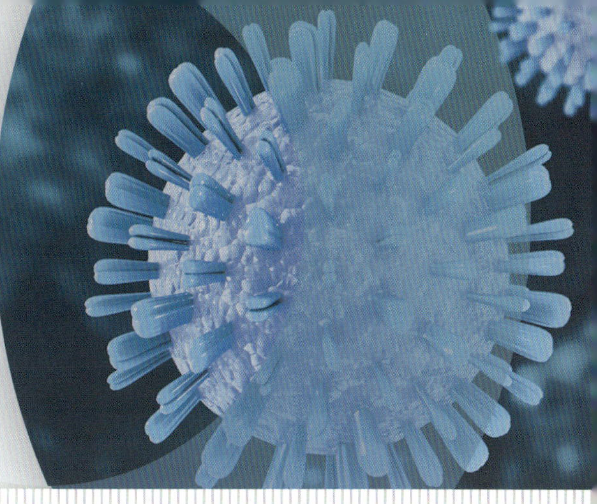

Chapter 01 기생충학 실습

I 기생충검사의 검체 채취 및 보존

1. 대변검사의 일반적인 유의사항

학습목표	1) 대변검사의 용기, 채취시간, 처리 등에 대해 설명한다. 2) 대변채취 시 제한사항을 실시한다.

1) 대변채취 용기

(1) 대변량: 10~20 g 정도를 넣을 수 있는 깨끗한 용기이면 좋고 뚜껑이 꼭 맞아야한다.

(2) 종류: 폴리에틸렌 용기, 비닐봉지, 60 mL 용량의 wax cup, wax paper box, styrene cup, glass cup 등

- polyetylne 용기: 가장 많이 사용. 60 mL 용랸의 크기로 입이 넓고 뚜껑이 꼭 맞아야 한다.
- vinyl 봉지: 크기는 가로 8cm x 10cm 정도로 경제적이고 대량검사 장거리 우송에 편리하다

2) 대변채취량과 수집시간

(1) 수집량: 대략 5 g이상, 용기에 대략 5 g(용기의 1/3이상) 채운다(그림 4-1).

(2) 수집시간: 대변 채집에서부터 검사까지 짧을수록 좋다. 특히, 원충류의 영양형은 30분 이내 검사한다.

(3) 점액 · 혈액 물질이 묻어 있는 부분을 중심으로 채취한다.

(4) Barium, 지사제, 제산제 등을 복용한 경우는 일주일이 지나서 검사를 실시한다.

(5) 검체에 소변이 묻지 않도록 해야 하며, 또한 휴지, 물, 흙이 검체에 묻으면 안 된다.

(6) 2~3일 간격으로 최소한 3회 반복검사하는 것이 권장된다.

3) 대변의 취급 및 처리

기생충검사실에서 검사 중이나 검사후에 남은 대변 등 검체들은 인체감염이 가능한 충란, 원충의 포낭, 세균들이 포함되어 있으므로, 검사실내 안전 수칙을 지켜야한다. 사용된 검체는 가압멸균으로 처리하는 것이 좋고, 폐기물은 소각한다

4) 대변채취 시 제한 사항

(1) 환자가 항생제 복용 시 2주후에 대변을 채취한다.

(2) 설사변: 영양형, 30분 이내 현미경으로 관찰하거나 고정액으로 처리한다.

(3) 묽은변: 영양형, 포낭형, 60분 이내 관찰하거나 고정액으로 처리한다.

(4) 고형변: 윤충란, 유충, 포낭, 24시간이내 관찰하거나 고정액으로 처리한다.

5) 감염여부 확인을 위한 대변 채취 수

(1) 정상적인 검사시 10일 이내에 적어도 3번 검사를 권장한다.

(2) 기생충 감염의심 환자는 14일 이내에 6번 검사를 권장한다.

(3) 원충류 감염 치료 받은 환자는 치료 후 3~4주에 걸쳐 재검한다.

(4) 윤충류 감염: 치료 후 1주~2주에 걸쳐 재검한다.

(5) 조충류 감염: 치료 후 5주~6주에 걸쳐 재검한다.

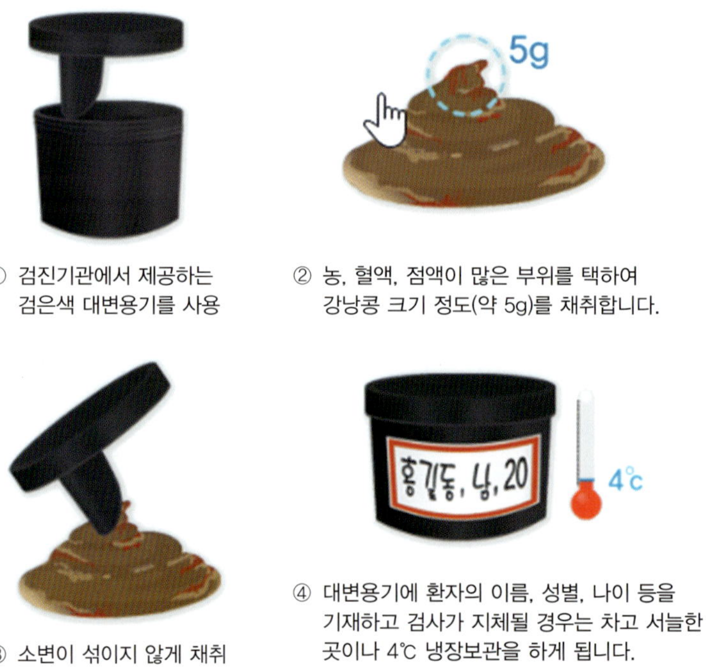

① 검진기관에서 제공하는 검은색 대변용기를 사용

② 농, 혈액, 점액이 많은 부위를 택하여 강낭콩 크기 정도(약 5g)를 채취합니다.

③ 소변이 섞이지 않게 채취

④ 대변용기에 환자의 이름, 성별, 나이 등을 기재하고 검사가 지체될 경우는 차고 서늘한 곳이나 4℃ 냉장보관을 하게 됩니다.

그림 4-1. 대변 채취방법, 대한의학회

2. 기생충 검체 보존을 위한 고정액

학습목표	1) 검체 보존목적을 설명한다. 2) 고정액 종류를 설명한다.

- 보존 목적: 윤충류의 충란, 유충 및 원충류의 형태 보존
- 고정액의 종류
  ① Formalin
  ② PVA (Polyvinyl alcohol)
  ③ MIF (Merthiolate iodine formalin)
  ④ SAF (Sodium acetate acetic acid formalin)
  ⑤ Schaudinn's solution
  ⑥ In a refrigerator

1) Formalin

(1) 희석액종류

증류수(D.W), saline, sodium phosphate buffers(Na_2HPO_4, NaH_2PO_4)

(2) 포르말린

① 5%: 원충류의 포낭에 좋다.
② 10%: 연충류 충란/유충 검출에 좋다(kill all helminth eggs).(그림 4-2)
④ Hot formalin: 60℃ 가온시, 오래보존, 난각이 두꺼운 충란(thick-shelled eggs)에 좋다.
⑤ 1년 1~2회 갈아 주는 것이 좋다.

(3) 장점

① 집란법에 좋다(long shelf life, easy to prepare).
② 오래보존, 교육용, 모든 기생충(특히 포낭)에 좋다.
③ 비중이 무거운 충란, 대변에 지방, 지방산이 있어 황산 아연 부유법으로 곤란한 경우에 좋다.
④ Monoclonal detection kit, 항산성염색(Modified acid fast stain)에 사용할 수 있다.

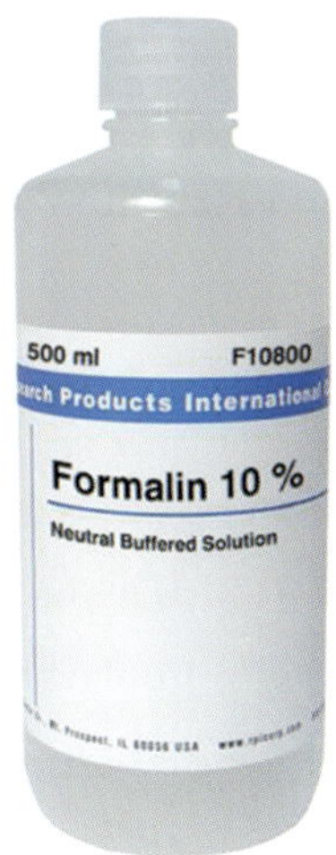

그림 4-2. 10% 포르말린 시약

(4) 단점

① 비중이 가벼운 충란, 영양형(not preserve well) 보존에 좋지 않다.

② 영구염색(permanent stain) 시 형태의 질이 좋지 않다.

2) PVA (Polyvinyl alcohol)

① 보관, 수송, 장내 원충류 집단검사에 좋다.

② 영양형(trophozoite), 포낭형(cyst) 고정에 적합하다.

③ PVA: 대변(Stool) = 3 : 1 비율로 만든다.

④ PVA 성분(component)은 슬라이드 부착(slide adhesive), schaudinn's fluid는 고정역할을 한다.

(1) PVA 제조법

① $HgCl_2$ 포화액 6.25 mL

② Ethanol(95%) 31 mL

③ Glacial acetic acid 5 mL

④ Glycerin 1.5 mL

⑤ P VA 분말 5 g

* ①~⑤까지 혼합 후 PVA 파우더 분말을 가한 다음 75℃로 맑아질 때까지 가온하면 된다.

(2) Slide 고정법

① 슬라이드 위에 PVA 3 방울과 가검물 1 방울을 잘 혼합한다.

② 완전히 건조될 때까지 수평 상태로 방치한다.

③ 건조 후에는 영구보존도 가능하다.

④ Iron-Hematoxylin stain 또는 Trichrome stain 전 50~70% alcohol에 5분간 담구어 둔 후 염색을 시작한다.

(3) 장점

① 영구염색, 보관, 수송, 오래동안 보존(long self life).

② 영양형(trophozoite), 포낭형(cyst) 보존에 매우 우수하다.

③ 접착력이 우수하다(good adhesion to slide).

④ 집란법에 이용되나 formalin에 고정된 검체보다 좋지않다.

(4) 단점

① 사람등포자충 난포낭(*Isospora belli* oocyst), 편충(*Tricocephalus trichiura*), 분선충(*Strongyloides stercoralis*), 람블편모충 포낭(*Giardia lamblia* cyst) 등은 쉽게 집란되지 않는다.

② 수은 성분(Mercury compound)을 포함, 탈수, 냉장시 젤라틴화 되어 하얗게 변한다.

③ 검사실에서 준비하기 어렵다.

④ Monoclonal detection kit, 변형된 항산성염색(Modified acid fast stain)에 사용 불가하다.

3) MIF (Merthiolate iodine formalin)

① 영양형과 포낭형의 보존에 좋다.

② 동시에 염색되고, 다량의 포낭보존에 좋다.

③ 지역 집단조사에 유용하다(useful for field survey).

④ 증류수(D.W) 1drop + MIF 1drop + 대변(Stool) 1drop 혼합 후 경검한다.

(1) 장점

① 영양형(trophozoite), 포낭형(cyst) 보존, 고정과 동시에 염색이 된다.

② 수은 성분이 없다.

③ 준비가 쉽고, 오래동안 보존(easy to prepare, long shelf life).

④ 지역 집단조사에 유용하다(useful for field survey).

(2) 단점

PVA나 Schaudinn's 용액으로 고정하는 것보다 기생충 형태(organism morphology)가 좋지 않다.

4) SAF (Sodium acetate acetic acid formalin)

(1) 장점

① 집란법, 영구염색에 이용할 수 있고 수은 성분(($HgCl_2$)이 없다.

② 연충류(helminths), 영양형(trophozoite), 포낭형(cyst) 보존에 좋다.

③ 준비가 쉽고, 오래동안 보존(easy to prepare, long shelf life) 가능하다.

④ Monoclonal detection kit, 변형된 항산성염색에 사용 가능하다.

(2) 단점

① Albumin-coated slide가 필요하다(poor adhesive qualities).

② Trichrome stain에 좋지 않다(poor).

③ Iron Hematoxylin stain에 좋다(good).

5) Schaudinn's solution

(1) 장점

① 영양형(trophozoite), 포낭형(cyst) 보존이 우수하다.

② 장점막 검체, 신선한 검체 고정에 좋다.

(2) 단점

① 집란법 사용에 좋지 않다($HgCl_2$ 포함).

② 액체 점액(liquid, mucoid) 검체에 접착력이 약하다.

6) 냉장고 보관시(In a refrigerator)

① 검체 24시간(Sample overnight) 시 온도는 3~5℃ 유지한다.

② 온도가 높거나 얼지 않도록 한다(but should never incubated or frozen).

③ 영양형(trophozoites) – 몇시간(few hours) 가능

④ 연충류 충란(helminth eggs), 유충(larvae), 포낭(cysts) – 한 달 정도 가능(a month)

II 기생충 검사

기생충검사에는 여러가지 방법이 있다. 검사의 종류와 적용되는 대상 기생충을 살펴보도록 하자.

■ **도말법**

1) 직접도말법(Direct smear method): 회충, 원충류의 영양형 등

2) 셀로판 후충도말법(Cellophane thick smear method): 선충류, 흡충류, 조충류 등

■ **집란법**

1) 부유법

(1) 간이포화식염수 부유법(Brine flotation technique): 구충, 동양모양선충 등

(2) 황산 아연 부유법(Zinc sulfate 부유법): 구충, 동양모양선충, 회충미수정란, 편충 등

2) 침전법

(1) 포르말린 에테르(Formalin-ether) 침전법(M.G.L법): 윤충류, 원충류 등

(2) AMS III 침전법: 흡충류 등

■ 배양법

1) 여과지 배양법: 구충, 동양모양선충, 분선충 등

2) 기와 배양법: 구충, 동양모양선충, 분선충 등

■ 충란계산법(Egg count)

1) Stoll's method

2) Beaver's method

■ 혈액, 조직 검사법

1) 혈액검사

(1) 박층도말법(Thin smear method): 혈액내 기생 원충류 및 사상충의 미세사상충(microfilaria) 등의 정확한 형태, 특징, 종구별을 확인할 수 있다.

(2) 후층도말법(Thick smear method): 혈액내 기생 원충류 및 사상충의 microfilaria 등의 빠른 시간내 감염 유무를 확인할 수 있다.

2) 조직검사

(1) Stamp 표본법: 조직내 기생하는 원충 및 윤충류 감염여부를 확인한다.

(2) 병리조직 표본법: 조직내 기생하는 원충 및 윤충류 감염여부를 확인한다.

■ 면역, 혈청학적 검사법

피내반응 검사(skin test), 보체결합반응검사, 충란주위 침강반응검사, 형광항체 검사, 중화반응 검사 등 항원항체 반응으로 감염여부를 확인한다.

■ 특수검사법

1) 요충란 검사법

(1) Scotch tape 법: 요충, 무구조충 등

(2) NIH(National Institutes of Health) 항문주위 도말법: 요충, 무구조충 등

2) 객담검사법

(1) 객담 직접도말법: 폐흡충, 폐이행 기생충 등

(2) 객담 NaOH 집란법: 검체 액화하고 원심분리한 후에 폐흡충, 폐이행 기생충 등 경검

표 4-1. 기생충 검사법의 종류와 대상 기생충

기생충 검사법의 종류			검사대상 기생충
1. 직접 도발법	Cover glass 박층도말법		회중, 원충류의 영양형
	셀로판 후층 도말법		선충류, 흡충류, 조충류 등
2. 집란법	부유법	포화식염수 부유법	구충, 동양모양선충
		황산아연 원심부유법	구충, 동양모양선충, 회충미수정관, 편중
	침전법	Formalin-ether법	윤충류, 원충류
		AMS III법	흡충류
3. 배양법	여과지 배양법		구충 동양모양선충, 분선충
	기와 배양법		
4. 특수검사법	요충란 검사법	Scotch tape법	요충, 무구조충
		NIH 항문주위 도발법	
	객담검사법	직접 도발법	폐흡충
		집란법	
5. 혈액조직 검사법	혈액	박층 도말법	혈액내 기생원충류 및 사상충의 microfilaria
		후층 도말법	
	조직	Stamp 표본법	조직내 기생하는 원충 및 윤충류
		병리조직 표본법	
6. 면역학적 검사법			충란, 유충이 검출되지 않는 경우

1. 직접도말검사

학습목표
1) 직접도말법 검사과정을 설명한다.
2) 검사방법의 장단점에 대해 설명한다.

산란수가 많은 회충이나 주로 아메바 영양형 검사에 적합하다.

1) 검사재료

① 받침유리(Slide glass): 75 mm × 25 mm

② 덮게유리(Cover glass): 18 mm × 18 mm

③ 검사용 봉(Applicator stick) 또는 dropper

④ 생리식염수(Physiological saline), 증류수 또는 수돗물(tap water)

⑤ 여과지(Filter paper)

2) 검사방법

① Slide glass 위에 검사용 봉 또는 dropper를 사용하여 생리식염수 2~3방울을 떨어뜨린다(그림 4-3).

② 검사용 봉으로 대변을 떼어 slide glass 위의 생리식염수에 풀어 고르게 도말한다.

③ 원충의 포낭을 검사할 경우 일시적 염색을 위해 Lugol 용액을 한 방울 떨어뜨린다.

④ Cover glass를 기포가 생기지 않게 덮는다. 슬라이드 위에 검체가 너무 많을 경우 여과지로 알맞게 흡수시켜 양을 조절한다.

⑤ 현미경 관찰한다.

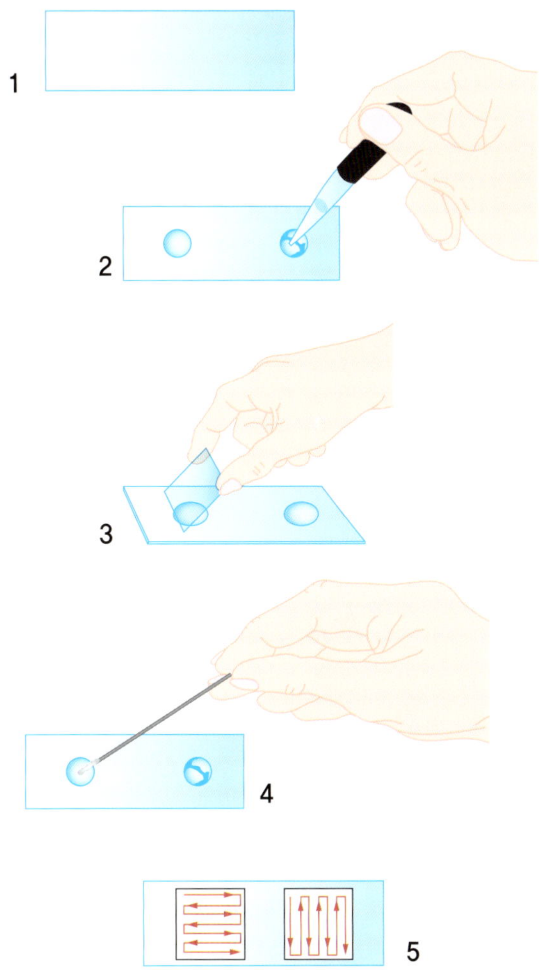

그림 4-3. 직접도말검사 과정

3) 주의사항

① 직접도말의 경우 얇게 도말하는 것이 원칙이다(슬라이드 아래 신문활자가 약간 보이도록).

② 소량의 대변을 도말해야 하므로 1회 검사로는 불충분하다.

③ 6회 반복검사 성적이 포르말린-에테르 침전법 1회의 성적에 해당한다.

④ 반복검사로서 충분한 양을 검사한다.

⑤ 영양형의 운동성 관찰 경우, 37℃ 생리식염수를 사용하여 30분 이내 관찰한다.

4) 장단점

(1) 장점

검사가 간편하고 특히, 원충류 영양형 검사에 매우 유용하다.

(2) 단점

① 집란법이 아니고 매우 적은 양으로 간편하게 검사하므로 정확한 진단을 위해 6회 이상의 여러 번 반복 검사가 필요하다.

② 시간, 노력 및 판독 기술이 필요하다.

③ 도말이 약간 두꺼운 경우 현미경으로 충란을 찾기 어려움으로 슬라이드와 커버글라스 사이에 생리식염수를 한방울 떨어뜨려 두께가 엷게 되도록 해야한다. 감염되지 않토록 주의한다.

2. 셀로판후층도말법

학습목표	1) 셀로판후충도말법 검사과정을 설명한다. 2) 검사방법의 장단점에 대해 설명한다.

1) 검사재료

① Slide glass(받침유리)

② Applicator stick(검사봉)

③ Soaked cellophane(셀로판지)

④ Rubber stopper No. 5 or No. 6(고무도장 또는 고무마개)

⑤ Glycerin malachite green 침지 용액

- Pure glycerin ········ 500 mL
- 증류수 ········ 500 mL
- 3% malachite green액 ········ 6 mL

⑥ 상기의 침지 용액에 셀로판지를 한 장 한 장 서로 엉키지 않도록 떼어 넣은 다음 24시간 이상 침지시킨다. 여기에서 malachite green은 검경시야를 돋보이게 하고 눈의 피로를 줄이기 위한 것인데, 검경 시에 눈의 피로를 줄이고 안정된 시야를 제공할 수 있는 다른 착색용 시약이 있다면 대신 사용해도 되며, 증류수 500 mL 대신에 6% phenol 용액(증류수 470 mL + phenol 30 mL)을 사용해도 된다.

2) 검사방법

① 대변 50∼100 mg(팥알 크기에서 콩알 반쪽 크기를 slide glass 위에 놓는다.

② 침지시킨 셀로판지 한 장을 덮는다.

③ No.5나 No.6 크기의 고무마개로 눌러 고루 퍼지도록 한다(그림 4-4).

- 고무도장으로 눌러서 고루 펼 때 너무 세게 압력을 가하면 충란이 변형되거나 깨어질 우려가 있으니 유의하여야 한다. 그리고 대변의 펴지는 면이 평면을 이루어야 현미경으로 충란을 판독하기 쉽다.

④ 그 후 실온에서 1시간 또는 건조상태의 incubator(약 40°C)에서 20~30분간 방치한 후 곧 현미경검사를 한다.(검사표본의 건조는 상기 조건에서 대변이 어느 정도 투명하게 되어 기생충란의 감별이 용이해진다. 그러나 건조가 지나치면 충란이 변형되고 검사물 자체 내에 공기에 의해 충란의 구별에 어려움을 준다.

⑤ 현미경 검사

1. slide glass 위에 대변을 놓고 셀로판지로 덮는다.

2. 고무마개로 눌러서 고르게 한다.

그림 4-4. 셀로판후층도말법 검사과정

3) 주의사항

① 도말 후 적어도 2시간이내 검사 완료해야 한다.

② 침지시킨 셀로판지: glycerin malachite green 용액에 24시간 넣어둔다.

4) 장단점

(1) 장점

① 회충란 및 편충란 등의 검출에 좋다.

② 셀로판지를 사용하므로 경제적이고, 비교적 대량의 대변을 검사할 수 있고, 검사시간이 단축된다.

③ 집단검사(mass survey)와 회충 감염관리에 우수하다.

(2) 단점

① 원충류의 포낭 및 영양형을 검사할 수 없다.

② 고무마개로 눌러 검체표본을 만들므로 충란변형을 일으켜 비전형적인 충란이 많이 출현한다.

③ 난각이 얇은 충란은 빨리 파괴되고 변형이 심하다(예: 동양모양선충란, 십이지장 충란 등).

④ 이물질이 많아 검체표본에 굴곡과 투명도 차이가 심해 감별상 어려움 초래하므로 판독 시 유의하여 경검한다.

⑤ 조작 후 적어도 2시간 이내 검경해야만 충란의 변형 및 파괴에 의한 판독오류를 막을 수 있다.

5) 직접도말법과 비교

본 방법은 50~100 mg(평균 60 mg)의 많은 양의 검체를 일시에 검사할 수 있기 때문에 직접도말법(3 mg 정도)에 비해 충란 검출율이 높다. 덮개유리 대신에 cellophane지를 사용한다는 장점이 있다. 기생충이 충란 배출이 많은 회충과 조충란의 검출률이 높고 십이지장충, 동양모양선충, 간흡충 및 요꼬가와흡충란의 발견률은 formalin-ether법에 비하여 낮았다는 보고가 있다. 따라서 회충에 대한 검사와 특히 집단검사에 있어서 셀로판후층도말법이 능률적이며 경제적이라고 할 수 있다.

표 4-2. 검사방법별 검출률

방법	인원	요코가와 흡충란	간흡충란	회충란	구충란	편충란	불명충란
부유법(비중 1.250)	40	22.5%	5.0%	12.5%	22.5%	7.5%	0
AMS III법	40	77.5%	67.5%	7.5%	27.5%	17.5%	0
후층도말법	40	60.0%	2.5%	15.0%	17.5%	15.0%	12.5%

집란법(Concentration technique)

1) 충란 수집

(1) 대변은 대개 65~80%의 수분과 지방 · 질소 등으로 이루어져 있다.

(2) 약 알카리성이며, 비중은 대략 1.045~1.067 정도이다.

(3) 대변은 충란과 비교해 볼 때 크기가 작거나 또는 크며, 비중은 가볍거나 또는 무겁다.

(4) 대변은 물에 잘 풀어서 균일한 현탁액을 만들어서 꺼즈(gauze)에 여과한 다음 찌꺼기나 변괴는 제거할 수 있다.

(5) 여기에 포함된 충란은 검사 용액의 비중을 충란의 비중보다 높게 하여 부상시키거나 또는 원심력과 충란의 높은 비중을 이용하여 침전시킨 다음, 충란을 수집 경검할 수 있다.

2) 집란법

(1) 간이한 도말법에 비해 경비, 시간, 노력이 더 많이 소요되는 점은 있으나, 도말법으로 실시하는 경우 장관계의 기생충 중에서 회충란 정도만 만족할 만한 결과를 기대할 수 있다.

(2) 일부의 기생충은 많은 수의 인체 감염이 아니면 충란검출이 어렵다. 그 예로 편충 감염 환자로부터 직접도말법에 의한 도말표본 1매(대변량 3 mg)에서 충란이 1개라도 꼭 발견될 확률의 조건이 되려면 적어도 50마리 이상의 편충이 감염되어야 가능한 것으로 보고 있다. 통상 병원 및 의료기관에서 개인 또는 환자를 대상으로 확실한 검사 결과가 요구되는 경우가 대부분이므로, 집란법으로 대변검사를 실시한다.

표 4-3. 각종 검사법에 의한 간흡충 충란 양성률의 비교

검사법	검사인원	양성자	양성률
원심침전법	15	15	100%
셀로판후층도말법	15	12	80%
직접도말법(3매)	15	4	26.7%

(검사 인원은 전부 간흡충란 양성자임) 인체기생충학, 김인식 외, 2015

3) 부유법

(1) 대변을 높은 비중에 용해시키면 약 1.250 비중액 정도까지 높일 수 있다.

(2) 부유법은 검사 용액을 높은 비중액으로 만들고, 이 보다 낮은 비중의 충란을 부상하게 한 다음 수집 · 검경하는 방법으로, 선충류의 충란이나 원충의 포낭들은 대개 잘 부유되어 검출이 좋은 반면에, 흡충류의 충란은 비중이 높은 관계로 검출이 낮다.

(3) 부유 용액으로는 sodium chloride, zinc sulfate, sucrose, glycerin, zincacetate, magnesium sulfate, sodium nitrate, sodium acetate 등이 있는데, 이들 용액의 비중은 sod. chloride 1.200, zinc sulfate 1.180, sucrose 1.200~1.300 정도이다.

(4) 대변검사에서 비중의 정도는 대략 1.400이 되면 충란이나 원충 포낭의 검출에 장애를 준다. 그이유는 1.400 이상이 되면 대변의 무거운 찌꺼기(debries)까지 부상하게 되어 방해가 된다.

(5) 부유용액의 비중을 높이고 충란 주위 또는 시험관 주변의 결정 물질에 의한 현미경 관찰 장애를 감소시키는 방법으로 magnesium sulfate와 sodium chloride를 혼합하여 사용하는 방법이 있다. 황산마그네슘은 물에 충분히 첨가하면서 가온하여 녹인 후 실온에서 냉각시키면 1.250 정도의 비중액이 된다. 그리고 식염은 비중이 1.200 정도이다.

(6) 유산마그네슘과 식염의 혼합용액 : 증류수 1 L에 황산마그네슘 185 g, 식염 290 g을 녹이면 비중은 1.230 정도로 높아지고 농도는 낮은 편이기 때문에 충란검사를 위한 표본유리나 시험관 주위에 결정 물질이 적어져서 경검의 여건이 좋아진다. 그리고 부유 용액은 충란이나 원충 포낭에 대하여 물리적 화학적으로 무해하여야 한다. 예를 들면, glycerin의 경우 점도(viscosity)가 너무 높기 때문에 충란의 부상 시간을 지연시키며, sodium chloride는 점도가 너무 낮고 삼투압 효과를 증대시키므로 충란이나 포낭(cyst)의 형태를 변형시키며, 경검시간이 지연될 경우 즉시 결정화(crystalize)되어 현미경 검사 시야를 방해한다.

(7) 인체에 기생하는 일부 기생충란과 원충포낭의 비중은 표 4-4에서와 같다

표 4-4. 각종 기생충란과 포낭(cyst)의 비중

기생충명(name of parasites)	충란의 비중
회충(*Ascaris lumbricoides*) 수정란	1,110
회충 불수정란	1,200
십이지장충(hook worm)	1,055
편충(*Trichocephalus trichiurus*)	1,150
폐흡충(*Paragonimus westermani*)	1,180
광절열두조충(*Diphyllobothrium latum*)	1,180
간흡충(*Clonorchis sinensis*)	1,180
요꼬가와흡충(*Metagonimus yokogawai*)	1,180
간질(*Fasciola hepatica*)	1,180
이질아메바(*Entamoeba histolytica*)	1,065~1,070
대장아메바(*Entamoeba coli*)	1,070
람블편모충(*Giardia lamblia*)	1,060

(자료: 1964, Faust and Russell) (인체기생충학, 김인식외, 2015)

3. 간이포화식염수부유법(Brine floatation technique)

학습목표	1) 간이포화식염수 검사과정을 설명한다. 2) 검사방법의 장단점에 대해 설명한다.

1) 검사재료

① Applicator stick(검사용 봉)

② Test tube(시험관)

③ Test tube rack(시험관 랙)

④ Slide class & cover glass

⑤ Funnel(50 mm)(깔대기)

⑥ Beaker(100 mL, 250 mL, 500 mL, 1,000 mL)

⑦ Sodium chloride(비중 1.20)

−포화식염수(증류수 또는 수돗물에 식염을 더 녹지 않을 정도까지 녹이면 포화용액이 되는데, 증류수 100 mL에 식염 33 g 정도 혼합하면 포화가 된다. 비중은 1.200 이상)

⑧ 백금이(Wire loop, 직경 6 mm, 굵기 27 gauze 정도)

⑨ Spoid

⑩ Gauze

2) 검사방법

① 2 개의 검사용 봉으로 대변(0.5~1.0 g)을 떼어 20 mL 시험관에 넣고 1/4정도 포화식염수 용액을 넣고 면봉으로 대변을 잘 혼합한다.

② Test tube를 test tube rack에 올려 고정한다.

③ 시험관에 깔때기를 꽂고 깔때기 위에 물에 적신 거즈(2~3겹)를 놓고 혼합한 용액을 거른다(그림 4-5).

④ 그 후 스포이드를 사용하여 시험관 끝까지 포화식염수를 채운 후(넘치지 않도록 주의) 40분~1시간 정도 방치(가벼운 충란이 맨 상층위로 부상함)

⑤ Cover glass를 수직으로 해서 용액 최상단 부분에 살짝 대었다가 바로 떼어낸 후 슬라이드 위에 놓는다.

⑥ 커버글라스 대신에 또는 백금이를 이용하여 가검 용액의 상부 표면에 있는 충란을 조심스럽게 떠내어 받침유리 위에 옮긴 후 덮개유리를 덮는다

⑦ 경검한다.

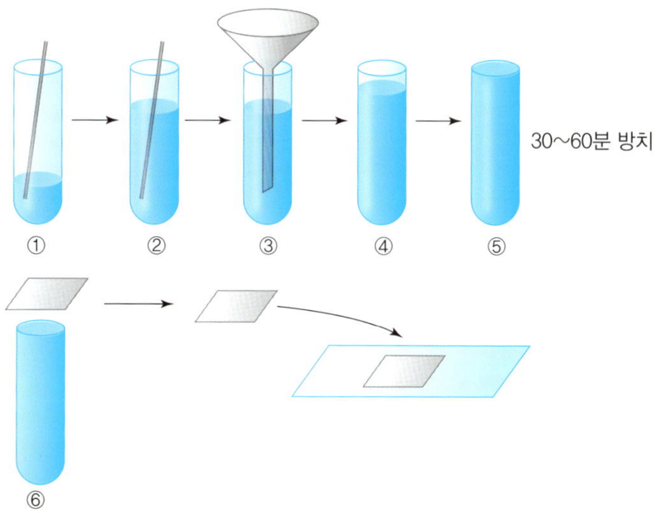

그림 4-5. 포화식염수부유법 과정

3) 주의사항

(1) 부상 충란의 회수율

① 충란의 부상효과를 최대한 높이기 위하여는 높은 비중도 중요하지만 변(feces)으로부터 충란을 충분히 분리시키는 것이 중요하다. 부유 현탁액을 얼마나 잘 푸는 가에 달렸다. 소관(1957)에 의하면 검사용 막대 또는 유리막대로 1분간 잘 저어서 현탁액을 만들었을 때 부상 충란 회수율을 Stoll씨 충란 계산법으로 추정해 본 결과 1/3~1/25 사이였다고 하며, 대변의 양이 많을수록 회수율은 저하되었다고 한다.

② 십이지장충의 경우 암놈 1마리가 기생할 경우 0.5 g의 대변에는 10~70개의 충란이 포함되고, 부유법에 의한 충란 회수율이 1/3이라고 하면 10/3~70/3이므로, 부유법으로 충분히 검출할 수 있다.

③ 삼조(1960)에 의하면 동양모양선충의 충란은 포화식염수법으로 0.7~31.8 %의 충란 회수율을 가진다고 한다. 따라서 소수의 충란을 산란하는 기생충은 부유법으로는 충란 검출이 어렵다.

(2) 충란 부상시간

① 포화용액에서의 충란 부상시간은 30분~2시간 사이가 최고이고, 2시간 이상이 되면 충란 회수율은 저하된다.

② 포화용액 내에서 충란은 시험관의 중앙부로 서서히 부상하며, 용액의 이동에 따라서 시험관의 주변부로 서서히 하강하는 작용을 반복하게 된다.

③ 장시간이 지나면 부상한 충란은 관벽으로 이동되고 결정화되는 식염에 엉키게 되므로 2시간 전에 현미경 검사가 이루어져야 한다.

(3) 시험관의 크기 및 대변량

시험관은 너무 크지 않은 것이 좋으며, 대변량도 0.5 g 정도면 된다.

(4) 포화식염수의 비중

① 포화식염수의 비중은 1.200 정도이다.

② 비중이 높은 회충불수정란 같은 경우에는 검출률이 떨어진다.

③ 불포화식염수에 황산소오다를 가하면 비중을 1.230 정도로 높일 수 있다.

(5) 현탁액 여과

현탁액을 일단 꺼즈(gauze)에 여과한 다음 원심분리하고, 이 침사액을 부유법에 응용하면 검경 시야가 깨끗하게 되어 좋다.

4) 검출률이 낮은 요인

① 대변을 충분히 용해시키지 않았을 때에, 대변으로부터 충란이 분리되지 않아서 검출률이 저하된다.

② 검사시간을 30분 이전이나 1시간 이상 방치한 후에 실시하면 검출률이 저하된다.

③ 지방질이 있거나 또는 젖은 덮개유리를 사용하면 충란이 덮개유리에 부착되지 않는다.

5) 장단점

(1) 장점

① 구충, 동양모양선충 등 비중이 가벼운 충란은 검출률이 높다.

② 비교적 간편하고 경제적이다.

(2) 단점

① 식염수는 삼투압이 높으므로 난각이 얇은 충란, 원충의 포낭 등은 쉽게 위축되거나 깨어진다.

② 비중이 무거운 충란(간흡충란, 주혈흡충란 등)은 검출이 잘 안된다.

4. 황산아연 원심부유법(Zinc sulfate centrifugal floatation technique)

학습목표	1) 황산아연 원심부유법 검사과정을 설명한다. 2) 검사방법의 장단점에 대해 설명한다.

1) 검사재료

① Applicator sticks(검사용 봉)

② Funnel(50~70 mm)(깔때기)

③ Centrifuge(1,500 rpm이상)

④ Beaker

⑤ Slide glass(받침유리)

⑥ Cover glass

⑦ Gauze(2~3장)

⑧ Test tube & rack

⑨ Zinc sulfate solution(1.180~1.20)($ZnSO_4$ 33 g 이상을 증류수 100 mL에 용해시키면 포화상태로 되는데, 이때의 비중은 1.180 정도이다.)

⑩ Centrifuge tube(15 mL)

⑪ Loop(백금이, 직경 6 mm)

⑫ Vinyl piece

2) 검사방법

① 2개의 검사용 봉으로 콩알만한 크기로 대변을 떼어 10 mL의 수돗물이 담긴 비커나 test tube에 넣고 흔든다(그림 4-6).

② 깔때기 위에 물에 적신 거즈(2~3겹)를 놓고 걸린 후 centrifuge tube(원심분리관)에 2/3쯤 차게 한다.

③ 2,500 rpm으로 1분간 원심분리

– 위의 부유액은 버리고 수돗물을 넣고 혼합

– 완전히 혼합되면 2/3까지 수돗물을 다시 넣고 1분간 원심분리(2~3번 반복)

④ 상층액을 버리고 시험관에 황산아연 용액을 반쯤 넣고 완전히 혼합 후 이 용액을 시험관 위에서 2 cm 정도 아래까지 채운다.

⑤ 1분간 원심분리(위: 가벼운 것, 아래: 무거운 것으로 나타남)

⑥ 2~3분간 수직으로 놓은 시험관에 loop를 표면층에 접촉한 후 slide glass위에 놓음(loop를 표면층에 평행으로 하고 손잡이를 표면층과 수직으로 함)

⑦ 요오드 용액(아메바 진단을 위해)을 한 방울 가해 혼합 후 cover glass를 덮는다.

⑧ 경검한다.

3) 참고 사항

① 부유 용액으로, sodium chloride, zinc sulfate, sucrose, glycerin, zinc acetate, magnesium sulfate, sodium nitrate, sodium acetate 등이 있다

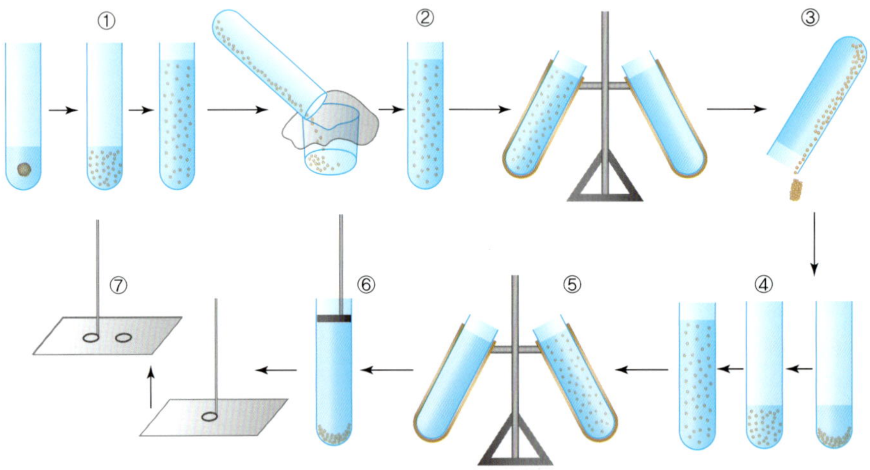

그림 4-6. 황산아연 원심부유법 과정

② 비중은 sodium chloride 1.200, zinc sulfate 1.180, sucrose 1.200~1.300 정도이다.

③ 검사실에서 사용하는 우수한 검사법 중 하나이다. 원리는 포화식염수법과 같지만, 포화식염수에서의 난각이 얇은 충란들이 손상되는 단점을 보완하고, 원심력을 이용하여 충란의 부유시간을 단축시키는 것이 특징이다.

4) 장단점

(1) 장점

① 구충, 동양모양선충, 회충미수정란, 편충 등 비중이 가벼운 충란이나 원충의 포낭형 등의 검출에 우수하다.

② 단시간 내에 검사 가능하다.

(2) 단점

① 비중이 1.180보다 무거운 충란의 검출률이 저조하다(간흡충, 일본주혈흡충, 폐흡충, 요코가와흡충, 광절열두조충 등).

침전법(sedimentation technique)

1) 침전 및 수집

대변을 현탁액으로 만든 다음 여과와 침전으로 큰 변덩어리와 비중이 가벼운 부분을 제거해 버리고, 비중이 무거운 충란만을 침전시켜 수집 경검하는 방법이다.

2) 침전 방법

침전의 방법은 일단 현탁액으로 만든 다음 대변이나 가검물에서 충란을 분리시켜 물리적으로 무거운 충란만을 침전시켜 검사하는 방법과 원심력을 이용하는 방법이 있다.

3) 원심분리기

기생충검사를 위한 원심분리기는 대략 1,500~2,500 r.p.m.으로 맞추고 시험관는 뚜껑이 있는 corning tube(15 mL) 용량의 원심용 시험관을 사용하면 좋다.

4) 침전법

원심력을 이용한 침전법으로 formalinether concentration(Ritchie, 1948), HCl and ether concentration(Telemann, 1908), citric acid and ether concentration(Carles and Barthelemy, 1917), acetic acid and ether concentration(De Rivas, 1928) 등의 방법이 있는데 이 중에서 formalin ether technique 방법이 가장 많이 사용된다.

5) 간이침전법(simple sedimentation technique)

① 대변이나 가검물(흙, 중간숙주, 김치, 기타)을 수돗물에 잘 풀어서 현탁시킨 다음 250~2,000 mL 용량의 실린더형 시험관(cylinderical tube)나 요분석용 컵(urinalysis glass)에 넣은 후 1~2시간 정도 방치하면 비중이 무거운 충란은 가라앉고, 찌꺼기 등의 가벼운 물질은 상부로 부상한다. 하부(bottom)에 가라앉은 침사 부분을 수집하여 검사한다.

② 보통 가검물과 수돗물의 혼합 비율은 대략 1 : 20 이상이며, 한 번의 침전에 그칠 것이 아니라 때로는 여러 번 되풀이하여야만 침전된 충란을 깨끗한 상태에서 수집 경검할 수 있다. 그리고 침전 속도를 단축시킬 목적과 검경 시야를 깨끗하게 하기 위하여 glycerin을 첨가하는 경우도 있고, 영양형이나 피낭유충(metacercaria) 등의 파괴를 막기 위해 수돗물 대신 생리식염수를 사용하기도 한다.

6) 포르말린-에테르침전집란법(MGL법, formalin-ether sedimentation technique)

① Ritchie(1948)이 고안한 이 방법은 10% formalin 용액에 대변을 넣고 완전히 현탁액으로 푼 다음 ether를 첨가하여 강하게 진탕하여 섞으면 일시적으로 ether는 현탁액과 완전히 혼합되었다가 원심력에 의해 현탁액과 ether는 다시 2개층으로 구분 되는데, 부화된 ether입자 표면에 흡착되었던 대변 입자는 하나의 응고된 덩어리를 이루어서 ether와 같이 부상하게 된다.

② 그리고 충란은 반대로 하강한다.

③ 상기 과정에서 ether의 역할은 일단 대변을 현탁액으로 만든 상태에서 충란을 분리시키면서 잔여의 대변덩어리들을 응고 부상시키는 중요한 역할을 하므로 ether는 현탁액 전체량과 충분히 혼합할수 있는 충분한 양(15 mL의 원심관에 ether 2 mL)을 가할 필요가 있고, 충분히 섞일 수 있도록 30초이상 진탕하는 것이 중요하다.

5. 포르말린-에테르 침전법(Formalin-ether technique)

학습목표	1) 포르말린-에테르 침전법 검사과정을 설명한다. 2) 검사방법의 장단점에 대해 설명한다.

1) 검사재료 및 장비

① Physiological saline

② Gauze(2~4겹)

③ Pointed centrifuge tubes 15 mL

④ Formalin solution(10%)

⑤ Applicator sticks

⑥ Slide glass(받침유리) & Cover glass(덮게유리)

⑦ Iodie solution

⑧ Beaker 150 mL

⑨ Funnel 50 mm

⑩ Ether

⑪ Stopper

⑫ Cappillary pipette

⑬ Centrifuge

⑭ Microscope

⑮ Hood

⑯ Vortex mixer

2) 검사시약

(1) 10% formalin

(2) Ether

(3) Lugol iodine solution for staining intestinal protozoa

- Stock solution (Lugol)

① Iodine (powdered crystals) ············ 5 g

② Potassium iodide ············ 10 g

③ Distilled water ············ 100 mL

②와 ③을 먼저 섞고, ①을 혼합하여 용해될 때까지 저어준 후 filter한다.

- Working solution(D'Antoni)

Stock solution을 1:5 희석한다. 한 달에 한 번씩 새로 만든다.

3) 검사방법

① 10~20 mL의 생리식염수(또는 증류수)가 있는 비커에 준비한다.

② 콩알만 한(1 g) 대변을 넣고 혼합한다(그림 4-7).

③ 다른 conical tube를 준비하여 ①에서 시행한 검체를 꺼즈로 거른다.

④ 1,500 rpm에서 5분간 centrifuge

⑤ 상청액을 버린후 침사액을 vortex mix 한다.

⑥ 다시 생리식염수 넣어 혼합 후 원심분리(상층액이 깨끗해 질 때까지 반복)

⑦ 10%포르말린 10 mL를 침전물에 넣고 혼합 후 5분간 방치

⑧ Ether를 2~3 mL 정도 넣고 30초 이상 진탕한다.

⑨ 1,500 rpm에서 5분간 centrifuge 후 4개의 층 형성(침전층, 포르말린층, 찌거기층, 에테르층)

⑩ 상부의 3층을 버림 - 검사용 봉으로 침전물을 혼합 후 스포이드로 침전물을 취하여 slide glass 위에 한 방울 떨어뜨린 후 cover glass를 덮고 저배율(100×)로먼저 경검한다.

⑪ Cover glass 전체를 관찰한다.

⑫ 장내 원충류(Intestinal protozoa)를 감별하기 위해 Lugol's iodine solution 한 방울 떨어뜨린 후 cover slide를 덮고 경검한다.

⑬ 충란침강률을 높이기 위해 triton ×100, tween 80 등의 0.5% 비이온성계면활 성제를 사용하면 유용하다. 이는 ether 입자와 대변 입자의 분리를 촉진시키는 역할을 하는 것으로서, 대개 계면활성제의 농도를 0.5 % 정도로 한다. 단, 원충류가 검출되지 않는 단점이 있다.

⑭ Ether는 지용성 성분의 제거와 대변 찌꺼기에 흡착하여 대변 찌꺼기를 부상하고 충란의 하강을 촉진하는 역할, 10% formalin는 충란의 고정과 보존의 역할, 계면 활성제(0.5%정도 첨가하면 됨)인 Triton, Tween 80 등은 ether입자와 대 변 입자의 분리를 촉진하는 역할을 하지만 원충이 검출되지 않는다는 것이 단점이다.

4) 주의사항 및 충란크기 계산

(1) 기생충 검사조작은 chemical fume hood 내에서 시행한다.

(2) 대안렌즈 눈금(ocular micrometer)를 이용한 경우 충란크기 계산법은 다음과 같다.

① 대물보정측미계(object calibration micrometer)을 이용하여 대안렌즈 눈금과 일치시킨다(그림 4-32).

② 각 배율에서 대물보정측미계(stage calibration micrometer) 눈금/대안렌즈 눈금 = 대안렌즈 내 실제 한 눈금의 길이가 됨(참조: 현미경 측미계)

③ 만약, 현미경 400배 계산에서 대안렌즈 실제 한 눈금(한 칸)의 크기가 5 um이라면, 충란 폭 실제 크기(4칸)는 4×5 um = 20 um(충란 폭의 크기)(그림 4-32).

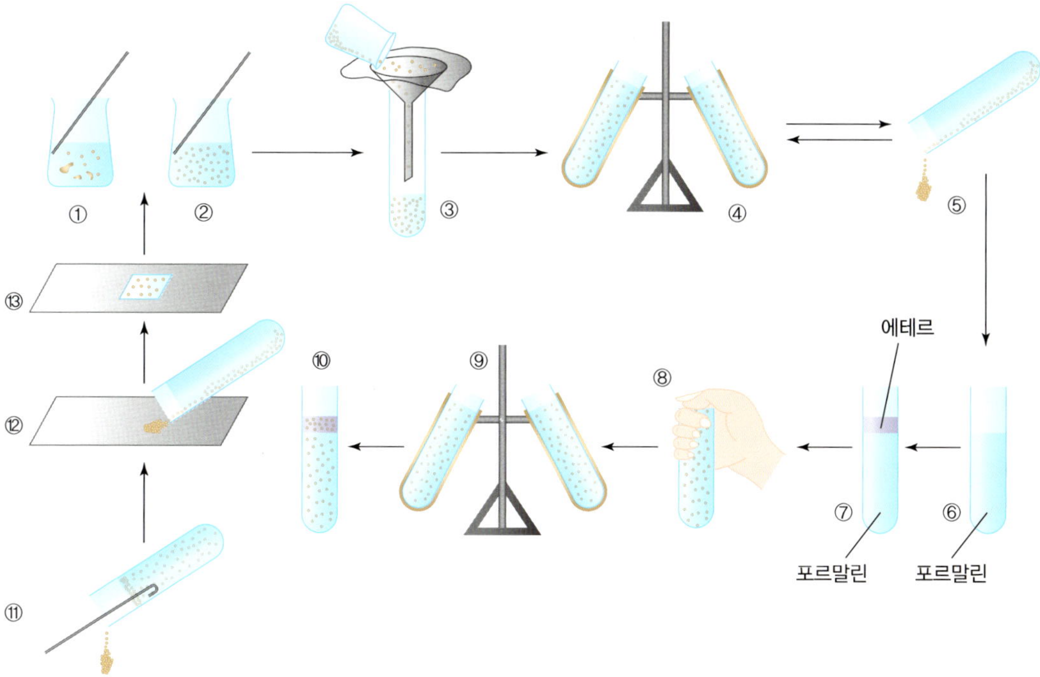

그림 4-7. 포르말린 에테르법 검사 과정

5) 장단점

(1) 장점

① 모든 기생충란과 특히 원충 포낭형과 비중이 높은 충란의 검출에 우수하다.

② 대변에 지방이 많이 포함되어 황산아연부유법으로 곤란할 때 이 방법이 용이하다.

③ 특히, 비중이 무거운 충란의 검출에 좋다.

④ 충란이나 포낭은 10% formalin에 고정되므로 표본의 보관이나 교육용으로 유용하게 이용할 수 있다.

(2) 단점

① 비중이 가벼운 충란의 검출률은 낮다.

A. M. S. III 법

이 방법은 폐흡충 · 주혈흡충 · 편충의 충란 검사에 우수한 방법이나, 원충 포낭을 검출할 수 없다는 단점이 있다.

1)검사방법

① 0.5~1 g의 대변을 소량의 물을 가하여 현탁액을 만들고, 젖은 거즈로 여과하여 15 mL 원심관에 넣는다.

② 1,500~2,000 r.p.m. 원심한 후 상청은 버리고 황산소오다 · 염산 혼합액(농염산 45, 물 55의 비율로 혼합한 액에 동량의 비중 1.080의 황산소오다액을 가함)을 7 mL 정도 가한 다음 Triton×100 또는 Tween 80을 1방울 가하고 다시 ether 를 5 mL 정도 주입하여 고무마개로 막고 30초 이상 강하게 진탕한다.

③ 1,500 rpm. 2분간 원심

④ 침사 경검

⑤ 시약 용액: 염산 45 mL + 물 55mL 이면 비중이 1.089정도, 황산소오다 9.6 + 물 100 mL 이면 비중이 1.080정도 됨

6. 스카치테이프법(Scotch tape technique)

학습목표	1) Scotch tape 항문주위 도말법을 설명한다. 2) 요충란의 검출률을 높이기 위한 조건들을 설명한다.

투명한 스카치테이프법은 요충검사 시 가장 널리 쓰이는 방법으로 요충은 대장이나 직장에 서식하나 통상적인 대변검사에서는 충란이 거의 발견되지 않고 성충이 밤에 항문근처에 나와 산란을 하므로 이러한 방법으로 검사한다.

1) 검사재료

① Tongue depressor(목제설압자)

② Slide glass

③ Scotch tape(폭 2 cm)

④ Toluene

⑤ Gauze 또는 cotton

2) 검사 방법

① 폭이 2 cm정도, 길이가 5 cm정도의 scotch tape를 slide glass 한 쪽에 붙이고 다른 쪽은 slide glass 뒤로 넘긴다(그림 4-8).

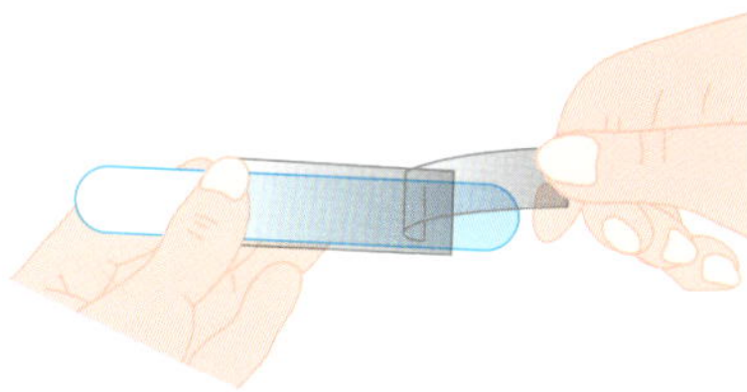

① Scotch tape를 slide glass 한쪽에 붙이고 다른 쪽은 slide glass에서 박리한다.

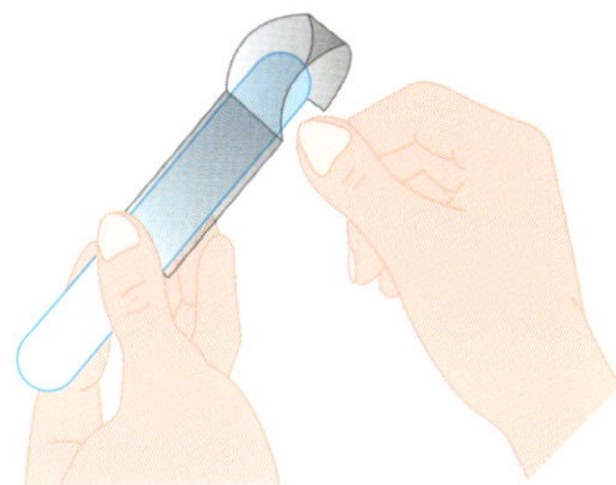

② Slide glass 뒤에 설압자를 붙여 갈아 잡고 slide glass에 부착되지 않은 scotch tape 한쪽을 설압자 뒤로 넘긴다.

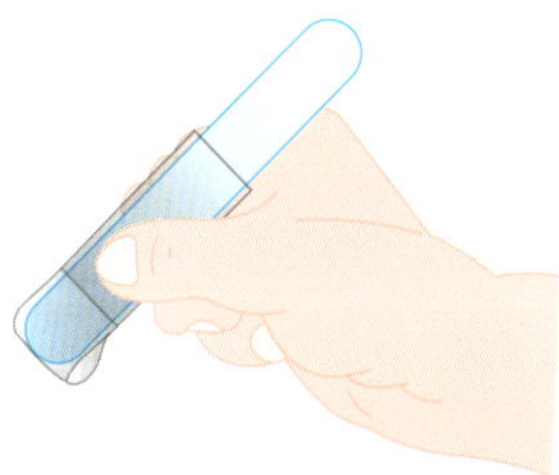

③ Scotch tape의 접착면을 항문에 접촉시킨다.

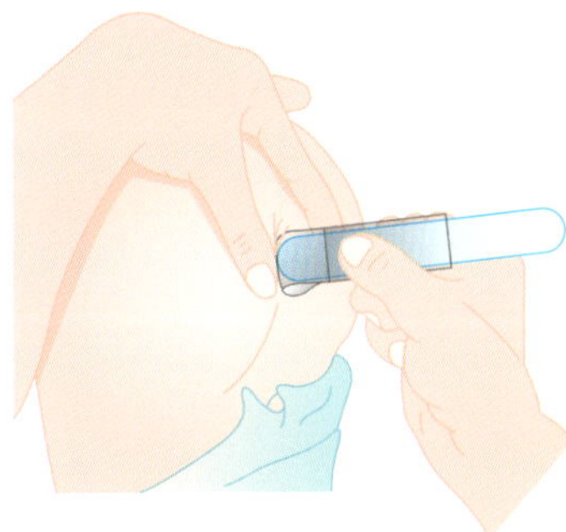

④ 설압자를 눌러서 항문 주위에 있는 물질을 부착시킨다.

그림 4-8. 스카치테이프법 검사과정

② Scotch tape가 부착되지 않은 부분에 설압자를 대어서 항문에 부착시킨다.

③ 설압자로 눌러 항문에 있는 물질을 부착시킨 후 떼어 slide glass에 완전히 부착시킨다.(부착 전 toluene 1방울 떨어뜨린 후 부착시키면 현미경시야를 깨끗하게 볼 수 있고 기포를 제거하고 불필요한 찌꺼기를 녹일 수 있다)

④ 솜이나 거즈로 테이프를 slide glass에 밀착시킨다.

⑤ 저배율(100×)로 관찰하고 확실한 확인은 고배율(400×)로 한다.

⑤ 충란이 투명하므로 너무 밝지 않도록 한다.

3) 주의사항

① 목욕하기 전에 실시한다.

② 이른 아침에 실시한다.

③ 항문주위를 넓게 도말한다.

④ 검체는 새벽에 대변보기 전 항문주위에서 채취하며 4~6회의 검사 후 확진한다.

⑤ 요충란은 전염력(직접 경구적으로 감염이 잘 됨)이 있으므로 장갑을 끼고 주의하여 검사한다.

⑥ 가끔 부모가 항문이나 대변의 표면에서 성충을 채취해 오는 경우가 있는데, 이는 확실한 감염으로 진단할 수 있다.

⑦ 반투명 tape의 경우 immersion oil를 떨어뜨리면 맑아져서 경검이 용이하다.

⑧ 단회의 검사로 감염에 대한 단정을 지으면 안 된다.

⑨ 조충도 잘 검출된다.

4) 장단점

(1) 장점

① 요충과 조충을 보기 위한 유일한 방법이다.

② 요충의 성충은 항문주위에서만 산란한다.

(2) 단점

① 단회의 검사로 감염에 대한 단정을 지으면 안 된다.

7. 객담검사(Sputum examination for *Paragonimus westermani*)

학습목표	1) 객담검사 검사과정을 설명한다. 2) 대상 기생충에 대해 설명한다.

객담도말에서 폐에 기생하는 기생충란이나 폐를 통과하는 유충을 관찰한다.

1) 검사재료 및 장비

① 시약 : 0.1 N NaOH 5 mL 또는 0.1 N KOH

② 소모품: 피펫, 유리슬라이드, 15 mL conical tube, 비닐장갑, dropper

③ 장비: 원심분리기, 현미경

2) 검사방법

(1) 직접도말법

① 장갑을 착용한다.

② 환자의 객담을 petri dish 또는 용기에 담아 특히 객담의 쇠녹물과 같은 혈액의 착색 부분을 검사용 막대로 떠서 받침유리 위에 놓고 생리식염수 1방울과 함께 혼합한 후 커버슬라이드 덮어서 경검한다.

(2) 집란법

① 장갑을 착용한다.

② 좀더 정확한 검사를 하기 위해서는 적당한 양의 1/10 N NaOH나 1/10 N KOH 용액을 객담과 혼합하여 충분히 녹인 다음 conical tube에 담아서 원심분리기에서 2,000~2,500 r.p.m., 2~5분간 원심분리한 후 침전물을 검경한다.

③ 또는 sputum 1 mL당 0.1 N NaOH 5 mL를 가하여 2∼3 시간 방치한 후 점액(mucoid) 성분 풀리도록 하여 침전법을 진행한다.

④ 침전물을 100 uL의 0.85% NaCl로 부유시켜 슬라이드에 1방울 놓고 커버슬라이드를 덮어 경검할 수 있다.

3) 주의사항

① 검체는 객담으로 양치질 후 깊은 기침을 하여 객담을 받는다. 침이 섞이지 않도록 주의한다.

② 검체 적합성 기준: 끈적끈적하고 혈액이 섞인 부분을 골라 검사한다.

③ 보관방법: 깨끗한 객담통에 담아 보내며 새지 않도록 뚜껑을 꼭 닫는다.

④ 폐흡충란의 정량검사는 24시간동안 배출된 객담을 모두 모아 0.1 N NaOH로 처리한 후 Stoll'씨 희석 충란계산법과 같이 측정하여 계산한다.

4) 장단점

기생충 중 이질아메바(*Entamoeba histolytica*), 폐흡충(*Paragonimus* spp.), 분선충(*Strongyloides stercoralis*), 회충(*Ascaris lumbricioides*), 구충(hookworm) 등의 검출에 적합하다.

8. 스톨씨 희석 충란계산법(Stoll's dilution egg counting technique)

학습목표	1) Stoll's 희석 충란계산법을 과정을 설명한다. 2) E. P. G 계산과 기생충의 감염강도 계산을 설명한다.

- 목적: 감염된 기생충 수, 치료약의 효과, 어떤 집단에 대한 기생충 감염형태, 대변중에 포함되어 있는 기생충란 수를 계산하여 환자의 감염상태, 치료 효과, 어떤 집단에 대한 기생충 감염상태를 추산한다.
- 원리: Stoll's flask를 이용하여 검체를 15배 희석하고, NaOH로 연화시켜서 검체를잘 혼합한 다음 Stoll's pipette으로 0.15(또는 0.075) mL 만큼 채취해서 경검하여 충란 수를 센 다음 희석배수를 고려하여 대변 1 g 중에 포함된 충란 수를 구할 수 있다.
- 적용: 회충, 십이지장충, 편충, 간흡충 등

1) 검사재료 및 장비

① Stoll's flask

② Applicator sticks

③ Glass beads

④ Cover glass, Stoll's pipette

⑤ 0.1 N NaOH solution

⑥ Slide glass

⑦ Microscope

- 시약: 4 g의 NaOH를 증류수에 녹여 1,000 mL로 만든다.

2) 검사방법

① Stoll's flask의 56 mL선까지 0.1 N NaOH 용액을 넣고 검사용 봉을 사용하여 용액이 60 mL가 되기까지 대변을 넣는다(24시간 대변을 받아 배변 총량을 측정, 15배 희석) (그림 4-9, 10).

② 유리알을 15개정도 넣고 세게 흔들어 준 다음 24시간 방치한다.(일정시간 경과마다 flask 잘 흔들어 혼합한다)

③ Stoll's pipette으로 0.15(or 0.075) mL 눈금까지 취하여 slide glass에 놓고 cover glass를 덮고 경검한다.

④ 검사직전 Stoll's flask를 세게 흔들어준 후 Stoll's pipette으로 0.15 mL를 한번에 올려야 하며 오르락내리락하면 안 된다. 뽑아내는 순간에 피펫 끝을 용액의 중앙부에 위치하도록 하여야 한다.

⑤ 뽑아 올린 대변 현탁액을 슬라이드 글래스에 놓고 커버글라스를 덮은 다음 검경한다(전체 면을 샅샅히).

⑥ 계산 충란수에 희석배수인 100(or 0.075 mL인 경우 200)을 곱하면 1 g당의 충란수(EPG)가 계산되고 하루 배변 총량을 곱하면 하루 배출 충란 수(EPD)가 산출된다.

⑦ 대변의 질에 따라 충란수를 다음과 같이 수정한다(보정 factor), 집단검사 때는 보정하지 않는다.

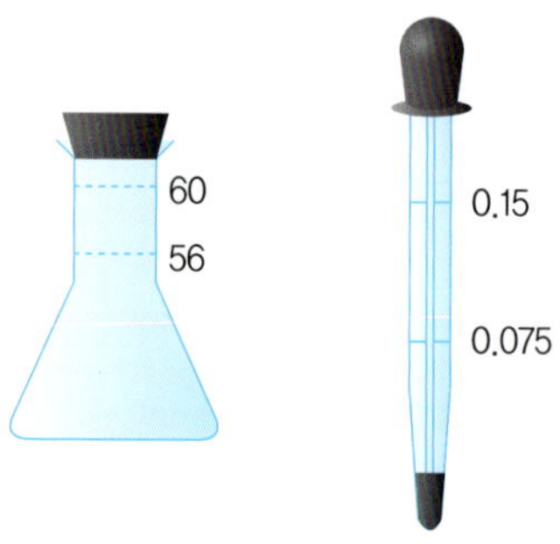

그림 4-9. 스톨씨 희석 충란 계산법에 사용하는 스톨스씨 플라스크와 스톨스씨 피펫

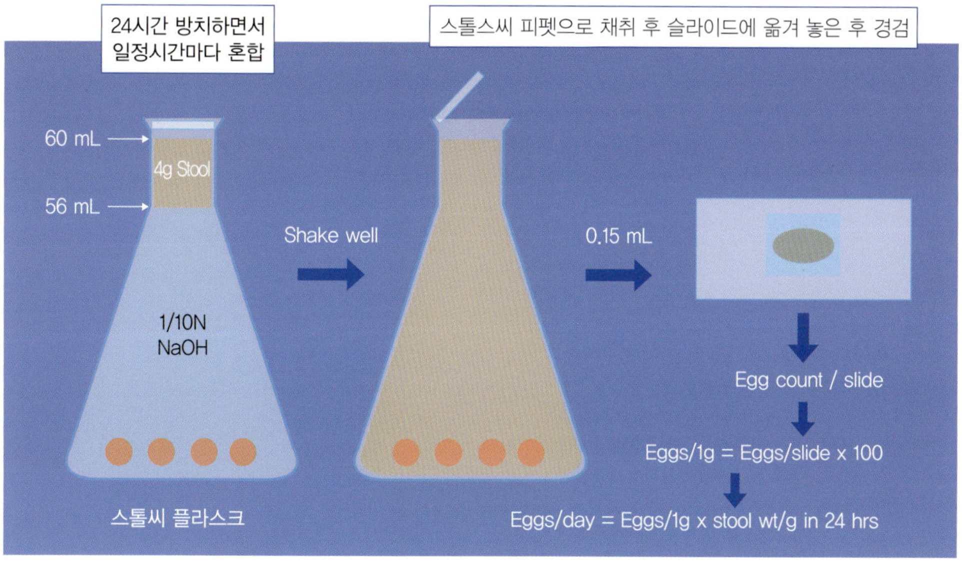

그림 4-10. 스톨씨 희석 충란 계산법 검사과정

- 경변: 충란수 × 1
- 보통변(연변): 충란수 × 2
- 연변(설사연변): 충란수 × 3
- 설사변: 충란수 × 4
- 집단검사 때에는 결과를 보정하지 않는다.

⑧ 희석배수: 4 g/60 mL = 15배 희석, 15/0.15 = 100 (15/0.075 = 200)계산 예)

ⓐ EPG (egg per gram): 경검한 충란수 × 100(0.075 mL 채취 시는 200)

ⓑ EPD (egg per day): EPG × 대변총량/day

ⓒ 기생충 감염 강도

$$= \frac{\text{EPG} \times 1\text{일배변량}}{\text{eggs/day/female}} \times \text{nn} = \text{자웅이체2, 자웅동체1}$$

3) 기생충 일일 산란수(EPDPF: Egg per Day per Female)

① 회충(*Ascaris lumbricoides*)(수정란): 150,000~240,000개

② 회충(불수정란): 11,000~6,000개

③ 아메리카구충(*Necator americanus*): 10,000개

④ 듀비니구충(*Ancylostoma duodenale*): 22,000개

⑤ 동양모양선충(*Trichostrongylus orientalis*): 50~260개

⑥ 편충(*Trichocephalus trichiurus*): 5,000~7,000개

⑦ 간흡충(*Clonorchis sinensis*): 4,200~7,000개

⑧ 폐흡충(*Paragonimus westermani*): 10,000~20,000개

⑨ 요꼬가와흡충(*Metagonimus yokogawai*): 280개

4) 참고사항

① 용적과 용량: 구별하지 않고 같이 쓰고 있다.

② 대변량을 줄이면 정밀성이 낮아진다.

③ 배출된 대변속에 충란 분포가 고르게 퍼져 있어야 한다.

5) 기생충의 감염 후 산란까지의 기간

표 4-5. 기생충의 감염 후 산란까지의 기간

기생충명	잠복기간(일)	기생충명	잠복기간(일)
회충	70~80(55일)	사상충	55~75
아메리카구충(경피)	56~90	폐흡충	56~85
두비니구충(경구)	109~171	간흡충	56~85
동양모양선충(경피)	28~36	요코가와흡충	8~10
동양모양선충(경구)	16~36	일본주혈흡충	30~40

9. 피내반응법(Skin test)

학습목표	1) 간흡충과 폐흡충의 피내반응 검사과정을 설명한다. 2) 교차반응에 대해 설명한다.

낭미충, 폐흡충, 간흡충이나 위립조충의 sparganum 유충같은 기생충들이 조직기생시 대변검사로 발견되기 어려울 경우 면역학적검사를 통해 감염여부를 확인한다.

1) 검사재료

① 항원: 항원은 폐흡충과 간흡충의 충체를 Chaffee변법에 의하여 veronal완충 용액(V.B.S)에서 추출한 것으로 건조 충체량의 10,000배 희석한 것이다.

② 가급적 냉암소(4°C 냉장고)에 저장하고, 유효기간 내에 사용

③ 주사기: 1 mL tuberculin 주사기 2개(폐흡충과 간흡충 항원 각각 사용)

④ 주사바늘: 26~27 gauge(가는 것), 길이는 1/2 inch 정도

⑤ 구진 측정판, 볼펜, 시계, 기록용지, 소독용알코올스폰지, 자 등 준비

2) 검사방법

① 소독한 2개의 주사기에 각각 폐흡충과 간흡충을 표시한다.

② 주사기와 주사바늘을 소독하였을 때 해당 항원으로 2~3회 물기를 씻어 낸 후 적당량을 넣는다.

③ 주사부위는 좌전박 굴측면이고 알콜 스폰지로 깨끗이 닦고 폐흡충과 간흡충 항원을 5 cm 이상 간격으로 한 팔 혹은 양 팔에 각각 주사한다.

④ 주사량은 0.01~0.02 mL 정도가 적당, 구진의 직경이 4 mm (20 mm^2)정도이면 된다.

⑤ 주사부위는 피부의 상처, 혈관, 전에 이러한 항원으로 검사하였던 곳은 피하며 주사가 잘못되었다고 생각되면 다른 부위에 주사한다.

⑥ 주사하면 즉시 시간을 기록하고, 피하가 아니고 피내주사이다.

3) 결과판독

① 주사한 후 15분에 구진 측정판을 구진에 대어서 그 크기를 측정한다. 이때 크기를 oil pen으로 선명하게 그리고 발적 부분은 구진과 구별한다(그림 4-11).

② 구진이 60 mm^2 이상으로 커졌을 경우: 양성으로 판정

③ 두 항원의 크기가 전부 60 mm^2 이상이면 더 큰 편을 양성으로 판정.

④ 양성으로 판정되면 해당 흡충의 충란검사를 수차에 걸쳐 실시하고 기타 보조 진단법으로 기왕증이나 현증을 구별한다.

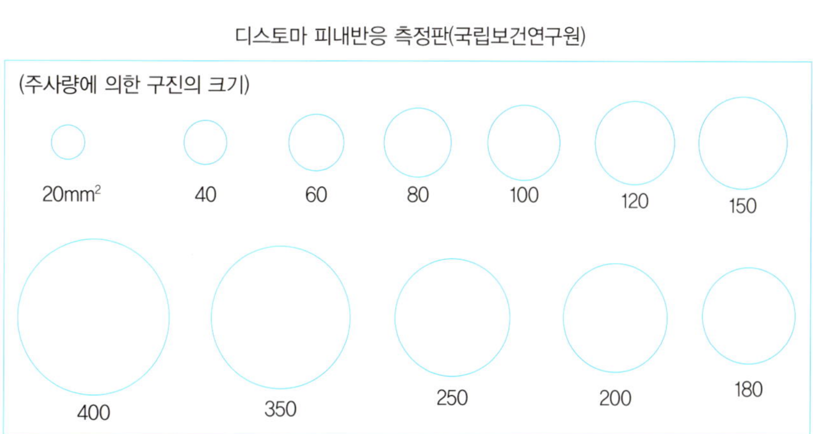

그림 4-11. 피내반응 구진 측정판

4) 피내반응 주요 사항

① 항원: veronal buffer 용액 건조 충체량의 10,000배 희석

② 주사바늘: 26~27 gage

③ 항원량: 0.01~0.02 mL

④ 구진: 직경 4 mm(20 mm^2)

⑤ 15분 후 판정: 8 mm(직경)이상 → 양성

⑥ 면적: 60 mm^2이상 → 양성

⑦ 교차반응: 간흡충의 경우 폐흡충보다 교차반응이 많다.

⑧ C.s(간흡충), P.w(폐흡충)의 각 주사 부위 거리는 5 cm이상 되어야 한다.

5) 장단점

(1) 장점

① 간흡충, 폐흡충 감염에 적용하고 신뢰성과 특이성이 높다.

② 다른 흉부질환(특히 결핵)과의 감별에 간편하다.

③ 이소기생으로 충란 발견이 불가능할 때에도 보조 진단적 가치가 있다.

④ 집단검진이 가능하므로 역학적 조사에 사용될 수 있다.

(2) 단점

① 완치된 후에도 장기간 항체가 남아 있어 양성반응이 지속된다.

② 간흡충과 폐흡충 중 하나에만 감염되어 있는 경우 두 가지 피내반응을 실시하면 두 가지 반응이 모두 양성범위로 나타나는 수가 있다(교차반응).

③ 연충류의 경우 충체간 교차반응이 나타날 수 있다.

④ 항원특이도가 낮다.

10. 기생충 충란배양법

학습목표	1) 배양법 목적에 대해 설명한다. 2) 여과지배양법 과정을 설명한다.

1) 여과지배양법

(1) 목적

① 감염형 충란으로 만들 경우
② 종(species)구별을 할 경우
③ 감염의심이나 배출수가 적어 검출되지 않을 경우
④ 다른 검사법보다 검출을 높이는 경우

(2) 검사재료

① Test tube (13×160 mm)
 – ④ 의 여과지가 충분히 들어갈 수 있는 시험관
② Applicator sticks
③ Stereoscope(해부현미경)
④ Filter paper(whatman No.3) (13~20 ×120~150 mm)
⑤ Incubator
⑥ Spoid
⑦ Forceps
⑧ Iodine solution

(3) 검사방법

① 13×120 mm 정도 크기로 자른 여과지에 applicator를 사용하여 위에서 5 cm 하부에 대변을 1~2 mm의 두께로 한쪽에서 2/3에 도말한다(그림 4-12).
② 증류수를 시험관에 약 3~4 mL를 넣는다
③ 포셉으로 여과지 한쪽 끝을 잡고 시험관에 구기지 않게 삽입한다.
③ 여과지의 아래쪽 끝이 잠기도록 한다.(대변이 도말되어 있지 않은 부분이 잠기도록 할 것)
 이때 증류수는 여과지 전면에 삼투하여 올라온다.
④ 24~28°C로 고정되어 있는 항온기에 넣고 매일 시험관과 여과지의 물이 마르지 않도록 보충한다.
⑤ 5~12일 후 여과지는 제거하고 시험관의 물만 검사한다.
⑥ Spoid를 이용하여 시험관 하부에 있는 자충을 흡입하여 받침유리 위에 놓고,
⑦ 검사는 확대경으로 보거나 해부 현미경으로 실시하고 움직이는 유충을 꺼내어 해부 현미경에서 관찰한다.
⑧ 또는 가온을 하거나 또는 요오드액을 가하여 자충을 죽임과 동시에 고정한 다음 검경한다.

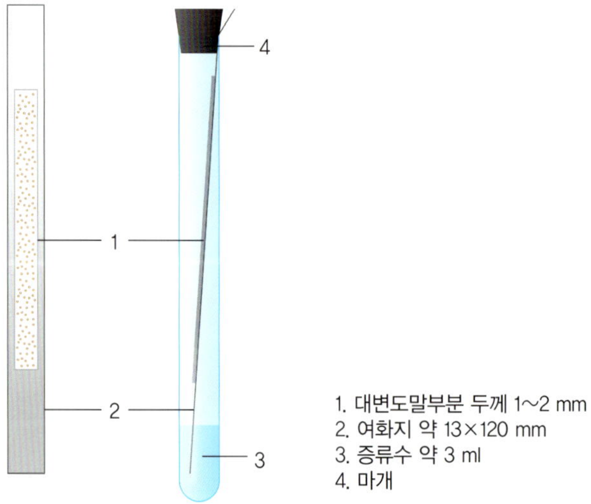

그림 4-12. 여과지배양법

(4) 듀비니구충과 아메리카구충 유충의 감별상 주의해야 할 사항

① 전체의 크기: 듀비니구충은 가늘고 길며, 아메리카구충은 굵으면서 짧다.

② 두단(頭端): 듀비니구충은 폭이 넓고 평편(flat)한 편이며, 아메리카구충은 폭이 좁으며 둥근감이 있다.

③ 구강후부의 인두창(咽頭槍): 듀비니구충은 불명확하고 아메리카구충은 검은 색의 명확한 것이 보인다.

④ 피초(被鞘)의 횡륜선: 듀비니구충은 선이 가늘고 간격이 짧으며, 아메리카구충은 선이 명료하며, 간격도 넓다.

⑤ 미단(尾端): 듀비니구충은 둔하고 아메리카구충은 작으며, 가늘다. (출처: 김인식외, 인체기생충학, 2015)

(5) 적용 및 장점

① 구충, 동양모양선충, 분선충, 회충, 질편모충 등 유충의 종(species)구별을 할 경우 특히, 듀비니구충과 아메리카구충의 구별검사와 다른 방법으로는 검출이 곤란한 분선충 검사에 좋다

② 감염형 충란으로 만들 경우

③ 검사의 조건이 좋은 상태에서라면 다른 방법과 비교하여 기생충 검출률이 아주높다

④ 감염의심이나 배출수가 적어 검출되지 않을 경우

⑤ 다른 검사법보다 검출을 높이는 경우

⑥ 경검하기에 좋다(자충 이외의 다른 물질이 없기 때문에).

2) 기와배양법

여과지배양법보다 많은 양의 대변을 배양할 수 있다는 장점이 있다.

(1) 기와를 이용한 배양법 과정

① 직경 6 cm, 높이 1 cm의 흡수성이 좋은 기와를 사용 전에 높은 열을 충분히 가하여 기와 내부에 있는 약품, 기타 유해물질을 제거시켜서 사용한다.

② 대변 3~4 g을 비커에 넣고 물을 가하여 완전히 물에 푼 다음 거즈 1매로 깔때기에 여과한다.

③ 이것을 원심 분리하여 침전시켜 침전물을 기와의 윗부분에 잘 도말하여 기와를 petri dish에 넣고 물을 기와 높이의 1/2까지 채운 다음 petri dish의 뚜껑을 덮는다.

④ 20~30°C에서 약 12일간 배양하고 물을 채취, 원심 분리하여 배양된 유충을 수집해서 해부현미경으로 관찰한다.

⑤ 기와 밑에도 유충이 붙어 있을 수 있으므로 기와 전부를 물로 잘 씻도록 한다.

표 4-6. 인체기생충의 특징

감별점	아메리카구충	두비니구충	동양모양선충	분선충
식도의 길이와 모양	체장의 1/4 이하 중앙에 협소한 부분이 있음	체장의 1/4 이하 중앙에 협소부분이 있음	체장의 1/4 이하 중앙에 협소부분이 있음	체장의 1/3 이상 원형상이 있고 협소부분 없음
장강	넓고 나선형	좁고 나선형	좁고 명료한 전광형	좁고 불명료
충체 미단	항문으로부터 급격히 좁아져서 선단은 급격히 예리하다	완만하게 좁아져서 끝은 둔단	미단은 환형으로 항문으로부터 짧다	선단은 V자형 절지부가 있다
피초의 미단	항문으로부터 서서히 좁아져서 실모양(사상)으로 세장형	아메리카구충과 유사하며 다소 길다	사상부위가 짧다.	짧고 동양모양선충과 유사
피초의 횡윤선	선간거리 1.7μ 선은 두껍고 명료	선 간격의 거리 1.3μ로 가늘게 보임	불명료	–
충체와 피초의 미단간 거리	54~75μ	46~54μ	–	–
운동성	완만하며 뱀모양의 운동을 함, 저온서 정지	활발하며 저온에서 서서히 정지	활발하고 상하운동을 함	–

11. 혈액기생 기생충(Malaria, Filaria) 검사

학습목표	1) 혈액으로 진단 가능한 기생충의 종류를 설명한다. 2) 야간 출현성의 개념을 설명한다. 3) 후층도말과 박층도말 과정을 설명한다.

1) 적용 기생충

① 원충류: 삼일열말라리아, 열대열말라리아, 사일열말라리아, 난형열말라리아, 원숭이열 말라리아

② 선충류: 말레이사상충, 반크롭트사상충 등

③ 리슈마니아류: 피부리슈마니아, 피부점막리슈마니아, 내장리슈마니아

④ 트리파노조마류: 감비아파동편모충 및 로데시아파동편모충, 크루스파동편모충

⑤ 톡소플라스마류: 톡소포자충 등

2) 검체 채취

(1) Malaria

Malaria는 열나기 직전 또는 열이 최고로 상승했을 때 채혈한다.

(2) Filaria 검사

말레이사상충, 반크롭사상충이 의심되면 밤 10시~새벽 2시(야간 정기출현성)에 채혈하고 로아사상충, 오짜르드사상충이 의심되면 오전 10시~오후 2시(주간 정기출현성) 사이에 채혈한다.

(3) 채혈

채혈은 귓볼(ear lobe), 손끝(finger tip), 정맥채혈을 상황에 따라서 시행한다.

3) 도말 방법

(1) 후층도말법

① 검사를 신속히 하고 종 감별은 불가능하지만 기생충 유, 무는 확인할 수 있다.

② 멸균된 slide glass를 마른 거즈로 닦는다.

③ 채혈된 혈액 2방울 떨어뜨림 – 유리막대로 직경 1~5 cm 정도로 둥글게 도말.

④ 마지막 단계는 연필로 도말위에 numbering하고 검사카드에 인적사항 등을 적는다(그림 4-13).

⑤ 후층도말표본에서는 적혈구를 일단 파괴시켰으므로 적혈구는 볼 수 없고 잔존물질로서 관찰되는 경우가 많다. 그러나 현미경으로 잘 보면 백혈구는 짙은 자색 또는 청색으로 불규칙한 모양으로 염색되

어 보이며, 말라리아 원충은 독립적으로 핵은 밝은 적색, 세포질은 짙은 자색으로 염색된다. 때로는 흑갈색의 메로조이트의 과립들이 보이는 수가 있고, ring form(윤상체)일 때는 핵만이 점상(點狀)으로 염색되는 경우가 대부분이다.

(2) 박층도말법

① 깨끗한 slide glass의 우단 1 cm정도 떨어진 곳에 혈액 1∼2방울 떨어뜨린 후 수평으로 고정 – 다른 slide glass를 45°각도로 잡고 혈액이 초자단에 일렬로 퍼지게 한 후 혈액이 끌려가면서 퍼지도록 밀어서 도말한다(그림 4-13).

② 건조와 numbering 등은 후층도말표본 제작 시와 동일하다.

③ 현미경 관찰시 형태

- 삼일열말라리아(Plasmodium vivax): 말초혈액에는 보통 윤상체, 아메바형, 분열체, 분자체, 생식모체 등이 출현한다. 보통 성숙기의 아메바형이 많이 나타나고, 피감염 적혈구는 정상 적혈구보다 커지며, 밝은 자색을 띠는 Schüffner 반점을 흔히 볼 수 있다. 분자체(merozoites)의 수는 12~24개이다.
- 사일열말라리아(Plasmodium malariae): 말초혈액에서 각 발육형을 모두 볼 수 있고, 삼일열말라리아에 비해 비교적 작다. 발육상의 분열체(schizont)는 대상체(band form)를 형성하는 것이 특징이다. 분자체는 국화꽃 모양이며 그 수 는 6~12개이다.

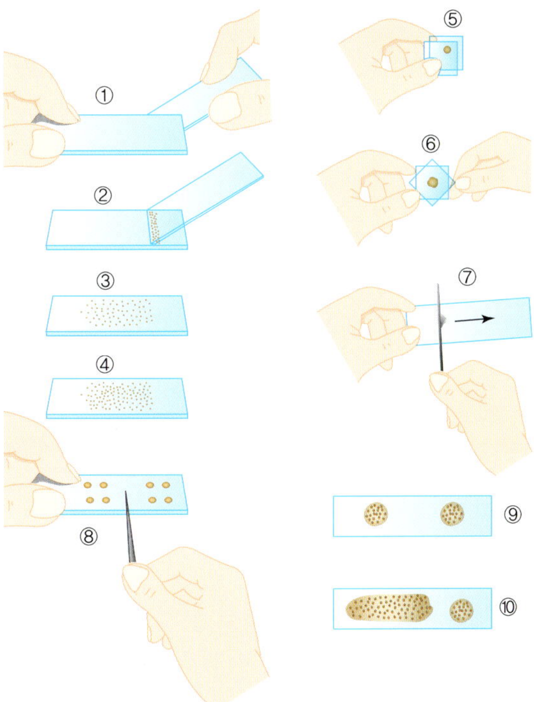

①~④. 슬라이드에 의한 박층표본도말
⑤, ⑥. 커버글라스에 의한 박층표본도말
⑦. 바늘에 의한 박층표본도말
⑧, ⑨ 후층표본도말
⑩ 박층 및 후층표본 도말

그림 4-13. Malaria, Filaria 검사를 위한 혈액검체 도말방법

– 열대열말라리아(Plasmodium falciparum): 말초혈액에서는 대개 윤상체와 생식모체(gametocyte)만이 발견된다. 생식모체는 바나나형이나 반월형이 특징으로, 윤상체상체는 현저하게 작고, 1개의 적혈구 내에 말라리아 원충이 여러 개씩 존재하는 경우가 많다.

(3) 도말법 적용 구분

① Thin smear(박층도말): 말라리아나 사상유충의 정확한 형태와 특징을 구별함으로써 확실한 종의 감별

② Thick smear(후층도말): 말라리아나 사상유충을 빠른 시간 내에 유, 무를 찾아내기 위함

4) 사상충 주간 유발법(Provocation method)

① 사상충 검사에서 밤중에 채혈하는 검사를 덜기위해 주간에 약제를 투여하여 말초혈액의 사상유충의 밀도를 높이는 방법이다.

② 주간에 diethyl carbamazine 0.1 g을 투여하고 20분~30분 후 채혈하여 경검한다(야간 최고 밀도의 20~40%정도의 유충이 나타난다).

③ 말라리아의 경우도 열발작 시간과 그 직전의 말초 혈액에 많이 나타난다.

④ 확실한 진단을 위해 후층도말과 박층도말을 동시에 적용하는 것이 좋다.

⑤ 매주 1회씩 8회 정도 반복 검사한다.

⑥ 인체의 각 기관에 잔존하는 말라리아 충체를 말초 혈액으로 유도하여 검출하는방법

- 약품주입: 이종 단백, 아드레날린(순환기에 작용), 퀴닌 등.
- 이화학적인 자극: ×선.
- 아드레날린 사용시 1:100으로 희석, 0.5 mL를 피하에 주사하고 20분 후에 채혈하여 검사한다.

5) 염색 방법

(1) 용혈과 고정

후층도말표본은 혈액이 두껍게 도말되어 있으므로 용혈을 시켜야 한다. 용혈은 Giemsa 염색의 경우는 Giemsa working 용액에 그대로 45분정도 염색하면 용혈과 염색이 동시에 이루어지거나 안전하게 염색할 경우에는 후층도말표본을 증류수에 5분 정도담가 완전히 용혈 시킨 다음 건조시키고 다시 95% 이상의 메틸알코올로 2~3분간 고정한다. 그러나 혈액이 얇게 도말된 박층도말표본은 용혈시키지 않고 고정시키며 Wright stain의 경우는 고정시키지 않고 직접 염색하면 고정과 염색이 동시에 이루어진다.

(2) Giemsa 염색법

■ 후층도말표본의 Giemsa 염색법

① 혈액도말표본을 충분히 건조시키다(그림 4-14).

② 증류수나 수돗물 또는 buffer 용액에 충분히 용혈 시킨다.

③ 95% 메탄올에 2~3분간 고정시킨 다음 충분히 건조시킨다.

④ Giemsa 용액에 30~60분간 염색한다.

⑤ 증류수나 수돗물로 가볍게 씻는다(buffer sloution을 사용하면 더욱 좋다).

⑥ 충분히 건조시킨 다음 경검한다.

Giemsa 용액에 의한 염색시간은 buffer 용액이 1 : 50일 때는 45분 정도, 1 : 25일 때는 20분 정도 염색하면 되지만, 표본이나 염색용액의 성상에 따라서 염색에 필요한 시간은 다소 다르므로 일률적으로 말할 수는 없다. 또 염색 횟수를 거듭하면 희석되어 염색 소요 시간이 더 길어진다.

■ 박층도말표본의 Giemsa 염색법

① 혈액도말표본을 충분히 건조시킨다.

② 95% 메탄올에 2~3분간 고정시킨다.

③ Giemsa 용액에 염색한다. pH 7.0이고, 100배의 희석 Giemsa 용액에서는 1시간반 정도 염색한다.

④ 증류수나 수돗물로 가볍게 씻는 데 buffer solution을 사용하면 더욱 좋다

⑤ 충분히 건조시킨 다음 경검한다.

6) 현미경 판독 및 보고

① 담당자가 판독 후 양성 시 의뢰처에 보고한다.

② 즉시 검사하여 판독한다.

③ 판독 시 애매한 경우 참고자료 이용하여 확인한다.

④ 200~300 시야 이상을 경검한다.

7) 말라리아 진단시 병동에 문의해서 참고해야할 환자정보

① Where has the patient been?

② What was the date of return to Korea?

③ Has malaria ever been diagnosed in the patient before?
If so, what species was identified?

④ What medication, Blood trasfusion?

⑤ Blood drawn, symptom, fever periodicity

8) 사상충 검사

① 사상충과(Filaroidae)에 속하는 기생충으로서 사람을 숙주로 하는 주요 기생충은 반크롭트사상충(*Wuchereria bancrofti*)과 말레이사상충(*Burgia malayi*)이다.

② 지난 과거 우리나라에서는 말레이사상충이 유행되었으며, 성충의 기생부위가 림프계통인 관계로 직접 성충을 발견한다는 것은 쉽지 않다.

③ 환자 검체에서 사상충 발견은 말초혈액에서 미세사상충(microfilaria)을 검사하는 것이 가장 확실한 방법이다.

(1) 채혈시간

① 반크롭트사상충이나 말레이사상충의 미세사상충(microfilaria)은 야간출현성(nocturnal periodicity)으로 말초혈액에 출혈하는 시간인 오후 10시~다음날 새벽 2시에 채혈하는 것이 중요하다.

② 로아사상충과 오짤드사상충은 주간출현성으로 오전 11시~오후1시에 채혈한다.

(2) 박층도말 표본 제작

① 받침유리 가장자리의 한 면에 혈액 1방울을 놓고 다른 받침유리로 같이 45° 각 도로 비스듬히 잡은 다음 신속히 도말한다.

② 이때에 사상충의 미세사상충은 적혈구보다 상당히 큰 관계로 잘 도말이 안 되고 한쪽으로 밀려나갈 염려가 많으므로 가장자리 부분을 잘 관찰하는 것이 중요하다.

(2) 후층도말 표본 제작

① 말라리아 표본제작과 같이 귓불이나 손 끝을 란셋(lancet)으로 천자하여 처음 나오는 혈액은 마른 솜이나 거즈로 잘 닦아낸다.

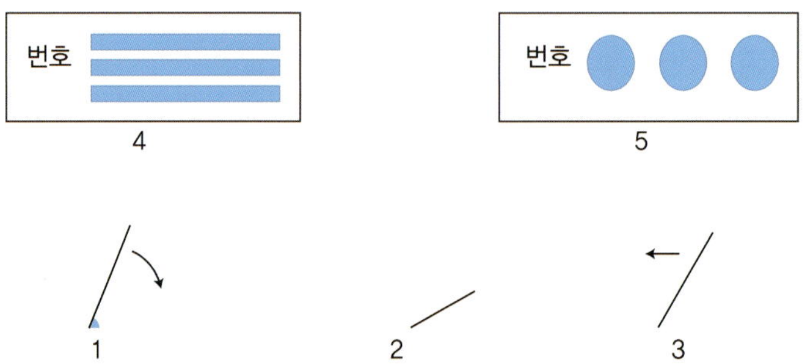

그림 4-14. 후층 및 박층도말법(사상충)
1~3. 박층도말요령 4. 삼(三)자형후층도말 5. 원형후층도말

② 그 다음 나오는 혈액을 슬라이드에 직경 2 cm 정도의 원형이나 직경 3 mm, 길이 50 mm의 크기로 신속하게 줄을 그어서 =자 또는 ≡자 모양으로 후층도말 을 한다.

③ 근래에는 ≡자형을 많이 사용한다(그림 4-14).

12. 요검사

학습목표	1) 요검사 과정을 설명한다. 2) 대상 기생충에 대해 설명한다.

- 요검사는 주로 방광주혈흡충란, 거대신충란, 질편모충의 영양형을 관찰하고 진단시 사용된다.
- 반크롭사상충 및 회선사상충의 환자의 경우 환자의 흰 요의 침전물에서 확인이 가능하다.
- 주혈흡충 감염진단을 위해 오전 10시에서 오후 2시까지 요을 채취하는 것이 좋다
- 혈뇨의 경우 중감염을 의심할 수 있다.
- 침전법과 여과법(정량적 검사법)이 있다.

1) 침전법(방광주혈흡충 감염진단을 위한 요 24시간 검사법)

(1) 검사재료

① 원심분리기

② 15 mL 원심시험관

③ Slide glass(받침유리) & Cover glass(덮게 유리)

④ 요 채집을 위한 conical 플라스크

⑤ 표기를 위한 펜

⑥ 파스퇴르 피펫

⑦ 고무 bulb

⑧ 현미경

(2) 검사과정

① 깨끗한 용기에 받은 요 검체를 잘 섞고 conical 요 플라스크에 붓는다.

② 1 시간동안 요를 침전시키도록 방치한다. 상청액은 버리고 침전물은 15 mL 원심시험관으로 옮겨 2 분간 1,500 rpm으로 원심분리 시킨다.

③ 충란이 존재하는 검체의 침전물을 전시야에 걸쳐 100배로 경검한다.

(3) 주의 및 참고사항

① 충란파괴와 미라시디움 배출을 막기 위하여 원심분리 시간을 증가시키지 말고 1,500 rpm이상 초과하지 않도록 한다.

② 가능한 한 빨리 원심분리 시킨다.

③ 붓기 전에 용기를 잘 섞는다.

④ 슬라이드/튜브/종이를 주의 깊게 표기한다.

⑤ 일회 요채취를 사용할 때 최소 10 mL 이상 사용한다.

⑥ 요가 한 시간 이상 방치되면 요 100 mL에 37% 포르말린 용액 2 mL를 첨가하여 충란을 보존해야한다(포르말린이 없다면 100 mL 요에 가정용세척제 2 mL를 넣어서 사용하기도 한다).

⑦ 질편모충의 영양형의 경우, 힘차고도 점프를 하는 듯한 운동을 관찰할 수 있다.

(4) 장단점

민감도가 떨어지지만 비용이 적게 들고 시행이 간편하다.

2) 질편모충 관찰을 위한 요검사

백혈구와 혼동하지 않도록 유의하고 2시간 내에 검사 하도록 한다.

① 15 mL conical 원심시험관에 10 mL 요를 넣고

② 3,000 rpm 10분, 원심한다.

③ 요침사를 spoid 나 pipette으로 채취 후 슬라이드에 떨어뜨린 후 현미경으로 운동성을 관찰한다.

13. 질 및 요도 분비물 검사

학습목표	1) 질, 요도 분비물검사 검사과정을 설명한다. 2) 대상 기생충에 대해 설명한다.

- 질과 요도분비물로 대개 요도 생식계에 존재하는 편모충류인 질편모충의 유무를 검사한다. 남성과 여성 모두에 기생하나, 남성에게는 대개 무증상이다. 질편모충은 질이나 요도 분비물을 습식표본으로 검사해서 동정할 수 있다(염색상에서 질편모충은 뒤틀리고 해서 동정하는데 어려울 수 있다).
- 질편모충의 검사는 직접도말하여 경검하는 경우, 염색표본을 만들어 검사하는 경우, 그리고 배양하여 검사하는 경우가 있는데, 영양형만 존재하고 외계의 저항력이 비교적 약하기 때문에 검사상 손상되거나 염색, 배양 등에서 실패하는 경우가 있으므로 주의해야 한다.

1) 검사재료

① 원심분리기(15 mL conical 튜브와 100×13 mm 튜브 사용)
② Slide glass(받침유리) & Cover glass(덮개유리)
③ 살균처리된 면봉
④ 파스퇴르 피펫 또는 스포이드
⑤ 표기용 펜이나 마커
⑥ 면 덮개(cotton plug)나 나사뚜껑(screw-caps)이 달린 100×13 mm 시험관으로 3 mL의 살균 식염수가 들어 있게 한다.

2) 검사과정

① 살균된 면봉으로 질분비물(질대하), 요도분비물, 요, 전립선 분비물, 정액 등을 채집한다. (직접 검사시는 생리식염수 1방울과 함께 받침유리 위에서 혼합하고, 덮개유리를 덮은 다음, 약확대 100×로 경검한다)
② 살균된 3 mL 식염수를 함유한 살균 튜브에 면봉을 투입한다.
③ 가능하다면 여러 개의 슬라이드를 제작할 수 있게 검체를 좀 더 채취한다.
④ 튜브와 슬라이드에 환자의 이름 또는 번호, 채집 날짜를 표기한다
⑤ 3,000 r.p.m.으로 10분 동안 원심분리한 다음, 침사를 경검한다.
⑥ 요검사의 경우도 요를 취한후 상기 r.p.m.으로 10분 동안 원심분리한 다음, 침사(sediment)부분을 spoid나 피펫으로 취하여, 받침유리 위에 놓고 검경한다.
⑦ 현미경검사는 우선 100×로 찾고 400×로 편모, 파동막 등을 확인한다.

3) 참고사항

① 환자가 검사실에 오면 대개 직접 습식표본을 실시한다. (원심분리용 튜브는 필요치 않다)
② 질편모충이 운동성이 정지된 경우, 백혈구와 구별하기 곤란하므로 요검체는 채취 즉시 검사하도록 하고 그렇지 못할 경우는 37°C incubator에서 보관하는 것이 좋다.
③ 요검사는 2시간 이내에 검사하도록 한다.
④ 검사실 실온이 높은 곳이 좋고, 가능하다면 검사 기구(받침유리, 덮개유리, 등)는 37°C 정도 따뜻하게 하는 것이 좋다.

4) 질 및 요도 도말 직접 검사법

(1) 검사방법

① 환자가 검사실에 오면 멸균된 면봉으로 질 또는 요도 분비물을 얻을 수 있다. 식염수를 현미경 슬라이드에 한 방울 떨어뜨린 후 검체가 묻은 면봉을 잘 혼합 한다.

② 커버슬립으로 덮고 있는 유동성 있는 편모충을 관찰하기 위해 현미경으로 우선 100배로 찾고, 400배로 최종 확인한다.

(2) 원심 분리된 또는 침전된 검체

① 식염수를 묻힌 면봉으로 검사하였을 때 면봉에 남아있는 과다한 액을 없애기 위하여 튜브 기벽에 대어 눌러 짜서 액을 짜낸 다음 면봉을 버린다.

② 2 분간 튜브를 원심분리 시키는데, 원심분리가 원활치 않으면 바닥에 침전물이 생기도록 10분간 튜브를 세워둔다.

③ 피펫으로 상청액을 제거한다. 이 때 침전물이 같이 제거되지 않게 주의한다.

④ 침전물 한 방울을 취해 현미경 슬라이드에 놓는다.

⑤ 습식표본을 통해 편모충의 움직임을 확인할 수 있다.

⑥ 요도 생식기계에 기생하는 유일한 질편모충의 영양형은 힘차고도 변덕스러우며 점프를 하는 듯한 운동을 관찰할 수 있다.

14. 조충류의 편절검사

학습목표	1) 유구조충과 무구조충의 편절 검사과정을 설명한다. 2) 조충 편절 감별점에 대해 설명한다.

- 대변검사에서 유구조충(*Taenia solium*)과 무구조충(*Taenia saginata*)은 충란으로 구분이 불가능다. 따라서 매일 배출되는 수태편절(gravid, proglottid)을 검사하여 그 종을 구분할 수
- 조충란 검출은 대변검사에서보다 scotch tape 항문주위도말법에서 검출률이 더 높으나, 대개 환자의 5 % 이내라고 한다.
- 편절검사는 환자의 조충증의 치료 과정에서 자신에게 자가감염(auto infection) 될 수 있고 주위 사람들에게의 충란으로 감염시켜 낭충증(cysticercosis)의 위험성 등이 크다.

1) 검사재료

① Slide glass

② Applicator sticks

③ Dissecting microscope

④ Petri dish

⑤ D.W

⑥ Pincette

2) 검사방법

① 대변에서 채취한 편절을 깨끗이 씻는다.

② 깨끗한 2매 슬라이드, 즉 하나의 slide glass 위에 놓고 다른 slide glass로 파괴되지 않게 압평표본을 만든다.

③ 육안이나 해부현미경으로 자궁 측지 수를 센다.

3) 판독방법

① 유구조충: 한쪽 자궁측지 수가 7~10개

② 무구조충: 한쪽 자궁측지 수가 15~20개

4) 편절 염색

자궁측지의 형태를 쉽게 관찰하고, 영구적으로 보관하기 위해 Semicon's aceto carmine 염색을 하면 좋다(그림 4-15).

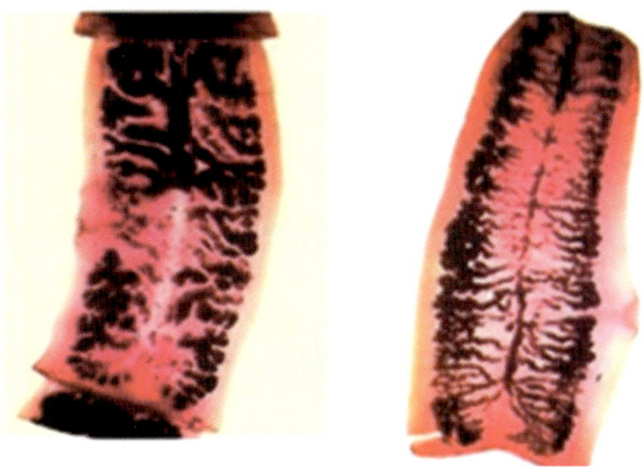

그림 4-15. Semicon's aceto carmine 염색한 유규조충과 무구조충의 자궁측지

5) Semicon's aceto carmine 염색법

(1) Semicon's aceto carmine solution

① Glacial acetic acid와 증류수를 1 : 1의 비율로 천천히 조심스럽게 혼합한다.

② 여기에 carmine powder(카르민 분말)를 더 녹지 않을 정도로 천천히 가하면서 충분히 녹인 다음,

③ 95~100℃에서 15분 정도 가온시키고 식힌(cool)다음 여과지에 여과한다.

④ 갈색 병에 보관하며, 염색 사용 전에 동량의 70 % ethyl alcohol을 혼합하여 사용한다.

(2) 염색 순서

① 충체를 60 가온된 AFA나 70 % ethyl alcohol에서 고정시키고,

② 수세(washing)한 다음,

③ 70 % ethyl alcohol과 희석한 Semicon's aceto carmine 용액에서 1~8시간 이상 염색한다.

④ 염색이 너무 되었을 때는 0.5 % HCl 용액(70 % alcohol을 0.5 % HCl로 만든 것)에서 엷은 자색(엷은 pink color)이 되도록 탈색한다.

⑤ 70 % ethyl alcohol에서 2~3번 옮겨서 산(acid)을 빼내고

⑥ 80 % → 95 % → 100 %의 순서로 탈수한 뒤에

⑦ Carbol xylol 또는 xylol에서 잠깐 동안 탈 alcohol시키고(이 과정에서 시간을 너무 길게 두면 좋지 않다.

⑧ Balsam 봉입한다.

15. 요오드 염색(Iodine stain)

학습목표	1) 요오드 염색방법을 설명한다. 2) 대상 기생충에 대해 설명한다.

즉시 염색이 가능하고 원충류의 포낭형 관찰에 유용하다.

1) 검사재료

① Potassium iodide .... 2 g

② Iodine(I2)결정 .... 1.0 g

③ Distilled water .... 50 mL

ⓐ 먼저 potassium iodide(KI)를 증류수에 완전히 녹인 후 iodine을 넣고 서서히 녹인다.

ⓑ Iodine은 잘 녹지 않는 편인데, 열을 약간 가하면서 녹이든지 약절구에 iodine을 넣고 미세한 분말로 만든 다음 녹이면 된다.

ⓒ 만든 후 오래되면 염색성이 떨어지므로 다시 만들어 사용한다.

2) 검사방법

도말표본에 검체를 도말한 후 iodine 염색액 한방울 정도 떨어뜨려서 잘 혼합하여 cover glass를 덮고 검경한다(그림 4-16).

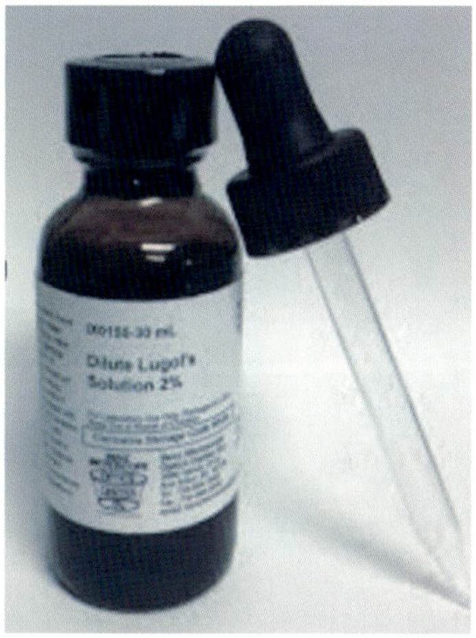

그림 4-16. Lugol iodine 염색 시약

3) 현미경 판독 참고치

① 배경은 전부 황색으로 염색되고 포낭은 갈황색으로 선명히 염색되어 관찰된다.

② 포낭내 핵, 세포질, 글리코겐 괴(glycogen mass) 등 구조의 확인이 가능하다.

③ 특히, 글리코겐 괴는 황갈색으로 염색되어 쉽게 볼 수 있다(그림 4-18).

④ Chromatin성 구조는 염색되지 않는다.

4) 임상적의의

① 대장아메바나 이질아메바의 포낭의 핵 경우 요오드 염색으로 뚜렷이 구분이 가능하다(그림 4-17).

② 좀 더 확실한 종의 구별이 필요할 경우에는 trichrome 염색이나 Iron-Hematoxylin영구염색하는 것이 좋다

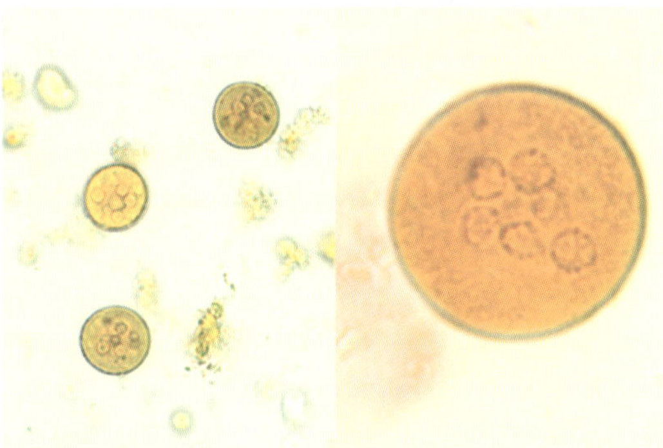

그림 4-17. 대장아메바 포낭내 핵의 요오드염색

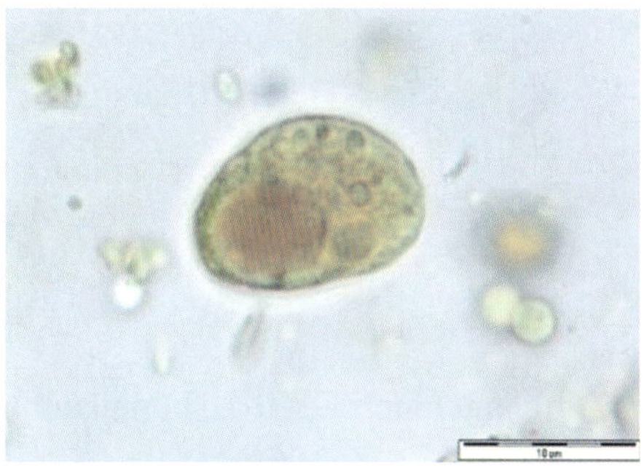

그림 4-18. 요드아메바 포낭의 세포질내 글리코겐 괴의 요오드 염색

16. 작은와포자충(*Cryptosporidium parvum*), stain

학습목표	1) 작은와포자충의 염색과정에 대해 설명한다. 2) 난포낭, 포낭, 영양형, 핵, 세포질의 염색성을 설명한다.

대변 속의 작은와포자충은 basic fuchsin에 염색되나 acid alcohol에 탈색되지 않는 특징을 이용하여 검사한다.

1) 검사재료

① Basic fuchsin

② Absolute ethanol

③ Phenol

④ D.W

2) 검사방법

① 설사 변이나 묽은 변은 직접 도말하고, 경변은 포르말린-에테르법으로 처리 후 침사를 이용한다.

② Slide glass에 침사를 엷게 도말 한다.

③ 공기중에 말린다.

④ 무수 methanol에 3분 고정 시킨다.

⑤ 차거운 carbol fuchsin에 10분 염색한다(그림 4-19).

• 시약 조제법) Basic fuchsin ······ 1 g

Absolute ethanol ······ 10 mL

Phenol ······ 5 mL

D.W로 100 mL filled (사용시 filter)

⑥ 수돗물에 수세

⑦ 3% 염산-에탄올(Hcl + 70% ethanol 혼합용액)으로 탈색한다(여러번 반복해서 dipping).

• 시약조제법) 970 mL 70% ethanol

30 mL Hcl

⑧ 수돗물에 수세

⑨ Methylene blue(또는 0.25% malachite-green)에 대조염색 1분.

⑩ 수돗물에 수세

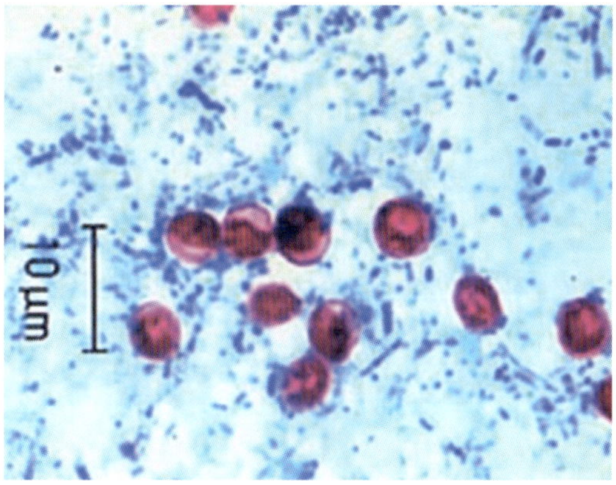

그림 4-19. Cryptosporidium oocyst의 항산성 염색(붉은색)

⑪ 공기중에 말린 후 permount로 봉입한다.

⑫ Immersion oil을 떨어뜨려 1,000배로 난포낭의 형태를 현미경으로 관찰한다.

3) 현미경 판독 참고치

- *Cryptosporidium* sp.: 직경 5±1 μm정도 크기의 붉은색, 구형 포낭
- Background: 푸른색(methylene blue)(그림 4-20)

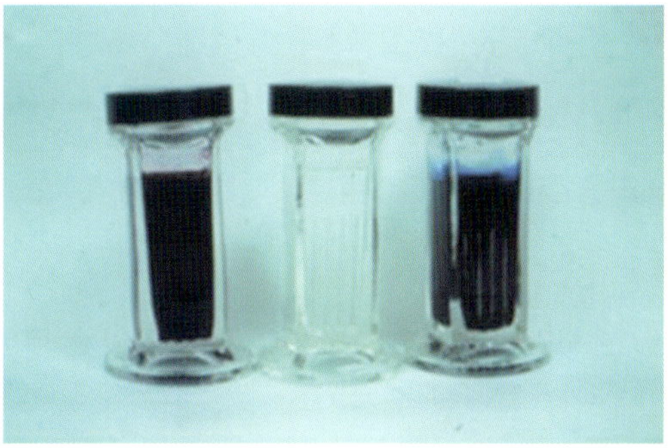

그림 4-20. Modified acid fast stain 시약

4) 임상적의의

장관계의 기생으로 인한 지속적인 설사에 관한 원인 규명

17. Trichrome stain for parasite (Wheatly technique)

학습목표	1) Trichrome 염색과정을 설명한다. 2) 난포낭, 포낭, 영양형, 핵, 세포질의 염색성을 설명한다.

대변내의 원충류를 Trichrome 염색을 이용하여 핵과 세포질을 구별시킴으로서 동정할 수 있다.

1) 검사재료 및 시약

(1) Trichrome stain reagent

① Chromotrope 2R ········· 0.6 g

② Light green SF ········· 0.3 g

③ Phosphotungstic acid ········· 0.7 g

④ Acetic acid(glacial) ········· 1.0 mL

⑤ Distilled water ········· 100 mL

(조제)

ⓐ Dry component(분말성분)에 1.0 mL acetic acid를 넣고 실온에 15~30분 방치(ripen).

ⓑ 증류수 100 mL을 넣는면 purple color가 된다.

ⓒ Glass or plastic bottle에 넣어 실온 방치한다.(사용기간: 24개월)

(2) 70% ethanol plus iodine crystal

① 70% ethanol에 iodine crystal을 dark solution이 될 때까지 넣어 stock solution을 준비(1 to 2 g/100 mL)

② 사용시, stock solution을 70% ethanol로 희석하여 dark reddish brown(port wine) 또는 strong tea color가 되도록 한다.(사용기간: 색이 변할 때까지)

③ 시약 대체시간은 염색횟수와 container size에 따라 결정된다.(1주 ~ 수주)

(3) 90% ethanol, acidfied

① 90% ethanol ········· 99.5 mL

② Acetic acid(glacial) ········· 0.5 mL

2) 검사방법

① Shaudinn's 고정액에서 slide를 꺼낸다.

② 70% ethanol에 5분 담근다.
③ 신선검체나 5~10분 공기중 말린 PVA smear를 5분 동안 70% ethanol+iodine 혼합용액에 넣는다.
④ 70% ethanol 5분
⑤ 또 다른 70% ethanol 5분
⑥ Trichrome stain에 10분
⑦ 90% ethanol+acetic acid 혼합액 1~3초
⑧ 100% ethanol – several times dip
⑨ 100% ethanol – 5분
⑩ 100% ethanol – 5분
⑪ Xylene 5~10분
⑫ 건조되기 전에 permount로 mounting(그림 4-21)

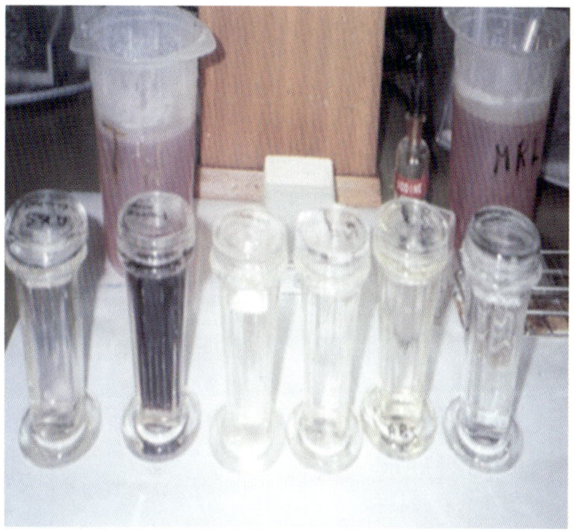

그림 4-21. Trichrome 염색 시약

3) 현미경 판독 참고치

- Nuclei: red
- Cytoplasm: blue-green
- Background: green(그림 4-22)

4) 임상적의의

장관계의 기생으로 인한 지속적 설사에 관련된 원충류의 종 규명

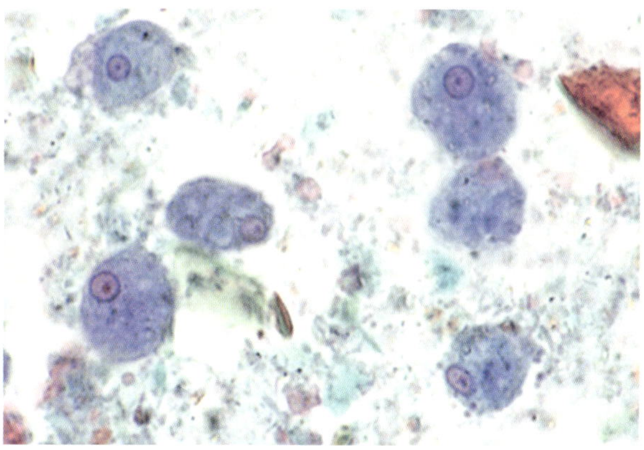

그림 4-22. 이질아메바 영양형의 *Trichrome* 염색

18. Iron Hematoxylin 염색법(Tompkins-Miller Method)

학습목표	1) Iron Hematoxylin 염색과정을 설명한다. 2) 난포낭, 포낭, 영양형, 핵, 세포질의 염색성을 설명한다.

포낭형이나 영양형에 있어서 종 감별이나 명확한 형태학적인 관찰을 하고자 할 때유용하다(표 4-7). 본 염색에서는 영양형 및 포낭형의 chromatin성 구조가 모두 염색된다.

1) 검사재료

① 신선대변 슬라이드 검체
② 50% ethanol
③ 70% ethanol
④ Iodine-70% ethanol
⑤ 95% ethanol
⑥ 100% ethanol
⑦ 4% ferric ammonium sulfate mordant,
⑧ 0.5% aqueous hematoxylin
⑨ 2% phpsphotungstic acid
⑩ Xylene
⑪ Balsam(Permount),
⑫ 커버글라스

2) 염색과정

① 슬라이드에 가검물을 면봉이나 검사용 막대를 이용하여 도말한다.
② 각 표본이 마르지 않게 하여 슬라이드를 곧 Schaudinn's액을 60℃ 가온한 상태에서 도말한 표본을 5분간 고정한다(그림 4-23).
③ 70% alcohol 5분
④ Iodine-70% ethanol 2~5분
⑤ 50% ethanol 5분
⑥ 흐르는 수돗물에 수세 3분

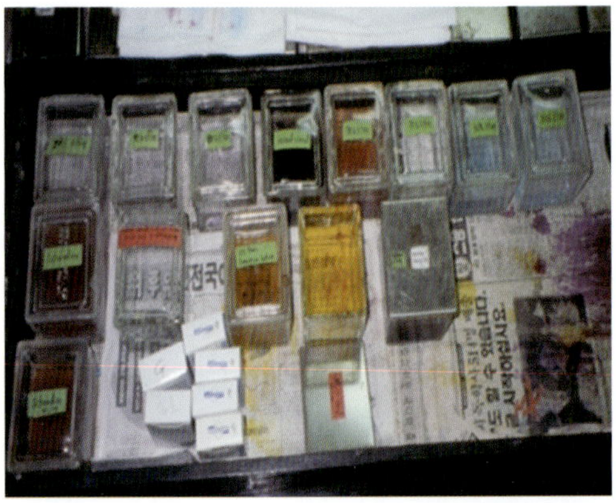

그림 4-23. Iron Hematoxylin 염색 시약

⑦ 매염작용을 하는 4% ferric ammonium sulfate mordant로 5분

⑧ 흐르는 수돗물에 수세 1분

⑨ 0.5% aqueous hematoxylin 염색 2분

⑩ 수돗물에 수세 1분

⑪ 2% phpsphotungstic acid 2~5분

⑫ 흐르는 수돗물에 수세 10분

⑬ 70% ethanol(saturated aqueous lithium carbonate 2~4 방울 떨어뜨린 액)

⑭ 95% ethanol 5분

⑮ 100% ethanol 5분

⑯ 100% ethanol 5분

⑰ Xylene 5분

⑱ Xylene 5분

⑲ Balsam mount(영구표본)

3) 현미경 판독

① 핵의 핵소체(karyosome), 주위성 chromatin, 염색질체 (chromatoidal body) 등은 암청색으로 염색된다.

② 원충의 영양형과 포낭은 청회색에서 검정색으로 관찰되며 주위색은 옅은 회색에서 청색이다(그림 4-24).

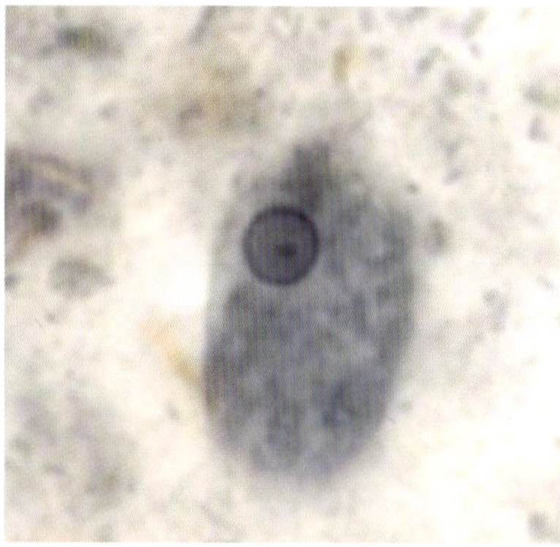

그림 4-24. 이질아메바 영양충의 Iron Hematoxylin 염색

4) 참고사항

① 검사 중 주의하여야 할 것은 조작 중에 도말표본이나 가검물이 건조하지 않도록 하여야 한다.

② 받침유리에 가검물을 면봉이나 검사용 막대를 이용하여 도말한다(건조하지 않도록 주의).

표 4-7. 기생충의 염색법의 종류와 적용

기생충 염색(stain)		
Iodine, Eosin	영양형, 주로 포낭형	일시적 염색
Trichrome stain	영양형, 포낭형	영구적 염색 · 종감별
Iron · Hematoxylin stain	영양형, 포낭형	영구적 염색 · 종감별
Wright–Giemsa · Giemsa	말라리아, 사상충, 열대기생충	영구적 염색 · 종감별
Semicon's aceto carmine stain	성충(adult) 염색	영구적 염색 · 종감별

19. 직접형광항체법(Direct immunofluorescent Assay, DFA법)

학습목표	1) 직접형광항체법 과정을 설명한다. 2) 난포낭, 포낭, 영양형, 핵, 세포질의 염색성을 설명한다.

작은와포자충(*Cryptosporidium sp.*)과 람블편모충(*Giardia lamblia*) 세포벽 항원에 대한 Fluorescein isothiocyanate(FITC) 라벨 단클론항체를 혼합하여 만든 것으로 분변 및 물 재료에 대하여 작은와포자충과 람블편모충을 동시에 검출가능하다. 분변은 10% 포르말린에 저장된 것으로 충분한 고정을 위해 실온에서 30분 둔다.

1) 검사재료

상업적으로 판매하는 Meridian diagnostics kit(그림 4-25)

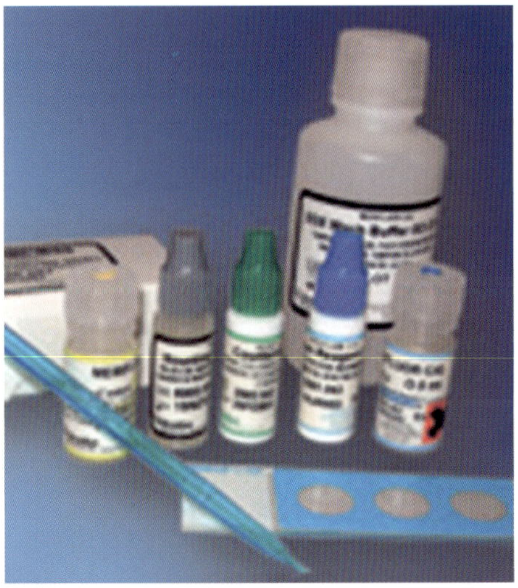

그림 4-25. MERIFLUOR® *Cryptosporidium*/Giardia test kit

2) 검사과정

① 처리된 슬라이드 웰에 분변재료 1 방울을 운반 막대기로 옮겨서 시료가 슬라이드전체에 묻도록 발라준다.

② 새로운 운반 막대기를 사용해서 음성과 양성 대조군을 각 각 한 방울을 떨어뜨린다(슬라이드 웰에 긁히지 않도록 유의).

③ 약 30분 동안 실온에서 공기 건조시킨다.

④ 각 웰에 Detection 시약 1방울과 대조염색액을 1방울씩 떨어뜨린다.

⑤ Applicator stick으로 시약과 분변재료가 웰의 전면에 잘 퍼지도록 혼합한다(슬라이드 표면은 긁히지 않도록 주의).

⑥ 슬라이드를 습윤상자에 넣어 37℃ 배양기에서 30분 동안 배양한다(이때 빛을 차단).

⑦ 1배의 세척완충액으로 과도한 Detection 시약과 대조염색이 제거될 때까지 슬라이드를 세척하고 휴지로 가장자리 물기를 제거해 준다.

⑧ Mounting Medium을 각 웰에 한 방울을 가하고 커버글라스를 덮는다.

⑨ 100~200배의 배율로 철저하게 찾고 의심스러운 형광색은 보다 높은 400배의 배율로 확인한다.

3) 결과판독

① 작은와포자충 난포낭(Cryptosporidium oocysts): 모양이 약간 난형으로 둥글며(round to slightly oval), 직경은 2~6 μm이며 난포낭 벽은 밝은 사과녹색(bright apple green)으로 염색된다(그림 4-26).

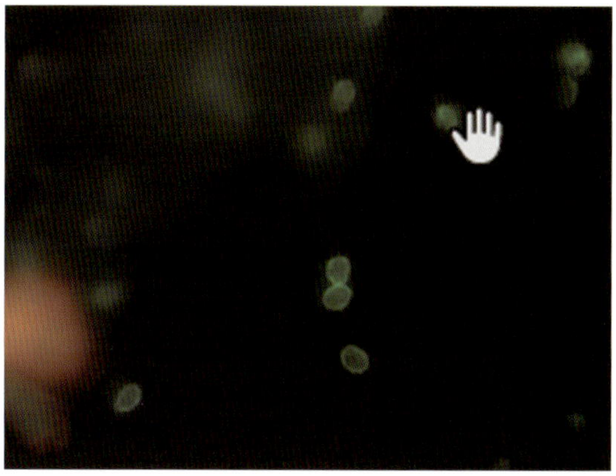

그림 4-26. 직접형광항체법으로 검사 후난포낭의 형광

② 람블편모충 포낭(*Giardia cysts*)은 난형으로 8~12 μm이고, 포낭 벽은 밝은 사과 녹색(bright apple green)으로 염색된다.

③ 백그라운드는 오렌지에서 적색(dull orange to red)으로 대조염색된다.

④ Negative control well에서는 사과녹색 형광(apple-green fluorescence)이 나타나지 않는다.

4) 참고사항

① 대변속 작은와포자충과 람블편모충을 진단하는데 빠른 검사법이다.

② 신속한 검사로 30분 이내 결과를 알 수 있다.

③ 가끔 인공물질(artifact)이 염색될 가능성도 있으므로 주의 한다.

20. 대변 지방검사(Stool fat stain)

학습목표	1) 대변 지방검사 원리를 설명한다. 2) 대변 지방검사 방법을 설명한다.

1) 검사 원리

지방이 Sudan III에 붉게 염색되는 성질을 이용한 지방변(steatorrhea) 검출법으로 흡수 불량(malabsorption)을 진단하는데 이용한다. 에탄올로 처리한 경우 중성지방(Neutral fat)이 orange 색으로 염색되나 지방산(fatty acid)은 염색되지 않는다. 지방산은 가열과 산 가수분해(acid hydrolysis)에 의해 염색된다.

2) 검사시약 및 재료

① Acetic acid, 36%: 36 mL의 acetic acid + 64 mL의 증류수

② Sudan III: 95% ethanol에 포화시킨 용액

③ Slide & cover glass

④ Alcohol lamp

⑤ 현미경

3) 검사 방법(지방 정성검사, Fat qualitative test)

(1) 지방산(Fatty acid)

① 소량의 stool을 slide glass에 도말한다.

② Glacial acetic acid(36%) 1 drop + Sudan III(or oil red O) 1 drop을 섞어서 cover glass 덮은 후 알코올 lamp로 가열 후 바로 경검한다.

③ Deep orange~red color의 fat globule을 관찰 후 대안렌즈 micrometer를 이용하여 크기를 잰다.

(2) 중성지방(Neutral fat)

① 소량의 대변을 슬라이드에 도말한다.

② 95% ethyl alcohol 1 drop + Sudan III(or oil red O) 1 drop 섞어서 cover glass를 덮고 경검한다.

4) 현미경 판독

① 노란색 또는 연한 오렌지색의 반짝이는 방울로 나타난다.

② 진한 오렌지색의 방울모양으로 보이고, 식으면 spike가 생긴다.

③ 정상에서는 400배에서 직경 1~4 um의 작은 방울이 100개 이하로 보인다.

④ 지방변의 경우 6~75 um의 기름방울이 많은 수로 관찰된다.

⑤ 직경이 30 um이상이면 수에 관계없이 지방 변으로 판독한다.

⑥ 정상에서는 가끔 보이고, 췌장에 문제가 있을 때 다수 출현한다.

5) 결과 보고

(1) Fatty acid/Neutral fat

① Normal: numbers: 100 droplets 이하/HPF이고, diameter가 10 um 이하이다.

② Abnormal: Increase in numbers (100 droplets 이상/HPF), Increase in size (10 μm 이상)

③ 직경 10 μm이상이면 한 개라도 abnormal로 판독한다(그림 4-27).

④ 정상인에서 중성지방(Neutral fat): 지방산(Fatty acid) = 1 : 3

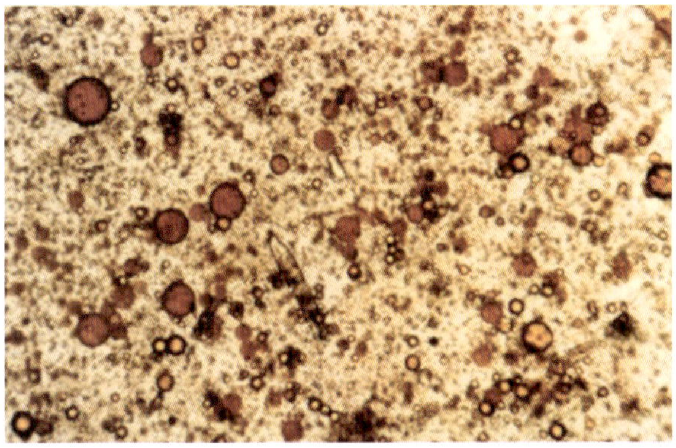

그림 4-27. Sudan III로 염색한 대변 지방

6) 주의사항

① 항균제나 지사제를 투여하기 전에 채취한다.

② Mineral oil, bismuth, barium 등을 사용하기 전에 채취한다.

③ 소변, 변기 물에 의해 오염되지 않도록 주의한다.

④ 말라버린 검체는 검사에 부적합하다.

⑤ 2시간 내에 검사실에 도착하면 실온에서 다룬다.

⑥ 그 이상 지체되면 냉장을 요한다.

⑦ 전형적인 지방 변은 거품과 기름기가 있다

⑧ 중성지방(Neutral fat)은 large orange 혹은 red droplet으로 염색되며 미네랄오일(mineral oil) 등은 위양성의 결과를 보인다.

7) 임상적 의의

① 지방변의 원인으로 장벽의 위축 지방소화장애, 장관 림프관 폐색, 장관절제술), 기생충, 장관 혈액공급 부전 등

② 중성지방이 증가된 경우: 지방을 분해하지 못하는 상태를 의미한다.

III 대변 잠혈검사(Fecal occult blood test)

학습목표	1) 대변 잠혈검사 목적, 원리를 설명한다. 2) 대변 잠혈검사 종류와 위양성, 위음성 원인을 설명한다.

분변에서 잠혈을 검출하기 위한 검사

1) 검사목적

① 대장암 선별검사: 대장암의 출혈성 성향에 근거

② 빈혈의 원인 조사

2) 검사방법/시약종류

① Chemical FOBT (chemical guaiac-based fecal occult blood test): 정성검사

② Fecal immunochemical test: 정량검사

1. Chemical FOBT(C-FOBT)

초기에 소개된 화학적 방법

1) 검사 원리

Heme의 Pseudo-peroxidase acitivity 이용한 검사방법

2) 검사 시약

① Guaiac

② Benzidine

③ Orthotoluidine

④ Ortho-dianisidine

3) 검사방법(Guaiac test)

① Guaiac-based fecal occult blood test (gFOBT)

② Heme과 a-guaiaconic acid의 화학적 산화반응에 근거한 방법

4) 검체채취

3번(3일) 연속으로 받아서 각 검체를 2개씩 kit에 도말하고 14일 이내 검사

5) 위양성을 보이는 경우

① 붉은육류(양, 쇠고기, 간등)에 포함된 동물 Hb: 검사전 3일간 금지

② Peroxidase 를 함유한 과일 및 야채(순무, 서양고추냉이, 바나나, 포도, 배, 자두등)을 섭취시 위양성을 보이므로 주의해야 한다.

6) 위음성을 보이는 경우

다량의 비타민 C(>250 mg/day): 검사 전 3일간 금지

7) 기타 양성 보이는 경우

위장관 출혈이 있는 다른 질환들(식도 정맥류, 용종, 식도염, 위염, 소화성 궤양, 치질, 염증성 장질환 설사, 대장의 혈관형성이상증)에서도 양성이 나타날 수 있다.

2. Occult Blood-human (DIANA) (fecal immunochemical test)

1) 검사 목적

분변에서 잠혈, Human Hb 검출: 하부위장관 출혈, 즉 대장암이나 감염성 장염을 조기 발견하기 위한 선별검사

① 대장암 선별, 정량검사

② 대장암의 출혈성 성향에 근거

③ 빈혈의 원인 조사: 위장관 출혈이 있는 다른 질환들(식도 정맥류, 용종, 식도염, 위염, 소화성 궤양, 치질, 염증성 장질환 설사, 대장의 혈관형성이상증)에서도 양성

2) 검사 원리

① 분변중의 human Hb 과 latex에 부착된 항-human Hb 과 항원항체반응으로 응집이 생기고 이로 인한 혼탁도(turbidity)를 측정한다.

② Human Hb의 globin에 대한 monoclonal/polyclonal Ab를 이용한 방법으로 Intact human Hb을 검출(Fecal immunochemical test)

③ 라텍스 응집반응(Latex agglutination immuno-tubidimetry)과 자동분석기를 사용하는 광학측정법이다. 라텍스 시약은 anti-human HbA0 Ab 를 폴리스티렌라텍스에 감작시킨 제품으로 샘플과 혼합하면 라텍스에 감작시킨 anti-human HbA0 Ab가 샘플 중의 헤모글로빈과 반응해서 라텍스 응집반응이 일어난다(그림 4-28).

④ 자동화장비(OC-SENSOR DIANA 등) LATEX 시약은 알려진 표준액의 농도로부터 산출한 calibration 곡선을 이용하여 표준액과 비교한 샘플의 HbA0의 양을 측정한다.

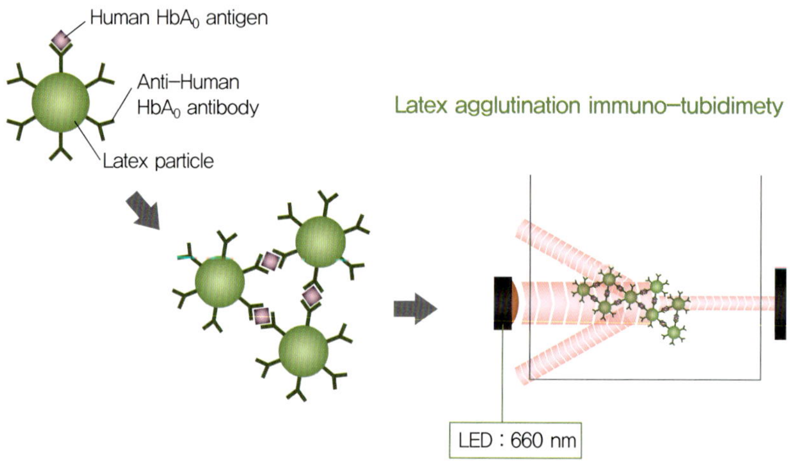

그림 4-28. 분변 잠혈반응에서 라텍스 응집반응 원리

3) 검사 재료

① OC-SENSOR DIANA LATEX REAGENT

② OC-SENSOR DIANA BUFFER

③ Control Class: Low, High

④ Racks: 장비회사마다 차이가 있다(그림 4-29).

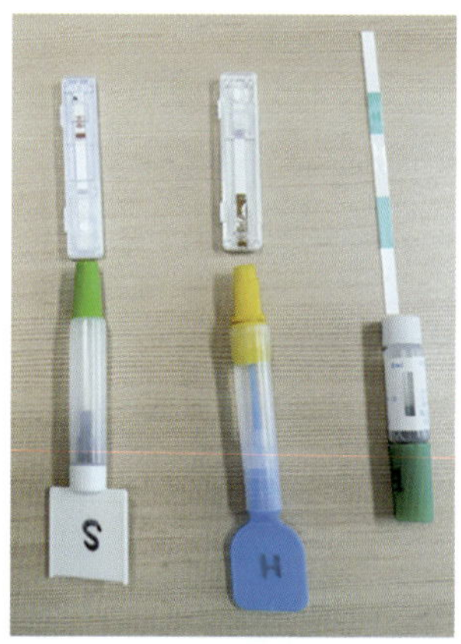

그림 4-29. 국내 시판 시약의 종류

4) 검사방법

① SET UP

② SET REAGENT

③ Sampling 및 검사, 결과 판독(장비회사마다 차이가 있다)

④ 자동분석 장비로 다량의 검체 처리(그림 4-30~32).

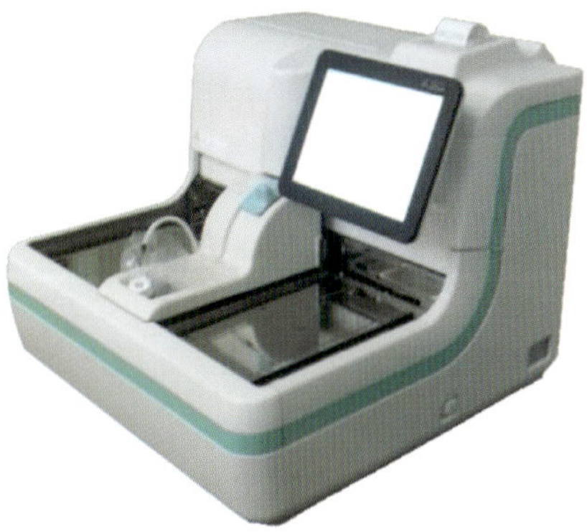

그림 4-30. OC SENSOR PLEDIA 장비(신양화학)

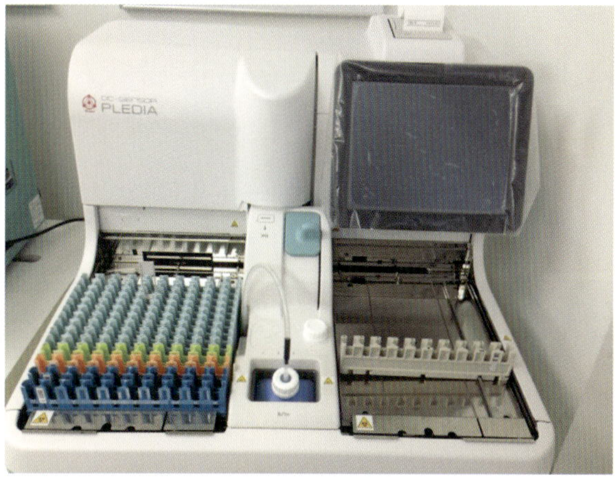

그림 4-31. OC SENSOR PLEDIA 장비 외부(신양화학)

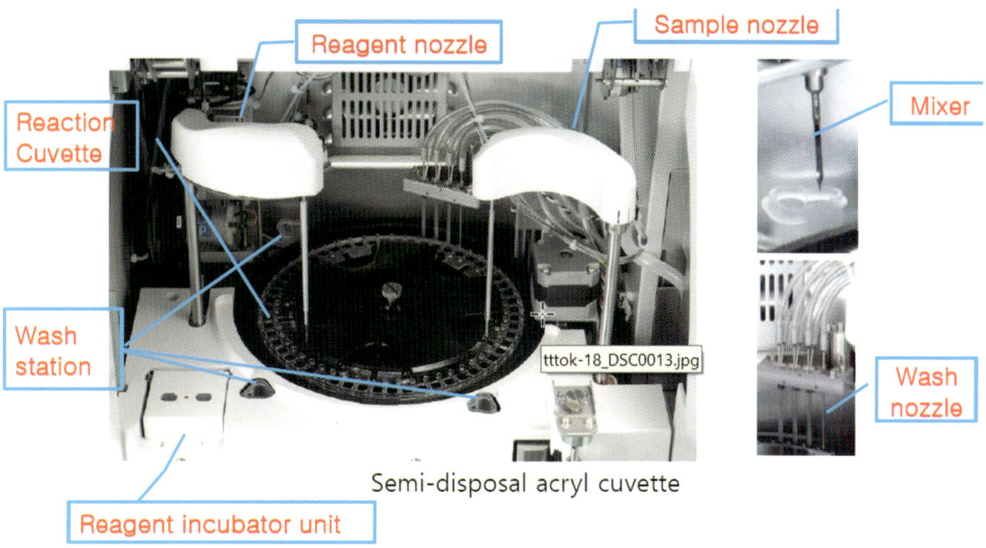

그림 4-32. OC SENSOR PLEDIA 장비내부(신양화학)

5) 결과 보고

① 참고범위 <100 ng/mL(장비회사마다 차이가 있다.)

② 정량분석으로 객관적 결과보고

③ Cut-off 설정 변경가능

6) 참고사항

① 낮은 검출한계로 민감도 증가

② Human Hb 만 검출하므로 특이도 증가

③ 음식 및 약제 제한이 불필요하고 검체채취가 간단하다.

④ 상부위장관 출혈은 검출안되고(globin이 소장에서 파괴) 하부위장관 출혈만 검출된다.

7) 주의사항

① 신선 분변으로 검사해야 한다.

② 분변검체가 건조되거나 면봉으로 의뢰된 검체는 거부

③ 채취용기: 검정색 wide-mouth 채변용기 사용

④ 검체 채취한 당일 검사하거나 냉장고나 서늘한 곳에 보관하되 2일 이상 방치되면 안 된다.

IV 기생충 질환의 면역학적 검사

학습목표	1) 혈청반응에 이용되는 기생충 종류를 설명한다. 2) 검사 종류를 설명한다.

- 혈청반응: 병원체를 검출할 수 없는 경우나 검출이 대단히 어려운 경우
- 유충이나 낭충증 등의 조직에 기생하여 파괴가 심한 것에 적용

1. 혈청반응이 이용되는 기생충 질환

① 보체결합반응: 회충증, 선모충증, 주혈흡충류증 등에서 침강반응을 보임.

② 편모를 가진 원충류에서 항혈청을 사용하여 진단할 수 있다.

③ 형광항체법: 이질아메바, 톡소포자충 등을 동정하는데 응용된다.

1) 아메바증(Amebiasis)

① 주로 병원성이 있는 이질아메바가 기생부위를 이탈하여 간, 뇌, 폐 등으로 가서 아메바성 농양을 일으키는데, 만성 아메바성 이질의 경우 보체결합반응이 진단적 가치가 있다.

② 간아메바증이 있는 환자의 1/3에서 대변상 아메바가 발견된다. 농양의 85%는 간의 우엽에서 생기며 우엽중에서도 뒤쪽에 많이 생긴다. 보체결합반응에서 82~85% 양성율을 보인다.

③ 폐아메바증은 흔히 볼 수 없으나 간 다음으로 많이 생기며 대개는 간농양으로부터 직접전파되거나 색전으로부터 전파되기도 한다.

④ 뇌농양은 아메바증의 아주 드문 합병증으로서 대체로 간 및 폐농양과 발병한다.

⑤ 비장의 농양은 아주 드물다.

2) 포충증(Hydatid disease)

① 포충증의 진단에는 보체결합반응, 간접적혈구응집반응, 침강반응 등이 이용된다.

② 감염자는 보체결합반응에서 80~93% 양성을 보인다.

③ 임상적으로 천천히 자라고 유행지역에 거주한 경력, 개와 접촉한 경험 등에 근거하여 진단하는데 포충증은 악성종양, 아메바성농양, 선천성 낭종 및 결핵과의 감별진단이 필요하다. X-선 검사는 폐포충낭증과 석회화된 포낭을 진단하는데 유용하다.

④ 혈청학적 검사는 간접혈구응집반응(IHA) 검사가 흔히 시행되고 있지만 역가가 낮은 곳에서는 비특이 반응과 교차반응이 나타날 수 있다.

⑤ 낭미충 환자의 혈청과 포충환자의 항원과의 교차반응이 강하게 일어날 수 있다. 포충 낭을 완전히 제거한 후에도 환자의 혈청내에 항체가 계속 존재하는데 외과적 치료 후 1년 정도 되면 항체가 소실되어 보체결합반응, 간접형광항체법에서 음성이 나온다.

3) 리슈마니아증(Leishmaniasis)

① 도말, 배양, 동물접종에 의한 혈액과 조직물질에서 이 기생충을 찾아내는 것이 중요하다.

② 기생충이 적을 때에는 간, 비장 검체를 N.N.N. (Novy, MacNeal and Nicolle's medium) 배지에 증식배양하는 것이 효율적이다.

③ 흉골, 비장, 간, 임프절 천자법이 높은 양성률을 나타낸다.

④ 결핵균/기타의 항산균의 항원을 사용한 경우 양성률이 높고 오히려 진단에 도움이 된다.

4) 말라리아증(Malariasis)

① 혈청학적 검사법은 기왕력과 현증의 구별이 불가능하다.

② 말라리아가 없는 지역에서 많은 헌혈자 중 말라리아 감염자를 찾을 때 혈청검사를 이용할 수 있다.
③ 열 발작 중의 채취한 혈액표본에서 말라리아원충이 있는 경우, 거의 100% 발견가능하다.

5) 폐흡충증(Paragonimiasis)

① 유행지역에서 폐증상, 피가 섞인 가래 및 호산구증가증 등이 나타나면 폐흡충증을 의심해 보아야 한다. X-ray 검사는 소견상 폐결핵과 구별하기 어렵지만 크게 진단에 도움이 된다.
② 폐흡충 감염증의 경우 기생충란을 검출할 수가 있으나 이소기생의 경우, 즉 장기에 침입을 했을 경우 보체결합반응이나 피내반응검사를 이용하는 것이 좋다.
③ 복부 폐디스토마증에서 높은 양성률을 나타낸다.

6) 주혈흡충증(Schistosomiasis)

대변으로 기생충란검사하거나 혈청반응, 충란주위 침강반응으로 진단한다.

7) 선충증(Strongyloidiasis)

① 분선충 감염증에서는 분명한 임상증상이 나타나지 않으므로 임상진단이 어렵다.
② 비정형 기관지염 또는 폐렴 후 수주내에 점액성 또는 수양성 설사나 상복부 통증과 호산구 증가증이 보이면 분선충증을 의심해 볼만하다. 호산구 증가증은 보통 10~20%의 중등도로서 빈번히 나타난다.
③ 감염자는 분선충 또는 쥐에서 발견되는 래티 분선충(*Strongyloides ratti*)에 대한 항체를 생성하며 효소면역분석법(ELISA) 등의 검사로 증명할 수 있다.
④ 효소면역분석법 검사는 교차반응이 비교적 적으며 치료 6~12개월에는 항체가가 떨어지므로 특히 유용하다.
⑤ 아메바증이나 그 밖의 기생충 질환과 비슷하기 때문에 진단이 곤란하다.
⑥ 환자 혈청으로 침강반응으로 진단하는 것이 좋다.

8) 톡소포자충증(Toxoplasmosis)

① 톡소포자충증의 진단에는 혈청학적 검사법이 가장 중요하다. 일반적으로 많은 사람에게서 톡소포자충 항체가 발견되고 있으므로 혈청학적으로 진단하려면 항체가가 유의성 있게 증가해야한다.
② 항체가가 아무리 높아도 활동성 톡소포자충증으로 진단하기에는 불충분하며 다만 진단의 보조적 수단으로만 이용할 수 있다.
③ 항체의 증명은 간접형광체반응(IFA)으로 할 수 있지만 치료가 되어도 1년 이상양성으로 나오는 단점이 있다.

④ IgG 항체에 대한 간접형광체반응법이나 간접혈구응집반응(IHA) 및 색소시험(Sabin-Feldman dye test) 역시 톡소플라즈마증의 혈청학적 진단에 널리 사용된다. 거의 사용되지는 않지만 보체결합반응(complement-fixation test)은 원래 오래된 톡소플라즈마증인가 아니면 새로 감염된 예인가를 구별하는 데에 많은 도움이 된다. 그 이유는 보체결합 항체가 다른 방법에 의해 발견되는 항체보다는 늦게 나타나기 때문이다.

⑤ 도말검사, 배양검사, 동물접종시험, 생검, 혈청반응도 진단목적으로 많이 이용된다.

⑥ 보체결합반응: 발육계란에 배양을 하여 사용기도 하며, 특수검사실에서만 실시

⑦ Sabin-Feldman: 외국에서 널리 사용되며, 감염 후 2~4주 지나면 검사하는데 적절하다. 검사방법은 톡소플라스마 원충의 세포질이 항체의 작용을 받으며 알칼리성인 메틸렌 블루(methylene blue)의 친화력이 소실되어 염색이 안 되는 것을 이용한 것으로 위양성 반응이 없다.

(1) 톡소포자충(Toxoplasma gondii) 검사법

톡소포자충을 취급할 때는 감염의 위험성이 있으므로 주의를 해야한다.

환자 검체를 취급하거나 충체를 써서 색소시험을 실시할 경우에 주의가 필요하다.

① 주사기와 주사침를 다룰 때 감염여부

② 충체 접종시에 손가락 등을 잘못 찌르지 않도록 주의

③ 충체를 취급할 경우, 눈에 톡소플라스마가 감염되지 않도록하고, 손가락에 부상을 입었을 경우는 고무장갑을 사용하면 예방이 가능하다.

(2) 검체에서의 톡소플라스마 검출

① 검사 재료

환자의 상태에 따라, 급성 시기에서는 충체를 혈액, 골수, 췌장천자 재료 또는 뇌척수액에서 발견할 수 있으며, 아급성기이면 뇌실액에서 검출되고 만성 시기이면 중추신경계, 안부, 폐, 골격근, 심근에서 발견될 수 있다.

② 도말표본 검사법

액성 재료의 경우는 2,500 r.p.m. 5분간 원심하여 도말표본을 제작한다. 제작한 표본은 완전 건조할 때까지 먼지 같은 것이 혼입되지 않도록 하고, 충분히 마른 다음에 methanol로 고정시키고 Giemsa 용액 또는 Wright 용액, 형광항체염색법으로 염색하여 경검한다.

(3) 톡소포자충증(Toxoplasmosis)의 혈청학적 진단법

피내반응, 중화시험, 보체결합반응, 색소시험 등이 응용되고 있다. 감염 후 최초로양성반응이 되는 것이 색소시험인데, 시기는 2~4주 후이다. 다음이 보체결합반응이고, 중화시험, 피내반응의 순서이다.

• 피내반응(intradermal test with toxoplasmin)

㉮ 사용되는 항원액은 감염 mouse의 복강액으로 원심에 의해 농축하고, 불활성화(inactivated) 시킨 후 페놀화된 생리식염수(phenolized saline solution)에 희석한다.

㉯ Toxoplasmin 0.1 cc와 control antigen 0.1 cc를 정확히 피내에 주사하고, 48 또는 72시간에서 판독한다.

㉰ 24시간에 뚜렷한 10 mm 이상의 발적이 나타나면 양성이고, 5~9 mm이면 의양성, 4 mm 이하이면 음성이다.

㉱ 피내반응이 감염 후 가장 늦게 양성반응을 나타내고 치료 후에도 오래 유지한다.

• 색소시험(Sabin Feldman dye test)

본 색소시험은 mouse 복강 추출물에서 채취한 톡소포자충을 정상 건강인 혈청과 함께 배양하면 알카리성 methylene blue에 잘 염색되지만 항체를 포함한 혈청 내에서는 그 염색 친화력을 상실한다는 관찰을 기초로 한다.

㉮ 검사 재료

• 톡소포자충 부유액(RH strain을 mouse의 복강 내에 접종하고, 3~4일 후 채취한 복강액 0.2 cc에 1 % heparin액 0.2 cc와 accessory factor로 건강인에게서 채혈 분리한 혈청 0.8 cc를 첨가한 액)

• 색소액(pH 11의 methylene blue액)

• 피검 혈청 등

• 피검혈청은 피검자에게서 약 2.0 cc채혈 분리한 혈청을 냉장고에 보존하고 시험 전 56°C 수욕조에서 30분간 비동화시킨다.

• 예비시험을 통하여 건강인 혈청 내에 염색이 충분한가를 본다. 즉, 톡소포자충 부유액 0.1 cc에 0.9 % saline 0.1 cc를 가한 후, 37°C incubator에 20분간 방치하고, 염색액 0.1 cc를 넣은 다음 충체 100개 정도의 염색률이 90 % 이상이면 사용한다.

㉯ 색소시험조작법 시험관 5개에 0.9 % 생리식염수 0.3 cc를 주입하고 제1번 시험관부터 0.1 cc 피검 혈청을 넣어 잘 혼합하고 그 중에서 0.3 cc를 pipette로 뽑아 0.1 cc만을 제2번 시험관으로 옮기고 나머지는 버린다. 다시 제2번 시험관에서 제 3번 시험관으로 혼합하는 조작은 마찬가지이며, 제 5번 시험관까지 4배로 부터 1,024배까지 희석된다.

㉰ 제6번 시험관에는 식염수 0.1 cc로 대조를 둔다. 6개의 각 시험관에 톡소포자충 부유액을 0.1 cc씩 주입하고 37°C 항온기(incubator)에 60분간 넣어둔 후 다시 냉장고에 보존한다. 우선 4개 시험관에 색소액 0.05 cc를 넣고 잘 흔든 다음 백금이로 채취하여 충체 100마리를 검경한 후 염색되지 않은 충체가 50% 이상일 경우 양성으로 한다.

㉱ 같은 조작을 나머지 시험관에서도 하여 전 검경에 요하는 시간을 1시간으로 한다.

㉤ 양성시험관 중 최대의 희석도를 양성도로 한다.

㉥ 판정 및 결과의 의미 보통 100개의 충체에 대하여 염색된 충체와 비염색 충체의 비율을 구하여 비염색의 것이 50 % 이상 존재하는 시험관에 의한 혈청의 최고 희석 배수를 가지고 그 혈청의 역가라고 한다. 그 경우 혈청의 희석 배수는 충체 부유액과 색소액을 혼합시키기 전의 당초의 희석 배수를 의미한다.

㉦ 보통 16배 이상의 희석 혈청에서 양성의 경우 의의가 있다고 생각되는데 사람의 경우는 4배라도 의미가 있다.

㉧ 피검자를 톡소플라스마증이라고 진단하기 위해서는 색소시험에서 혈청의 역가가 높아야 하고, 또 역가의 상승을 볼 필요가 있으며, 환자의 임상소견을 고려하여 결정한다. (출처: 김인식외. 인체기생충학, 2015)

9) 선모충증(trichiniasis)

① 혈청검사로는 100% 정확하게 진단하기 어렵고 검사상 음성으로 나타났을 때에 도 임상적인 판단을 고려해야 한다.

② 감염 초기에 혈청검사 및 피내반응 검사를 실시하면 음성으로 나타나는 것이 보통이다. 그러므로 후에 피내반응이 양성으로 전환되었거나 혈청내 항체가가 높아졌을 때에는 진단적으로 중요한 의미를 가진다.

③ 피내반응항원은 선모충 유충으로 제조하는데 감수성이 높고 30분 이내에 반응이 나타난다.

④ 양성반응에서는 직경 5 mm 이상의 퇴색반점 주위에 홍반(erythema)이 보인다.

⑤ 피내반응은 감염 후 보통 2~3주 내에 양성으로 나타나며 수년간 양성으로 나타날 수도 있다.

⑥ 선모충 감염증에서 적혈구 침강속도는 정상치이고 혈청내 IgE는 증가하지만 선모충에 대한 특이 IgE를 측정하지 않는 한 그 자체로서는 임상적인 의의가 없다.

⑦ 대변검사로는 진단이 어렵고, 혈청반응으로 검사하거나 생검으로 진단이 가능하다.

⑧ 혈청반응: 보체결합반응, 침강반응, 적혈구응집반응 등

2. 혈청반응의 종류

1) 피내 반응법

① 항원 항체결합을 이용한 반응이다.

② 낭미충, 폐흡충, 간흡충이나 위립조충의 sparganum 유충 등 기생충들이 조직기생 시 숙주에 항체가 생겨 그에 대한 면역학적검사를 통해 감염여부를 확인한다.

2) 침강 반응법

(1) 중층법

① 혈청 중에 항체를 검출하는 방법으로 중충법과 혼합법이 있다. 그중 가장 많이 사용되는 것은 중충법이다.

② 중층법에는 항원의 양을 점차로 줄이는 항원감량법과 항체의 양을 점차로 줄이는 항체감량법이 있다.

(2) 충란주위 침강반응(Circumoval precipitation reaction)

① 일본주혈흡충의 진단에 사용

② 감염동물의 간조직이나 장관조직을 소화 분리하여 일본주혈흡충란을 넣어 부유액을 만들어 이부유액 0.2 mL에 충란 50개 이상 포함되도록 하고 비동화 환자혈청 0.2 mL를 넣어 잘 혼합한 다음 37℃ 인큐베이터에 넣고 현미경하에서 충란주위의 침강물 형성 유무를 관찰한다.

③ 충란 난각 주위에 구상 또는 쇄상의 형성물이 보이는데 50개 충란 중 수개의 충란에 침강물이 형성되어 있어도 양성이다.

(3) Gel 내 확산법

Agar이나 기타 gel 내에서 항원과 항체가 확산을 이용하여 침강대를 형성시키는 방법으로 몇 가지 방법 중에서 Ocuchterlony의 2차원 이중확산법은 veronal buffer solution(pH 8.2)에 agarose를 0.9%가 되게 넣어서 덩어리가 없게 잘 푼 다음 90℃에서 20분 정도 끓여서 완전히 용해시킨다. 이 agarose액을 적당한 유리평판에 적당한 두께로 부어서 냉각시키면 한천판이 되는데, 이것에 원하는 모양의 구멍을 만들어 한쪽에는 항원인 건조 충체 부유액을, 한쪽에는 피검혈청(환자혈청)을 넣어서 습기가 있는 실온에서 12~24시간이나 4℃의 차가운 곳에서 48시간 동안 반응시킨 후 침강대의 유무를 관찰하는 방법이다.

(4) 면역전기 영동법(Immunoelectrophoresis)

Ouchterlony의 이차원 이중확산법과 꼭 같고 다른 점은 전기영동분획시킴으로써 반응 시간을 단축하는 것이 다르다.

3) 보체결합 반응법(Complement fixation test)

① 보체결합반응(complement fixation test)의 원리는 항원과 항체가 결합하면 보체가 결합하게 되어 소모되므로 감작적혈구(sensitized erythrocyet)를 넣어 주어도 용혈(hemolysis)이 일어나지 않으나 항원이나 항체 어느 한쪽이 존재하지 않으면 보체는 유리상태로 존재하다가 감작적혈구에 결합하므로 감작적혈구가 용혈을 일으키는데, 이것을 이용한 검사법이다.

② 피검혈청과 해당 항원(충체추출물)을 넣고 일정량의 보체를 넣은 다음 반응시키고 감작적혈구(sheep erythrocyte에 hemolysin을 흡착시킨 것)를 넣어 용혈 여부를 관찰한다. 이때 양성은 양 적혈구(sheep erythrocyte)가 용혈되지 않으며 음성일 경우에는 용혈이 일어난다.

4) 표지항원-항체 반응법

(1) 형광항체 반응법(immunofluorescent antibody test)

① 충체를 도말하여 표본을 만들고 이 표본에 환자의 혈청을 가해 반응 → 세척하여 다시 형광색소를 가하여 반응시킨 다음 세척하고 형광현미경으로 경검한다.

② 대상은 리슈만편모원충, 주혈흡충류, 이질아메바, 질편모충, 톡소포자충, 폐포자충 등이다.

(2) 효소면역분석법(Enzyme-linked immunosorbent assay)

① 기생충 충체의 단백성분(항원)을 흡착시킨 tray의 well이나 bead에 환자의 혈청을 가하여 반응시킨 다음 세척 후 효소(peroxidase 등)가 부착된 IgG 인간항체(anti-human IgG)를 가해서 다시 반응시킨다. 세척 후 다시 효소기질(OPD)을 가하면 color가 나타나는데 이것을 분광광도계(spectrophotometer)로 측정하여 진단한다.

② 대상은 간흡충, 폐흡충, 간질, 요코가와흡충, 스파가눔증(sparganosis), 고래회충, 톡소포자충(*Toxocara* sp.) 등이다.

(3) Immuno-Blot법

① 단백성분을 SDS-polyacrylamide gel 전기영동법으로 분리한 다음 이것을 nitrocellulose막에 전사하고 이 막 위에서 항원-항체반응을 일으켜 기생충 감염을 진단하는 방법으로 항원이 전사된 nitrocellulose막에 환자 혈청을 가하여 반응 시킨 다음 세척 후 효소(peroxidase 등)가 부착된 IgG 인간항체(anti-human IgG)를 가해서 다시 반응시킨다. 그후 효소기질(POD)을 가하면 nitrocellulose막 위에 black band가 나타나는 것을 관찰하여 진단한다.

② 대상은 리슈만편모충, 폐포자충, 주혈흡충, 톡소포자충, 파동편모충, 작은와포자충 등

3. 기생충 감염 진단시 고려사항(The Diagonsis of Parasitic Infection Considerations)

1) 기생충 감염 진단시 유의사항

① 환자의 과거 및 현재 주거지와 여행경력을 확인하는 것이 도움이 된다.

② 최종진단은 충체확인 후 영구보관 하는 것이 좋다.

③ 충란진단은 차선책이며, 면역혈청학적 진단은 보조적 진단수단이다.

④ 가검물을 잠정적으로 보존하는 경우 생리식염수에 넣어 4℃의 냉장고에 보관하는 것이 좋다.

⑤ 기생충 감염이 의심되는 환자는 치료 전에 가검물을 확보해야한다.

2) 대변검사에서 위양성 및 위음성(False positive or False negative in stool examination)

(1) 위양성

위감염(spurious infection)의 경우로서 실제 감염이 없는데도 음식물의 섭취나 용기의 오염으로 충란이나 유충이 일과성으로 검변에서 발견되는 수가 있다.

예) 소의 간을 먹었을때 – 간질 충란(*Fasciola hepatica* eggs), 창형흡충란(*Dicrocoelium* sp. eggs)

(2) 위음성

① 수컷만 기생할 때

② 산란 이전의 미성숙 암컷일 때

③ 산란수가 충분하지 못할 때

④ 산란이 일시적으로 정지되었을 때

⑤ 산란이 끝난 늙은 암컷만 기생할 때

⑥ 채변량 부족

⑦ 가검표본 제작의 미숙

⑧ 판독미숙

4. 기생충 감염의 진단(The Diagonsis of Parasitic Infection General Notes)

1) 외부기생충의 진단

원인충체를 직접 체표에서 채취하면 진단이 된다.

2) 내부기생충의 진단

(1) 충체검사

가장 확실한 진단법이다. 예) 회충, 무구조충 등

(2) 대변검사

직접도말, 후층도말, 집란법 등의 검사방법이 있으며 기생충의 충란, 유충, 포낭 등을 검출할 수 있으며 충란계산법을 이용하여 감염 충체 수도 알 수 있다.

(3) 항문 주위 도말법

항문주위에서 충체나 충란을 찾아 진단한다. 예) 요충, 무구조충

(4) 가래검사

폐속에 기생하는 폐흡충, 폐포자충 등을 진단하는데 필요하다.

(5) 혈액검사

말라리아, 파동편모충, 사상충 등의 충체를 혈액내에서 검출할 수 있고 골수 천자액 에서는 리슈만편모충을 검출할 수 있다.

(6) 요검사

질편모충, 방광주혈흡충, 거대신충의 충체나 충란이 소변에서 검출된다. 특히 질편 모충은 소변보다 질분비액이 더 좋은 검체이다.

(7) 생검

조직내 기생하는 선모충, 회선사상충, 간세모선충, 유구낭미충, 폐흡충의 이소기생 등을 진단하는데 필수적인 진단법이다.

(8) 뇌척수액검사

파동편모충, 톡소포자충, 아메바성 수막뇌염 등과 뇌폐흡충증, 뇌낭미충증의 진단에 필요하다.

(9) 배양검사

아메바, 리슈만편모충, 람블편모충 등은 배지에서 배양할 수 있다. 크루스파동편모충의 검출을 위해서는 매개체가 되는 곤충을 사육하여 감염이 의심되는 환자를 흡혈케 한 후 곤충의 체내에서 증식된 충체를 확인하는 곤충접종법(xenodiagnosis)을 사용하기도 한다.

(10) 혈청학적 진단

조직 내 기생충의 진단, 이소기생 윤충류의 진단 및 치료의 평가을 위해서 여러 가지 면역혈청학적 방법이 있는데 그 중 효소면역법(ELISA)이 흔히 사용되고 있다.

(11) 동물 실험접종에 의한 진단

톡소포자충에서 환자의 뇌척수액을 마우스 복강 내에 접종하고 증식된 병원체를 검출한다.

(12) 방사선을 이용한 진단

주로 조직 내 기생충, 이소기생 윤충을 진단하기 위해 방사선 진단법을 적용한다. 최근 발달된 CT scan, MRI 등은 뇌낭미충증과 스파르가눔증 진단에 필수적이다. 초음파 검사도 포충증이나 스파르가눔증, 간흡충증의 진단에 유용하다.

(13) 임상증후에 의한 진단

말라리아 감염에서 전형적인 열형(fever type)이나 사상충 감염에서의 상피증(elephantiasis)같은 경우 임상증후만으로 잠정적 진단(tentative diagnosis)이 가능한 경우가 있다.

V 현미경 측미계(Micrometer)

학습목표	1) 현미경 측미계의 눈금을 설명한다. 2) 각 배율(100X, 400X 1,000X) 마다 측미계의 측정 후 충란크기 계산방법을 설명한다.

현미경으로 본 물체의 크기 측정

1. 측미계의 눈금

1) 대안렌즈 측미계(Ocular micrometer)

① 접안렌즈 내부 장착

② 균등하게 100 칸으로 나누어져 있다.

2) 대물 측미계(Object stage calibration micrometer)

현미경 슬라이드 교정 오브젝트 미세 눈금자

① 1눈금 = 10 μ (0.01 mm)

② 1 μ = 1/1,000 mm, 1 mμ = 1/1,000 μ, 1 A = 1/10,000,000 mm

2. 검체 길이 측정법(Calibration micrometer)

1) 대안렌즈 측미계와 대물 측미계

① Ocular micrometer: 균등하게 100 칸으로 나눔

② Stage micrometer – 1 mm를 정확하게 100칸으로 나누어짐
(1칸 = 0.01 mm, 10 μ)

• 1 um = 1/1,000 mm 1 mμ = 1/1,000 μ 1Å = 1/10,000,000 mm

③ 계산: Stage calibration micrometer 칸수 / Ocular micrometer 칸수 = 대안렌즈에 있는 한 눈금의 크기(μm)

2) 교정 미세 눈금자(Calibration micrometer) 사용 방법

① Calibration micrometer를 현미경 재물대 위에 올려놓는다.

② 대안렌즈(eye piece)에 있는 눈금과 재물대 위의 calibration micrometer의 눈금이 일치된 곳을 찾는다.

③ 두 눈금이 일치된 곳에서 대안렌즈, 대물렌즈의 중복된 사이의 눈금 수를 각 센다. calibration micrometer는 1밀리미터를 정확하게 100 등분하였으므로 1칸이 0.01 mm에 해당된다. 따라서 이를 이용하여 대안렌즈 한 눈금의 정확한 길이를 계산할 수 있다(그림 4-33).

④ 각 일치된 stage calibration micrometer 눈금 수/ eye piece 눈금 수 = 대안렌즈안에 있는 한 눈금의 실제 크기(μm)

⑤ 절대치는 대물렌즈 배율이 바뀔 때마다 계산하여 둔다.(각 대물렌즈를 10×, 40×, 100× 마다 각각 대안렌즈 눈금의 크기를 계산한다.)

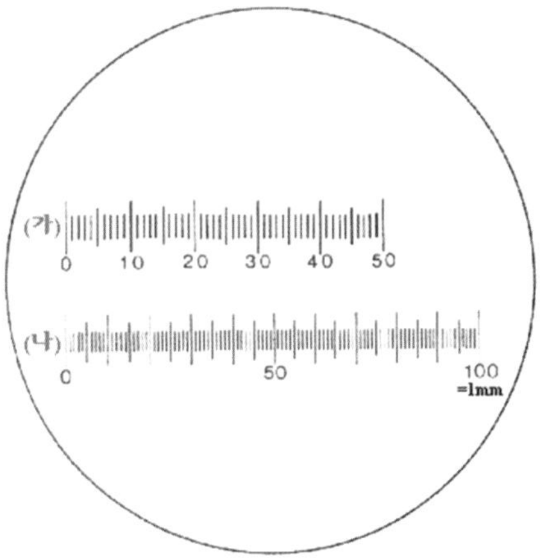

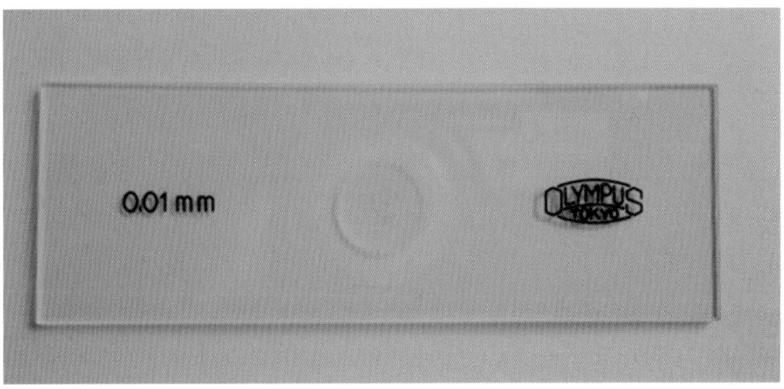

그림 4-33. 위: ocular micrometer 눈금, 아래: stage calibration micrometer 눈금(좌측), stage calibration micrometer 실물(우측)

⑥ Stage calibration micrometer를 치우고 검체 충란을 재물대에 올려 놓고 경검하여 대안렌즈 내 눈금 몇 개에 해당하는 지 칸 수를 센다.

- 계산 방법

예) 대물 micrometer의 1눈금 = 10 μ(0.01 mm)

$$\frac{10\ \mu \times 5(objectmicrometer)}{10(occularmicrometer)} = 5\ \mu(0.005\ \text{mm})$$

- 그 후에 검체(충란)를 재물대에 올려 놓고 접안렌즈 micrometer의 눈금으로 측정해 보았더니 길이가 20눈금이 되었을 경우 충란의 실제 길이는 얼마인가?
- 충란 실제 크기 계산

5 μ(400배에서 대안렌즈의 한 눈금 크기) × 20(대안렌즈에서 측정된 검체의 눈금 칸수) = 100 μ

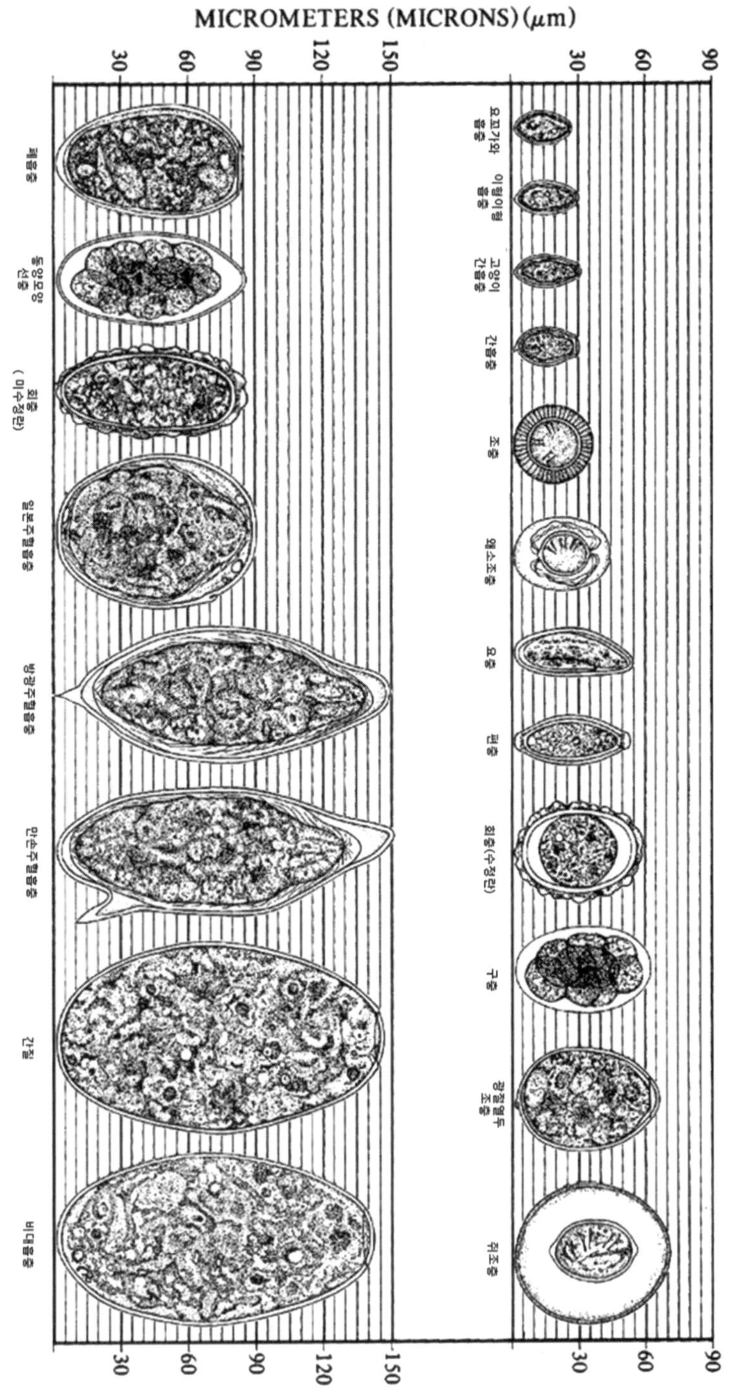
MICROMETERS (MICRONS) (μm)
30
60
90
120
150
요꼬가와흡충
이형이형흡충
고양이간흡충
간흡충
조충
왜소조충
요충
편충
회충(수정란)
구충
광절열두조충
쥐조충
폐흡충
동양모양선충
회충(미수정란)
일본주혈흡충
방광주혈흡충
만손주혈흡충
간질
비대흡충

그림 4-34. 충란의 크기

기생충학 핵심정리

- 원충류 운동성 검사: 생리식염수 도말법(그림 4-3)
- 원충류 영양형의 운동성 관찰: **직접 도말법(*direct smear*)**(그림 4-3)
- 원충류 진단 검사에 가장 좋은 검사법: 직접 도말법(*direct smear*)(그림 4-3)
- 신선한 분변내의 원충류, 편모충류의 영양형 검출에 가장 우수한 검사법: **직접 도말법**(그림 4-3)
- **이질아메바 포낭형 염색**: 분변 도말검사, 요오드 염색
- 점혈변에서 이질아메바 영양형의 염색: Iron-Hematoxylin 염색(그림 2-24)
- **질편모충(트리코모나스)**: 질 분비물 wet smear 편모의 활발한 운동성 확인
- 말라리아 원충 종 감별: **혈액 박층 도말법(*thin smear*)**
- 말라리아 원충 혈액도말 표본 염색법: ***Giemsa***(그림 2-34)
- 요충의 검사법: **스카치테이프 항문 주위 도말**(그림 4-8)
- 스카치테이프 항문 주위 도말법 진단: **요충**(그림 4-8)
- 두비니구충의 충란 검출법: **황산아연 부유법**(그림 4-6)
- 분변의 ***Formalin-Ether* 침전법(MGL)**: 편충 감염 진단법(그림 4-7)
- 포르말린 에테르법(MGL)으로 검출률이 높은 충란: **간흡충란**(그림 4-7)
- 셀포판 후층도말법으로 검출률이 높은 충란: 회충란(그림 4-4)
- 폐흡충 환자를 위한 검사(편절검사는 아님): 객담 검사, 포르말린-에테르 침전법, X-선 검사, 피내 반응 검사
- 요검체에서 말단 소극이 관찰되는 충란: 방광주혈흡충란(CDC)(그림 3-88)
- 잠혈검사: 대변에서 소화성 궤양, 암종 등 진단 검사(그림 4-27)
- 포르말린 에테르 침전법(MGL) 원침 후 시험관 상층 순서:
  에테르 - 찌꺼기 - 포르말린 - 충란(그림 4-7)

[총론]

- 기생충의 생활사 중에서 성충기나 유성생식기를 경과하는 숙주: 종숙주
- 기생충 감염 시 가장 많이 증가하는 혈액 세포는: 호산구(eosinophil)
- 충란의 크기(그림 4-34): 방광주혈흡충, 만손주혈흡충 〉 폐흡충, 회충불수정란, 동양모양선충, 일본주혈흡충 〉 회충, 구충, 광절열두조충 〉 편충, 요충, 조충 〉 간흡충, 요코가와흡충, 이형흡충

Pick up 01

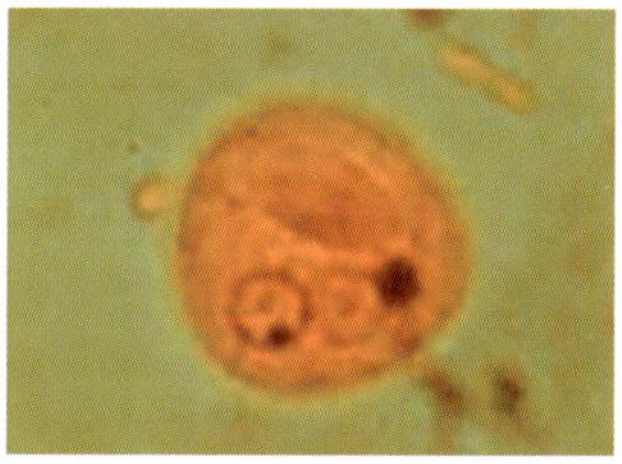

이질아메바 포낭형

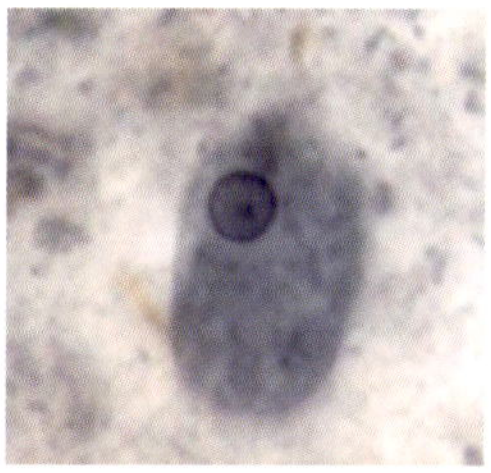

이질아메바 영양충의 Iron Hematoxylin 염색

Pick up 02

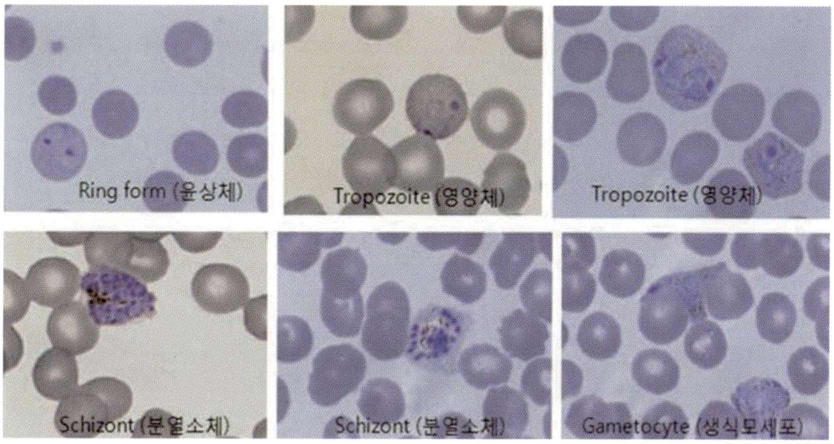

삼일열원충

Pick up 03

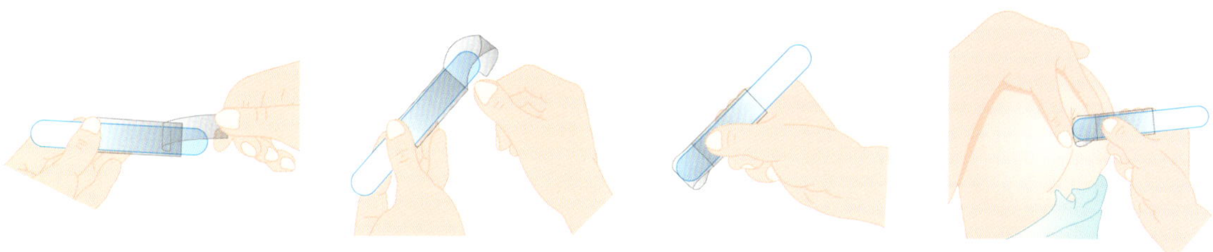

① Scotch tape를 slide glass 한쪽에 붙이고 다른 쪽은 slide glass에서 박리한다.

② Slide glass 뒤에 설압자를 붙여 같아 잡고 slide glass에 부착되지 않은 scotch tape 한쪽을 설압자 뒤로 넘긴다.

③ Scotch tape의 접착면을 항문에 접촉시킨다.

④ 설압자를 눌러서 항문 주위에 있는 물질을 부착시킨다.

스카치테이프법 검사과정

Pick up 04

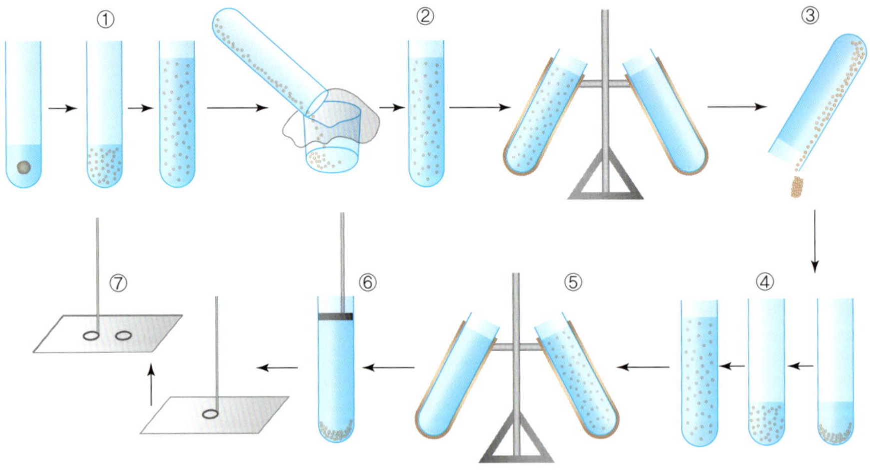

황산아연 원심부유법 과정

Pick up 05

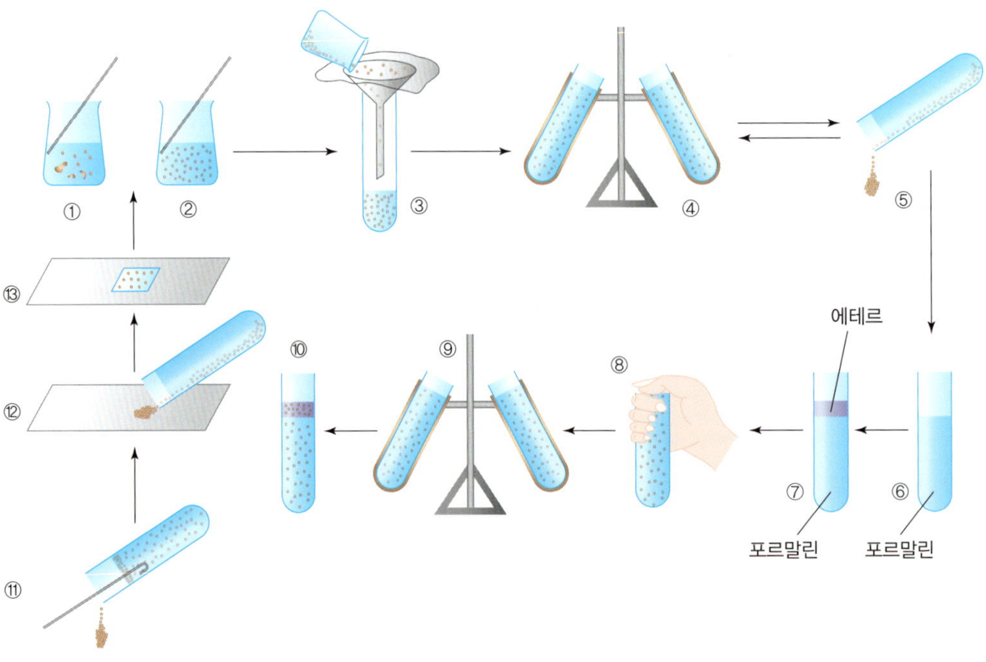

포르말린 에테르법 검사 과정

Pick up 06

1. slide glass 위에 대변을 놓고 셀로판지로 덮는다.

2. 고무마개로 눌러서 고르게 한다.

셀로판후층도말법 검사 과정

Pick up 07

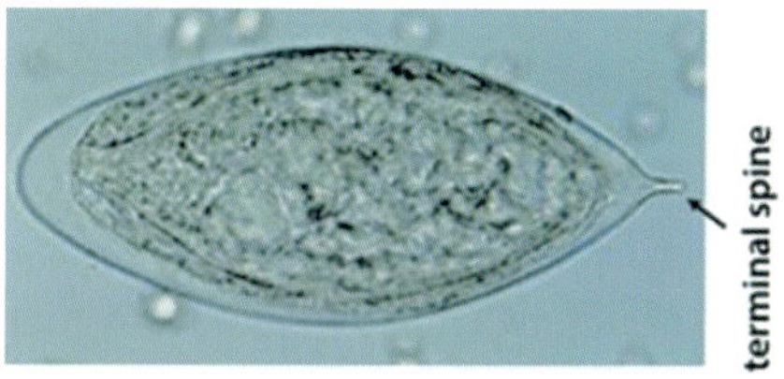

요검체에서 말단 소극이 관찰되는 충란: 방광주혈흡충란(CDC)

Pick up 08

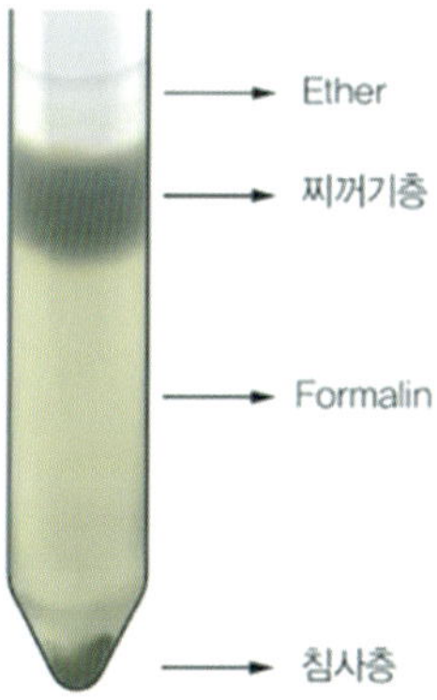

포르말린 에테르 침전법(MGL) 원침 후 시험관 상층 순서
: 에테르 - 찌꺼기 - 포르말린 - 충란

참고문헌

1. 고용상 외 21(2017): 핵심인체기생충학, 현문사
2. 기생충기본검사법(WHO)(2002): 한국건강관리협회
3. 기생충감염병 관리지침(2023): 질병관리청
4. 김동찬(2017), 미생물전문병리사교육자료, 대한미생물검사학회
5. 김인식 외 17(2014): 인체기생충학, 대학서림
6. 류재숙 외 5(2018): 의학기생충, 한양대출판부
7. 문희주(2003): 인체기생충학(개정판), 고려의학
8. 문희주 외 3(1996): 임상기생충실습, 신광출판사
9. 민홍기 외 2(1998): 최신기생충학, 수문사
10. 법정감염병 신고기준(2023): 질병관리청
11. 양용석(1985): 인체기생충학, 대학서림
12. 용태순 외 5(2008): 인체기생충학, 정문각
13. 원충감염증(2005): 감염병실험실진단 제5부 기생충질환, 질병관리본부
14. 이순형 외 2(1996): 임상기생충학개요, 고려의학
15. 이준상 외 3(1992): 임상기생충학, 고려의학
16. 주정균(1990), 인체기생충학, 고문사
17. 채종일외 11(2011), 임상 기생충학, 서울대학교출판문화원
18. 김동찬 외(1996): A Case Report of *Capillaria philippinensis* infection. 대한임상병리검사회지 24(1):208-212
19. 김동찬 외(1994): Two cases of Human Dicrocoellidae sp.spurious infection. 대한임상병리검사회지 25(1):208-212
20. 김동찬(1994): Cases Report of *Echinostoma hortense* & *Echinostoma cinetorchis infection*. 대한미생물검사학회지 초록 1:36
21. 김동찬(1995): *Gymnophalloides seoi* 感染의 1例. 임상병리검사과학지;제27권:1:228-232
22. 김동찬(1996): "최신 기생충 크립토스포리디움" 서울대학교병원보 제200호:6
23. 김동찬(1996): "*Cryptosporidium sp.*의 檢査方法" 대한미생물검사학회 소식지 창간호 1:5-8
24. 김동찬(1996): *Echinostoma hortense*의 人體感染 1例. 임상병리검사과학지 제28권:1:222-227
25. 김동찬(1997): *Babesia spp.*의 人體感染 1例. 임상병리검사과학지 제29권:1:263-273
26. 김동찬(1998): S 병원 외래환자의 검체에서 검출한 *Cryptosporidium* Oocysts의 양성률. 임상병리과학회지 제9권:41-48
27. 김동찬(1999): 최근 경기북부지방에서 발생한 Malaria 감염증례와 검사실 진단. 대한미생물검사학회지 초록집 1:29
28. 김동찬(2002): 자연산굴과 참굴큰입흡충, 임상검사정도관리 39:311-312.
29. 김동찬(2016): 국내외 주요 기생충감염 증례와 검사실 진단, 대한미생물검사학회지 113-145
30. 김동찬외 1(2022): Recent Domestic and Abroad Parasite Infection Patterns and Control, and Major Cases, journal of naturopathy, Vol. 11(2)-7
31. Alex C. sonnenwirth, Ph.D., Leonard Jarett, M.D.(1980): Gradwohl's clinical Laboratory methods and Diagnosis, 8th, The C.V.Mosby co. pp 528-530
32. Clinical Laboratory methods(1982), 9th Ed, Bauer JD, C.V.Mosby co. pp542-793
33. Microscope examination of fecal specimens: concentration by formalin ethyl acetate. In Isenberg HD

ed(1992): Clinical Microbiology Procedure Handbook. ASM press. Washington DC. 7:3.4

34. Bailey & Scott's Diagnosic Microbiology(1994), 9th, Ellen Jo Baron, Lance R. Peterson, Mosby, pp776-861
35. Patrick R. Murray, Ellen Jo Baron et al(1995): Manual of Clinical Microbiology, 6th Ed, ASM Press, pp1139-1257
36. Lynne S. Garsia(1997): Diagnostic Medical Parasitology, 4th, David A. Bruckner. ASM Press
37. Garcia LS and Buckner DA ed Taxanomy and classification of human parasites. In Murray PR et al(1999): Manual of Clinical Microbiology 7th ed. ASM press. Washington DC. pp1329-1335
38. CDC(Centers for Disease Control and Prevention), https://www.cdc.gov/index.htm

찾아보기(Index)

국문색인

ㄱ

ㄴ

ㄷ

영문색인

A

B

C

D

E

F

G

H

I

K

L

의학기생충학(2판)

2019년 3월 10일 1판 발행
2021년 8월 10일 1판 2쇄 발행
2024년 3월 8일 2판 발행
2025년 2월 25일 2판 2쇄 발행

저 자 : 권필승 · 김동찬 · 류재기 · 박미영 · 박창은 · 박훈희
심인숙 · 육근돌 · 이현주 · 장유지 · 정선도 · 조혜현

발 행 자 : 남학순
발 행 처 : 도서출판 고려의학
(02880) 서울 성북구 성북로9길 1 보문빌딩 3층
전화 : (02) 765-0333, 0337 / 팩스 : (02) 743-2288
이 메 일 : kmedbook@daum.net
홈페이지 : www.komb.co.kr
신고번호 : 제 2022-000006호

※ 검인은 저자와의 합의하에 생략합니다.
※ 낙장 및 파본은 교환해 드립니다.

ISBN 979-11-92422-51-0
정가 : 38,000원